Anatomia Humana
Texto e Atlas

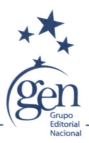

O GEN | Grupo Editorial Nacional – maior plataforma editorial brasileira no segmento científico, técnico e profissional – publica conteúdos nas áreas de ciências da saúde, exatas, humanas, jurídicas e sociais aplicadas, além de prover serviços direcionados à educação continuada e à preparação para concursos.

As editoras que integram o GEN, das mais respeitadas no mercado editorial, construíram catálogos inigualáveis, com obras decisivas para a formação acadêmica e o aperfeiçoamento de várias gerações de profissionais e estudantes, tendo se tornado sinônimo de qualidade e seriedade.

A missão do GEN e dos núcleos de conteúdo que o compõem é prover a melhor informação científica e distribuí-la de maneira flexível e conveniente, a preços justos, gerando benefícios e servindo a autores, docentes, livreiros, funcionários, colaboradores e acionistas.

Nosso comportamento ético incondicional e nossa responsabilidade social e ambiental são reforçados pela natureza educacional de nossa atividade e dão sustentabilidade ao crescimento contínuo e à rentabilidade do grupo.

Anatomia Humana
Texto e Atlas

Paulo Ricardo R. Larosa

Mestre em Ciências pelo Instituto de Ciências Biomédicas da Universidade de São Paulo (USP), Área de Concentração em Anatomia Humana. Cirurgião-Dentista pela Faculdade de Odontologia de Santo Amaro (OSEC), São Paulo, SP. Professor do Departamento de Morfologia da Faculdade de Ciências Médicas da Santa Casa de São Paulo. Docente da Disciplina de Anatomia Humana da Faculdade de Medicina do Centro Universitário São Camilo.

2ª edição

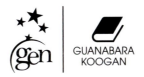

- O autor deste livro e a editora empenharam seus melhores esforços para assegurar que as informações e os procedimentos apresentados no texto estejam em acordo com os padrões aceitos à época da publicação, *e todos os dados foram atualizados pelo autor até a data do fechamento do livro.* Entretanto, tendo em conta a evolução das ciências, as atualizações legislativas, as mudanças regulamentares governamentais e o constante fluxo de novas informações sobre os temas que constam do livro, recomendamos enfaticamente que os leitores consultem sempre outras fontes fidedignas, de modo a se certificarem de que as informações contidas no texto estão corretas e de que não houve alterações nas recomendações ou na legislação regulamentadora.
- Data do fechamento do livro: 30/05/2023.
- O autor e a editora se empenharam para citar adequadamente e dar o devido crédito a todos os detentores de direitos autorais de qualquer material utilizado neste livro, dispondo-se a possíveis acertos posteriores caso, inadvertida e involuntariamente, a identificação de algum deles tenha sido omitida.
- **Atendimento ao cliente: (11) 5080-0751 | faleconosco@grupogen.com.br**
- Direitos exclusivos para a língua portuguesa
  Copyright © 2024 by
  Editora Guanabara Koogan Ltda.
  Uma editora integrante do GEN | Grupo Editorial Nacional
  Travessa do Ouvidor, 11
  Rio de Janeiro – RJ – CEP 20040-040
  www.grupogen.com.br
- Reservados todos os direitos. É proibida a duplicação ou reprodução deste volume, no todo ou em parte, em quaisquer formas ou por quaisquer meios (eletrônico, mecânico, gravação, fotocópia, distribuição pela Internet ou outros), sem permissão, por escrito, da Editora Guanabara Koogan Ltda.
- Capa: Bruno Sales
- Imagem da capa: iStock (©leonello)
- Editoração eletrônica: Eramos Serviços Editoriais
- Ficha catalográfica

L341a
2. ed.

Larosa, Paulo Ricardo R.
 Anatomia humana: texto e atlas / Paulo Ricardo R. Larosa. – 2. ed. – Rio de Janeiro: Guanabara Koogan, 2024.
 il. ; 28 cm.

 Inclui bibliografia e índice
 ISBN 978-85-277-3923-8

 1. Anatomia humana. I. Título.

23-86733   CDD: 611
                                      CDU: 611

Gabriela Faray Ferreira Lopes – Bibliotecária – CRB-7/6643

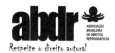

Colaboradores

João Gregório Neto
Mestre em Ciências pela Universidade de São Paulo (USP). Especialista em Saúde Pública e Bioética. Enfermeiro pela Faculdade Santa Marcelina. Docente dos cursos da área da Saúde na Faculdade Santa Marcelina. Analista de Saúde do Programa Municipal de Imunizações da Secretaria de Saúde do Município de São Paulo.

Maria de Fátima Azevedo
Clínica Geral. Formada pela Faculdade de Ciências Médicas da Universidade do Estado do Rio de Janeiro (UERJ). Pós-graduada pela Sociedade Brasileira de Medicina Interna (Hospital da Santa Casa da Misericórdia do Rio de Janeiro). Médica concursada do Ministério da Saúde e do Município do Rio de Janeiro. Médica do Trabalho (FPGMCC-Unirio). Membro da Comissão de Ética do CMS João Barros Barreto.

Mônica de Campos Pinheiro
Doutora em Biologia Celular e Estrutural pela Universidade Estadual de Campinas (Unicamp). Pós-Doutorado em Oncologia Experimental pela Faculdade de Medicina da Universidade de São Paulo (FMUSP). Pós-Doutorado em Ginecologia Molecular pela Universidade Federal de São Paulo (UNIFESP). Docente do curso de Medicina da Universidade Nove de Julho.

À minha esposa, Maria Paula, amiga e confidente, que me apoia na jornada acadêmica; ao meu filho Gabriel, meu amigo e meu orgulho; e à minha pequena Giovana, que ilumina os meus dias, dedico este trabalho e agradeço por tornarem mais feliz cada dia da minha vida.

Agradecimentos

Ao colega João Gregório Neto, que iniciou todo este trabalho comigo e colaborou nesta obra também. Sem você, nada teria acontecido.

À amiga Mônica Pinheiro, companheira de disciplina e trabalho, que muito me aconselha e me honrou com sua colaboração nesta obra.

Ao amigo fiel Luiz Altruda Filho, por ter me agraciado com o prefácio da 1ª edição deste livro e pelos ensinamentos, tanto na minha vida pessoal quanto na acadêmica.

Aos amigos fiéis Airton Knoll, Emílio Geraissati, Marcelo Trulha, Nilton Alves, Paola Madid, Paulo M. Gonzalez, Sandra Tomaz e Vivian Alessandra Silva, por todo apoio, carinho e colaboração na divulgação desta obra.

Aos amigos Sérgio N. Sato, Francisco R. de Moraes e Fernando J. Spagnuolo (*in memoriam*), pelas muitas horas de boas conversas e divagações sobre o ensino universitário e a educação nos dias de hoje.

À Professora Doutora Mirna Duarte Barros, pela confiança e pelo apoio a mim demonstrados e pela honra em prefaciar esta 2ª edição.

À minha mãe, Maria Magdalena, por ter norteado minhas condutas em toda a minha vida.

Apresentação da 2ª edição

Após 7 anos de uma produtiva parceria com o Grupo GEN, e algumas reimpressões da nossa obra *Anatomia Humana | Texto e Atlas*, assumimos o desafio de elaborar uma 2ª edição. Foi muito gratificante ver o grande número de indicações, acessos ao e-book e a boa repercussão deste livro, o que me motivou a trabalhar nesta nova edição.

O texto claro, conciso e objetivo e a organização didática em sistemas foram mantidos no livro, uma vez que isso foi muito bem aceito pelos estudantes e pelos colegas professores de Anatomia.

Na intenção de modernizar e atualizar os conhecimentos da Anatomia, alguns capítulos tiveram seu texto atualizado na nômina e em conceitos novos, além de maior aprofundamento do conteúdo, para que abrangesse ainda mais cursos da área da Saúde.

A quantidade de imagens foi aumentada em praticamente todos os capítulos, e as ilustrações novas tornaram o atlas ainda mais completo e mais detalhado, principalmente na parte do sistema nervoso, que, com conteúdos e esquemas inéditos, ficou mais rico para os estudantes que necessitam se aprofundar nesse âmbito.

Para integrar a Anatomia à parte clínica, foram inseridos, em todos os capítulos, comentários que mostram a aplicabilidade desse conhecimento e sua importância na correlação com algumas doenças, patologias e exames.

Espero que, ao decidirmos aumentar o conteúdo de texto e imagens, criar esquemas, manter a forma, atualizar e integrar conhecimentos clínicos, esta obra tenha se tornado ainda mais interessante e que, com isso, contribua para que os alunos compreendam, de maneira facilitada, o maravilhoso e vasto universo da Anatomia Humana.

O autor

Apresentação da 1ª edição

Há 8 anos, tive a ideia de escrever um livro voltado aos estudantes iniciantes das áreas da saúde, pois notava a grande dificuldade que eles tinham para absorver o conhecimento da Anatomia Humana por meio dos diversos e excelentes tratados clássicos existentes.

Desse modo, elaborei o *Atlas de Anatomia Humana Básica*, que supriu essa necessidade inicial em suas duas edições. Entretanto, o anseio de uma obra mais completa e detalhada se concretizou agora.

Honrado com a parceria com o Grupo GEN, tenho orgulho de publicar a 1ª edição da obra *Anatomia Humana | Texto e Atlas*, que conta com figuras primorosas e projeto gráfico moderno. O texto claro, objetivo e organizado didaticamente por sistemas facilita o entendimento anatomofuncional do corpo humano, atendendo às necessidades básicas dos estudantes. Os colaboradores e eu tivemos o cuidado de abranger todos os sistemas do corpo humano e incluir um breve capítulo sobre seus principais tecidos, com o objetivo de apresentar aos leitores as estruturas que serão estudadas e observadas nas diversas ilustrações ao longo da obra, para que possam compreender suas divisões e classificações.

Quadros sobre a origem e a inserção dos principais músculos do corpo humano foram elaborados para facilitar o estudo desse complexo assunto, cujo entendimento é fundamental para algumas áreas médicas e paramédicas.

Esta obra não tem a pretensão de ser um tratado, nem mesmo ser incólume de erros, pois sei a dificuldade de se escrever sobre o maravilhoso corpo humano e também de selecionar e concentrar conhecimentos para todas as áreas da saúde.

Espero, todavia, que esse trabalho possa contribuir para que os alunos consigam compreender, de maneira mais fácil, o vasto universo do conhecimento anatômico.

O autor

Prefácio à 2ª edição

O estudo da Anatomia Humana está na base do conhecimento para a formação dos profissionais de Saúde. Começa na bancada do laboratório de Anatomia Humana o alicerce que sustenta a clínica, a cirurgia, a pesquisa e o mais importante: a aquisição das habilidades para o cuidado, a observação e o respeito ao paciente, objetivos primordiais da educação do profissional de Saúde.

Tarefa das mais importantes, mas nem sempre bem compreendida pela comunidade acadêmica, criar alicerces sólidos e sustentáveis de conhecimento que ancorem a prática profissional de excelência é onde o ensino de Anatomia toma seu lugar de destaque. Da parte dos estudantes, o anseio em atuar nos campos de prática, "as básicas" – como a Anatomia – podem parecer um fardo que os afasta de seu objetivo. Talvez seja por isso que vemos, nos últimos anos, um "encolhimento" nas disciplinas de ancoragem, como Anatomia, Histologia, Fisiologia; um fenômeno mundial, na tentativa de acelerar o processo de profissionalização, com resultados nem sempre satisfatórios.

Entretanto, a despeito desse movimento de redução do tempo para a Anatomia, a tecnologia invadiu os laboratórios da área, trazendo os ares de modernidade e estimulando o estudante jovem da geração digital. Hoje, estão disponíveis imagens tridimensionais, interativas, videoaulas e toda a gama de apoio de *softwares* para fins de ensino e pesquisa em Anatomia.

Todas essas novas plataformas trazem agilidade para a busca de informação, com uma profusão de *sites*, aulas, figuras, filmes, esquemas e infográficos. Entretanto, o que é vantagem também pode causar confusão e perdas. Imagine um aluno do 1º ano da faculdade, empolgado com suas aulas de Anatomia do sistema muscular, que resolve consultar imagens e videoaulas sobre os músculos do membro inferior. Por onde deve começar? Quais dessas informações são confiáveis? O que de verdade pode ajudar a aprender?

Na realidade, o estudante de Anatomia está sendo alfabetizado. Ele está sendo introduzido a uma linguagem que pretende ser precisa, a despeito de muitas vezes ser complexa e detalhista. Os grandes facilitadores da aprendizagem da Anatomia são a clareza e a objetividade na exposição do conteúdo. É o que se encontra na excelente obra do Prof. Paulo Ricardo Ronconi Larosa, em que os temas são expostos com precisão de nomenclatura, mas em frases de cadência e contexto leve, atraente e de fácil compreensão.

Para nós, ficou a parte fácil. Para mim, o prazer e a honra de prefaciar uma obra de qualidade ímpar, que revela o profundo conhecimento anatômico do autor e sua expertise na docência. Só um professor dedicado, experiente e que compreende o ensino centrado no estudante busca e encontra alternativas para melhorar os resultados de aprendizado de seus alunos, como o Prof. Larosa. Suas melhores características como docente transparecem na sua obra. Conseguiu imprimir leveza com profundidade, objetividade e detalhamento, produzindo um livro que atende ao iniciante nos estudos, mas também ao profissional da Saúde que deseja, e muitas vezes precisa, revisitar as bases anatômicas do seu conhecimento.

Para todos os estudantes, o Prof. Larosa dedicou não somente a parte fácil, ele oferece a oportunidade de aprender Anatomia Humana por meio de um texto limpo, agradável, acompanhado de imagens claras e precisas.

Só nos resta ler, estudar e aprender! Boa leitura! Excelente aprendizado a todos nós!

Mirna Duarte Barros
Professora Adjunta e Chefe do Departamento de Morfologia da
Faculdade de Ciências Médicas da Santa Casa de São Paulo.
Doutora e Mestre em Ciências Biológicas (Biologia Genética) pela
Universidade de São Paulo (USP).
Especialização em Educação na Saúde pelo Núcleo de Desenvolvimento
Docente da Faculdade de Medicina da USP (CEDEM-FMUSP).

Prefácio à 1ª edição

Foi com grande prazer e satisfação que recebi o convite para prefaciar este excelente livro escrito pelo Prof. Paulo Ricardo R. Larosa.

Anatomia Humana | Texto e Atlas é uma obra de altíssima qualidade, com texto bastante didático e objetivo e ilustrações integradas ao conteúdo descritivo, que possibilitam ao aluno identificar de forma clara as estruturas anatômicas exigidas na sua formação acadêmica e profissional.

O Prof. Paulo Larosa, de quem tenho a honra de ter sido professor, hoje amigo, teve a atenção e o cuidado de aprimorar ainda mais este livro, que sem dúvida preenche uma lacuna em relação às necessidades dos alunos, unindo texto e atlas de maneira clara e didática, atualizada em terminologia e conceitos.

O autor deixa sua contribuição ao estudo da Anatomia Humana para os alunos dos diversos cursos da área da saúde.

Quero parabenizar o Prof. Paulo Larosa e deixar registrado o apreço e o orgulho que tenho por ele, que é, para mim, uma referência no ensino da Anatomia Humana.

Prof. Doutor Luiz Altruda Filho
Docente da Universidade Santo Amaro (Unisa),
Universidade Cruzeiro do Sul (Unicsul) e do Centro Universitário
das Faculdades Metropolitanas Unidas (UniFMU).

Sumário

1 **Anatomia,** *1*
João Gregório Neto • Paulo Ricardo R. Larosa

2 **Embriologia,** *13*
Mônica de Campos Pinheiro

3 **Citologia,** *19*
Mônica de Campos Pinheiro

4 **Histologia,** *23*
Mônica de Campos Pinheiro

5 **Sistema Hematológico,** *29*
João Gregório Neto

6 **Sistema Esquelético,** *33*
Paulo Ricardo R. Larosa

7 **Sistema Articular,** *67*
Paulo Ricardo R. Larosa

8 **Sistema Muscular,** *97*
Paulo Ricardo R. Larosa

9 **Sistema Nervoso,** *167*
Paulo Ricardo R. Larosa

10 **Sistema Sensorial,** *213*
Paulo Ricardo R. Larosa

11 **Sistema Endócrino,** *223*
Paulo Ricardo R. Larosa

12 **Sistema Circulatório,** *229*
Paulo Ricardo R. Larosa

13 **Sistemas Imunológico e Linfático,** *265*
Paulo Ricardo R. Larosa

14 **Sistema Respiratório,** *271*
Paulo Ricardo R. Larosa

15 **Sistema Digestório,** *285*
Paulo Ricardo R. Larosa

16 **Sistema Urinário,** *303*
Paulo Ricardo R. Larosa

17 **Sistema Genital,** *311*
Paulo Ricardo R. Larosa

18 **Mamas,** *323*
Paulo Ricardo R. Larosa

19 **Pelve e Períneo,** *327*
Paulo Ricardo R. Larosa

Bibliografia, *333*

Índice Alfabético, *335*

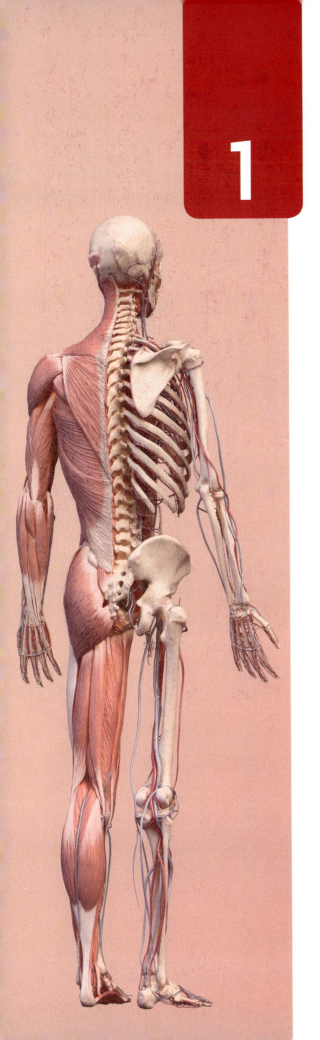

Anatomia

João Gregório Neto • Paulo Ricardo R. Larosa

Introdução

O termo *anatomia* vem do grego *ana*, que significa "em partes", e *tomein*, que significa "cortar", isto é, cortar as estruturas em partes. É o ramo da Biologia no qual se estudam a estrutura e a organização dos seres vivos, tanto externa quanto internamente.

Devido às necessidades modernas, a anatomia foi se desenvolvendo para suprir as demandas de novas informações de que as ciências afins precisavam, o que deu origem a outros ramos, como: anatomia radiológica (imaginologia), anatomia comparada e anatomia embriológica. Além disso, aos poucos, a ultraestrutura do corpo humano foi sendo incorporada aos estudos anatômicos, e hoje se adota um novo conceito em anatomia.

Atualmente, anatomia é a ciência que estuda, macro e microscopicamente, a constituição e o desenvolvimento dos seres organizados.

História da anatomia

A anatomia clássica estudava a organização interna dos seres vivos, prática que se concretizava por meio de métodos precisos de corte e dissecação de cadáveres, com o intuito de descrever suas estruturas e sua organização. O relato mais conhecido de uma dissecação pertence ao grego Teofrasto (287 a.C.), discípulo de Aristóteles.

Alcméon, na Grécia, lutando contra o tabu que envolvia o estudo do corpo humano, realizou pesquisas anatômicas já no século VI a.C.; por isso, muitos o consideram o pai da anatomia. Entre 600 e 350 a.C., Empédocles, Anaxágoras, Esculápio e Aristóteles também se dedicaram a dissecações; porém, somente no século IV a.C., com a Escola de Alexandria, a anatomia prática começou a progredir. Na época, destacaram-se Herófilo e Erasístrato. O primeiro, ao observar cadáveres humanos, classificou os nervos como sensitivos e motores, reconhecendo no cérebro a sede da inteligência e o centro do sistema nervoso; o segundo descobriu que as veias e artérias convergem tanto para o coração quanto para o fígado.

Galeno, nascido em 130 a.C. na Ásia Menor, aperfeiçoou seus estudos anatômicos em Alexandria. Durante toda a Idade Média, foi atribuída enorme autoridade à sua teoria, que incluía errôneas transposições ao homem a partir de observações feitas em animais. Esse fato, somado aos preconceitos morais e religiosos que consideravam pecado a dissecação de cadáveres, retardou o aparecimento de uma anatomia científica.

No século IX, o estudo do corpo humano voltou à tona graças à Escola de Medicina de Salerno, Itália, e à obra de Constantino, o Africano, que traduziu do árabe para o latim numerosos textos médicos gregos. Logo depois, Guglielmo da Saliceto, Rolando de Parma e outros médicos medievais enfatizaram a afirmação de Galeno, segundo a qual o conhecimento anatômico era necessário para o exercício da medicina cirúrgica.

Frederico II, por volta do ano 1240, obrigou a escola de Nápoles a introduzir em seu currículo o treinamento prático de anatomia, fato decisivo para seu desenvolvimento como ciência. Cerca de meio século mais tarde, Mondino de Liuzzi realizou em Bolonha as primeiras dissecações didáticas de cadáveres, publicando, em 1316, um manual sobre o assunto.

O Renascimento favoreceu o progresso dos estudos anatômicos, pois a descoberta de textos gregos sobre o assunto e a influência dos pensadores humanistas levou a Igreja a ser mais condescendente com a dissecação de cadáveres. Artistas como Michelangelo e Leonardo da Vinci demonstraram grande interesse na estrutura do corpo humano. O maior anatomista da época foi o médico Andreas Vesalius, que dissecou cadáveres durante anos em Pádua e descreveu detalhadamente suas descobertas no *De Humani Corporis Fabrica*, publicado na Basileia em 1543 (Figura 1.1). Este foi o primeiro texto anatômico com base na observação direta do corpo humano, e não no livro de Galeno. Assim, ele adquiriu muita autoridade, embora tenha causado polêmicas, e seus ensinamentos suscitaram a atenção de médicos, artistas e estudiosos. Entre seus discípulos está Gabriele Falloppio, conhecido por seus estudos sobre órgãos genitais, tímpanos e músculos dos olhos, e Fabrizio d'Acquapendente, que descreveu as válvulas das veias e construiu o Teatro Anatômico em Pádua.

O desenvolvimento da anatomia cresceu e acelerou. Berengario da Carpi estudou o apêndice e o timo, e Bartolomeu Eustáquio, os canais auditivos. Assim, a nova anatomia do Renascimento exigiu a revisão da ciência. O inglês William Harvey, educado em Pádua, combinou a tradição anatômica italiana com a ciência experimental que nascia na Inglaterra, associando, assim, anatomia à fisiologia (Figuras 1.2 e 1.3).

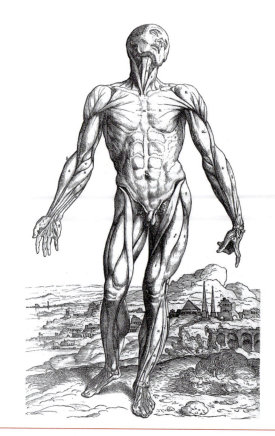

Figura 1.1 Vesalius, 1543.

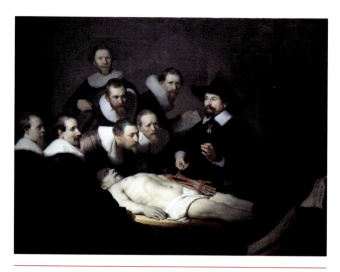

Figura 1.2 Rembrandt, 1632.

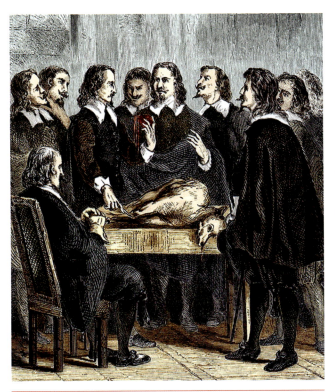

Figura 1.3 William Harvey, século XVII.

O aperfeiçoamento do microscópio por Leeuwenhoek ajudou Marcello Malpighi a provar a teoria de Harvey sobre a circulação do sangue e também a descobrir as estruturas mais minúsculas de muitos órgãos. Gabriele Aselli pôs em evidência os vasos linfáticos, e Bernardino Genga falou em anatomia cirúrgica. Nos séculos XVIII e XIX, os estudos anatômicos levaram à descrição das técnicas operatórias, o que originou a subdivisão da anatomia, dando-se muita importância à anatomia topográfica. Giovanni Battista Morgagni introduziu o estudo anatômico-clínico do cadáver como meio seguro de analisar as alterações provocadas pelas doenças. Surgiu, assim, a anatomia patológica, que possibilitou grandes descobertas no campo da patologia, por Rudolf Virchow, e dos agentes responsáveis por doenças infecciosas, por Pasteur e Koch.

Tipos de anatomia

Por meio dos estudos, das descobertas e do desenvolvimento da anatomia, algumas áreas especializaram-se, como é o caso da citologia, da histologia e da embriologia, embora ainda constituam ramos da anatomia. O termo *morfologia* passou então a ser usado para englobar tanto os aspectos microscópicos quanto os aspectos macroscópicos da anatomia.

À medida que as ciências foram evoluindo, as maneiras de estudar anatomia também se modificaram, de acordo com a necessidade de cada nova especialidade.

Anatomia sistêmica. Estuda-se macroscopicamente cada um dos sistemas que formam o corpo humano, como os sistemas esquelético, articular, muscular, nervoso, circulatório, respiratório, digestório, urinário, genital, endócrino, sensorial e tegumentar.

Anatomia topográfica. É a anatomia estudada por regiões e em camadas, das estruturas mais superficiais às mais profundas. É uma anatomia cirúrgica.

Anatomia radiológica (imaginológica). Estuda o corpo por meio de imagens radiográficas. Atualmente, devido ao progresso tecnológico, é possível estudar anatomia utilizando diversos processos de imagens (tomografia computadorizada, endoscopia, ressonância magnética e outros).

Anatomia antropológica. É o estudo da anatomia com a intenção de se conhecerem as características anatômicas de grupos étnicos, povos e raças existentes.

Anatomia comparativa. Procura comparar as estruturas morfológicas de indivíduos de diferentes espécies.

Anatomia biotipológica. Estuda os indivíduos a partir do seu biotipo em cada espécie.

Anatomia aplicada. Envolve o estudo da aplicação prática das estruturas e dos órgãos conhecidos. É de fundamental interesse na área da medicina e da patologia.

Nomenclatura anatômica

A anatomia tem linguagem própria; por isso, durante os séculos XIX e XX foram realizados importantes trabalhos para criar uma nomenclatura anatômica internacional. A primeira tentativa ocorreu em 1895, mas em 1955, em Paris, foi oficialmente aprovada a Nômina Anatômica. Em geral, a cada 5 anos, revisões são realizadas em congressos internacionais de anatomia, tendo sido a última aprovada no ano 2001.

Na Terminologia Anatômica de 2001, preparada pelo Federative Committee on Anatomical Terminology (FCAT) e traduzida pela Comissão de Terminologia Anatômica (CTA) da Sociedade Brasileira de Anatomia (SBA), é feita a recomendação de não usar epônimos ao se referir a partes da anatomia, evitando, assim, possíveis erros de interpretação, contudo, estes continuam a ser usados.

Posição anatômica

Todas as representações anatômicas são descritas mediante uma posição padrão predeterminada, a chamada *posição anatômica* – indivíduo em posição ereta (em pé), posição ortostática, com a face voltada para a frente, o olhar dirigido ao horizonte, os membros superiores estendidos e paralelos ao tronco e as palmas das mãos voltadas para a frente. Os membros inferiores ficam unidos com as pontas dos pés para a frente.

Divisão do corpo humano

O corpo humano é dividido em:
- Cabeça
- Pescoço
- Tronco (tórax, abdome, pelve e dorso)
- Membros (superiores e inferiores).

Os membros, por sua vez, são divididos em raiz e parte livre. A raiz dos membros superiores são os ombros, enquanto a parte livre é formada por braço, antebraço e mão. Nos membros inferiores, a raiz corresponde aos ossos do quadril, e a parte livre é formada por coxa, perna e pé.

Regiões do corpo humano

O corpo humano pode ser dividido em regiões, conforme a Figura 1.4.

Cavidades do corpo humano

As cavidades são espaços dentro do corpo onde se localizam os órgãos internos.

A cavidade dorsal é subdividida em outras duas: cavidade do crânio, que aloca o encéfalo, e cavidade vertebral, que aloca a medula espinal.

A cavidade ventral também é subdividida em duas: cavidade torácica, que aloca pulmões e coração, e cavidade abdominopélvica. Esta subdivide-se da seguinte maneira: cavidade abdominal, que abarca estômago, intestinos, baço, fígado, pâncreas e outros órgãos; e cavidade pélvica, composta por bexiga, parte inferior do sistema digestório e órgãos do sistema genital.

O corpo também tem outras cavidades: oral, nasal, da orelha e sinoviais (Figura 1.5).

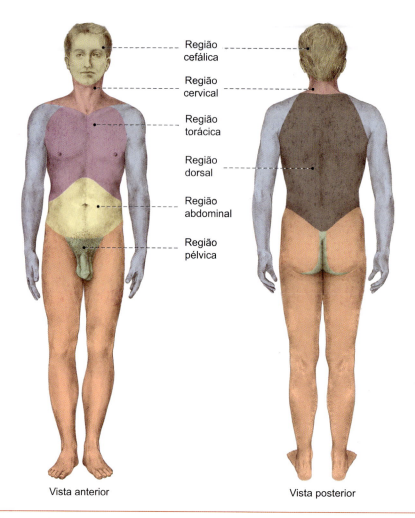

Figura 1.4 Regiões do corpo humano.

Planos e eixos anatômicos

Planos de delimitação

Para facilitar o estudo da anatomia, delimita-se o corpo humano por planos tangentes a cada lado do indivíduo, como se ele estivesse dentro de uma caixa, dando nome a cada lado dessa caixa: plano superior ou cranial (tangente à cabeça), plano inferior ou podálico (tangente aos pés), plano anterior ou ventral (tangente à frente do indivíduo), plano posterior ou dorsal (tangente ao dorso) e planos laterais direito e esquerdo.

Planos de secção

São os planos utilizados para "cortar" um indivíduo para estudo da anatomia. As descrições anatômicas são feitas com base em quatro planos de secção (Figura 1.6):
- Sagital mediano: plano vertical, que divide o corpo em duas metades semelhantes, direita e esquerda
- Sagital paramediano: plano vertical que passa paralelo ao plano mediano
- Coronal ou frontal: plano vertical que passa em ângulos retos em relação ao plano mediano, dividindo o corpo em partes anterior e posterior
- Horizontal ou transverso: plano que passa em ângulo reto em relação aos planos frontal e medianos, dividindo o corpo em partes superior e inferior.

Eixos anatômicos

Os eixos anatômicos são linhas imaginárias que ligam dois planos de delimitação entre si, formando um ângulo de 90° em relação a eles (Figura 1.6). Podem ser classificados em:
- Eixo sagital ou anteroposterior: liga os planos anterior e posterior
- Eixo longitudinal ou superoinferior: liga os planos superior e inferior
- Eixo transversal ou laterolateral: liga os planos laterais direito e esquerdo.

Relação e comparação das estruturas do corpo humano

Os termos utilizados em anatomia para descrever as relações e comparações das estruturas do corpo humano são:
- Mediano: usado para uma estrutura que esteja sobre o plano de secção mediano
- Medial: usado para indicar que uma estrutura está mais próxima ao plano mediano em relação a outra estrutura
- Lateral: empregado para indicar uma estrutura que está afastada do plano mediano
- Posterior: usado para indicar quando uma estrutura do corpo está mais próxima do dorso
- Anterior: indica quando uma estrutura do corpo está mais próxima da região ventral
- Inferior: indica quando uma estrutura do corpo está mais próxima do plano podálico
- Superior: usado para indicar quando uma estrutura do corpo está mais próxima ao crânio
- Proximal: empregado para indicar a estrutura que está mais próxima do cíngulo do membro
- Distal: indica a estrutura que está mais afastada do cíngulo do membro.

Os termos proximal e distal são usados somente para o estudo dos ossos dos membros superiores e inferiores.

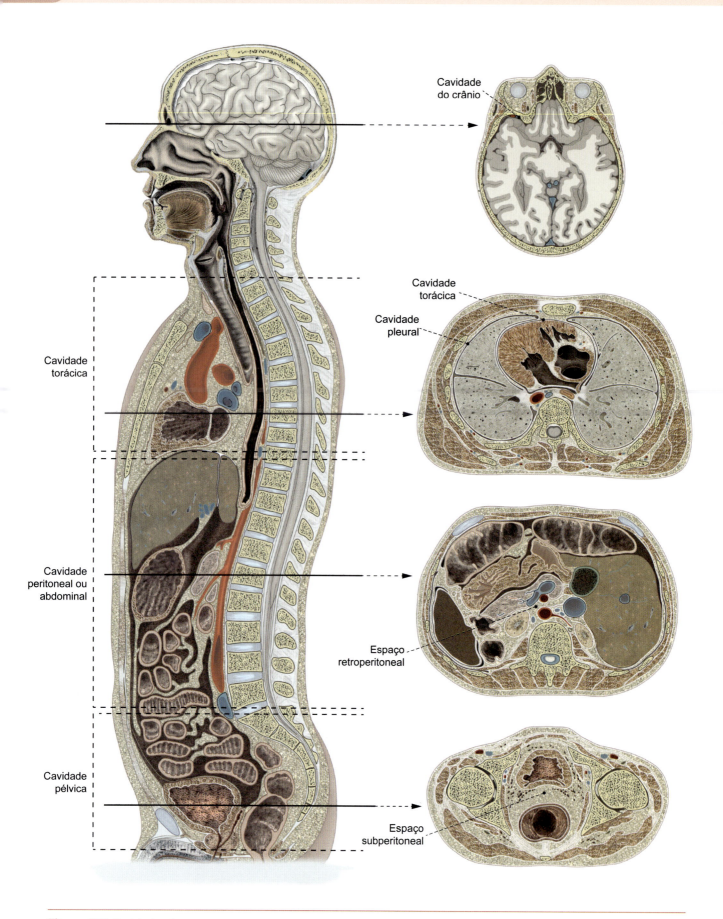

Figura 1.5 Cavidades do corpo.

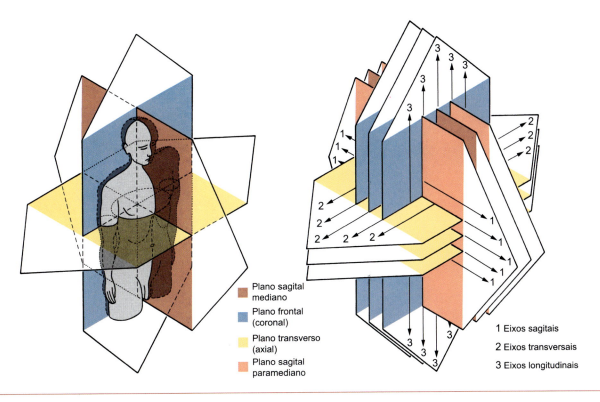

Figura 1.6 Planos e eixos anatômicos.

Movimentos do corpo humano

Os principais movimentos do corpo humano estão relacionados a seguir e podem ser visualizados na Figura 1.7:

- Flexão: diminuição do ângulo entre dois segmentos do corpo
- Extensão: aumento do ângulo entre dois segmentos do corpo
- Abdução: afastamento de um segmento em relação ao plano mediano
- Adução: aproximação de um segmento em relação ao plano mediano
- Rotação: giro do segmento em torno de seu eixo longitudinal, podendo ser rotação medial ou lateral
- Circundução: combinação dos movimentos de adução, extensão, flexão e abdução, cujo resultado representa o desenho de um cone no espaço, no qual o segmento proximal é o vértice do movimento
- Oposição: aproximação do 1º e do 5º dedo da mão
- Protrusão: deslocamento de um segmento no sentido anterior
- Retrusão: deslocamento de um segmento no sentido posterior
- Elevação: deslocamento de um segmento no sentido superior
- Abaixamento: deslocamento de um segmento no sentido inferior
- Eversão: fletir a sola do pé para lateral
- Inversão: fletir a sola do pé para medial
- Pronação: virar o dorso da mão para anterior
- Supinação: virar a palma da mão para anterior (a posição anatômica é em supino).

Conceitos de normalidade, variação, anomalia e monstruosidade

Alguns conceitos têm significado importante no estudo da forma do corpo humano, por isso é necessário conhecê-los.

Normal. Anatomicamente, é a forma encontrada em maior quantidade, estatisticamente, dentro de uma população.

Variação. É uma alteração da forma sem prejuízo da função. Pode ser uma variação interna, como um rim em ferradura, ou uma variação externa, como o formato de um nariz.

Anomalia. É uma alteração da forma com prejuízo da função (p. ex., polidactilia – mais de cinco dedos na mão ou no pé –, assim como a ausência de um membro ou parte dele, ou, ainda, algumas síndromes).

Monstruosidade. É uma alteração acentuada da forma, incompatível com a vida (p. ex., anencefalia).

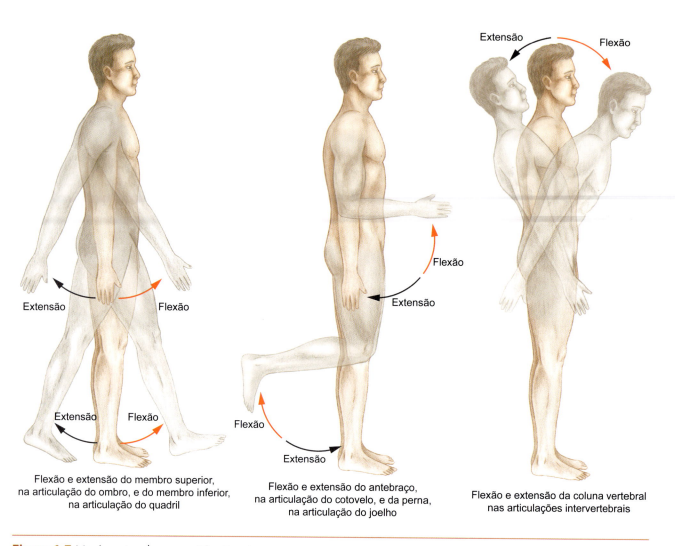

Figura 1.7 Movimentos do corpo. (*Continua*)

Capítulo 1 • Anatomia 9

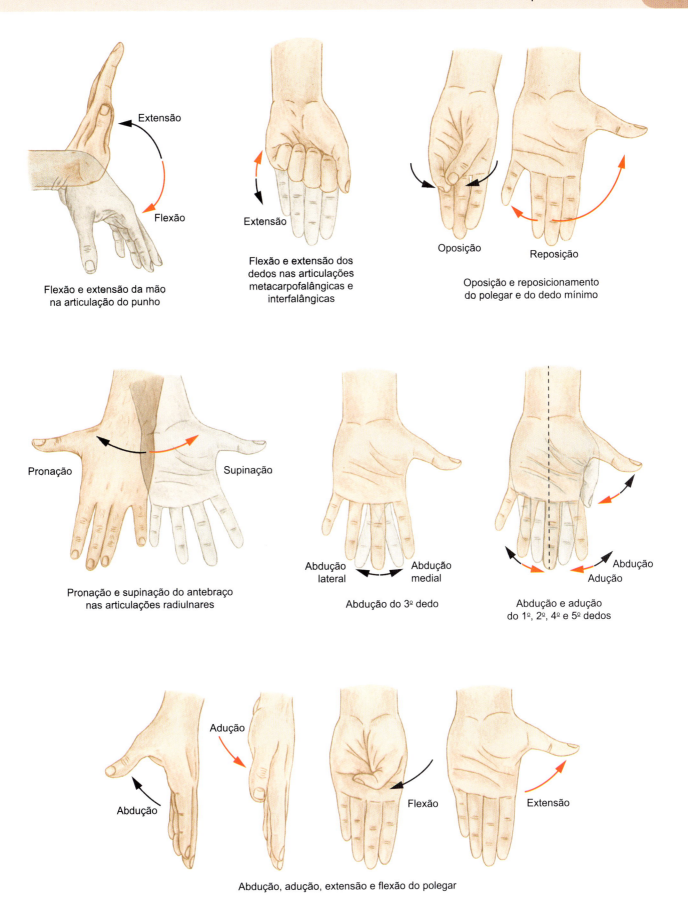

Figura 1.7 (*continuação*) Movimentos do corpo. (*Continua*)

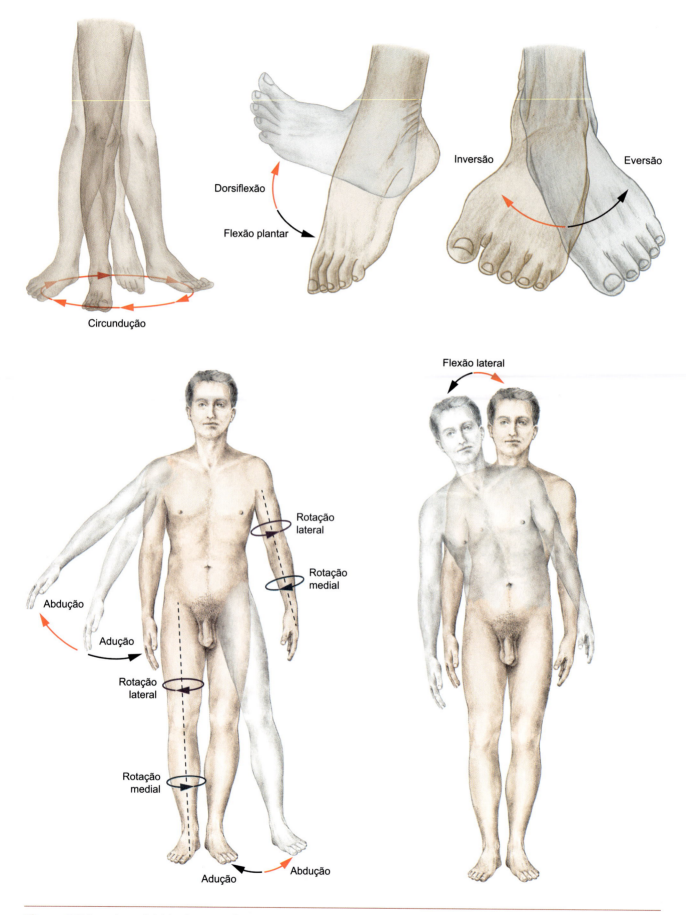

Figura 1.7 (*continuação*) Movimentos do corpo. (*Continua*)

Capítulo 1 • Anatomia 11

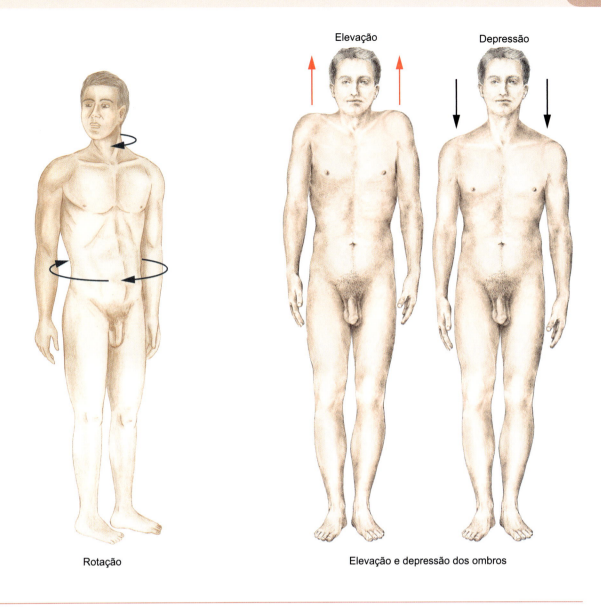

Figura 1.7 (*continuação*) Movimentos do corpo.

Anatomia aplicada à clínica

Dextrocardia

Malposições cardíacas congênitas são distúrbios de lateralidade descritos por Aristóteles em animais e por Hieronymus Fabricius em seres humanos. A dextrocardia é um raro distúrbio congênito, e os estudos mostram uma incidência de aproximadamente um caso a cada 12 mil gestações. Dextrocardia primária é uma anomalia congênita na qual o coração está localizado no hemitórax direito, com seu eixo base-ápice orientado para a direita e inferiormente; não é causada por alterações extracardíacas. A dextrocardia pode ser um achado isolado (*situs solitus*) ou ser acompanhada de disposição inversa das vísceras (*situs inversus totalis*).

Com frequência, a dextrocardia é um achado incidental em radiografias de tórax realizadas por outros motivos. O eletrocardiograma (ECG) também pode revelar desvio do eixo elétrico para a direita, inversão de todos os complexos em D I, onda P elevada em AVL e ausência de progressão da onda R nas derivações precordiais.

A maioria dos pacientes com dextrocardia é assintomática e leva uma vida normal.

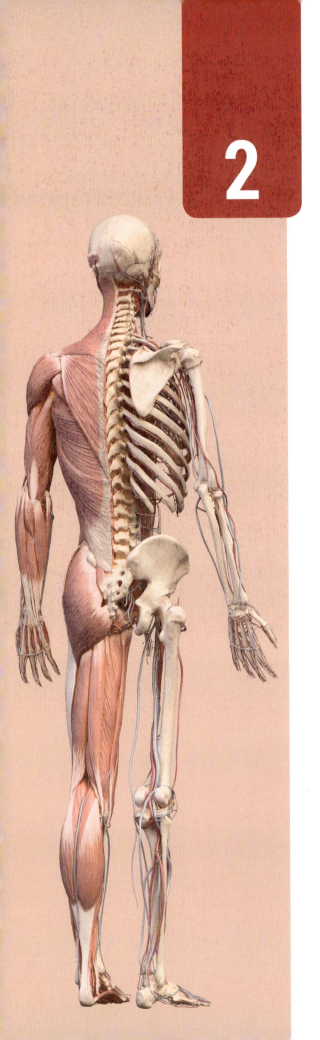

2 Embriologia

Mônica de Campos Pinheiro

Introdução

A embriologia é a ciência que estuda o processo de formação e desenvolvimento do ser humano da concepção até o nascimento (período pré-natal).

Desenvolvimento embrionário inicial

O desenvolvimento embrionário tem início com a fertilização, que é a junção do espermatozoide (gameta masculino; Figura 2.1) com o ovócito ou oócito (gameta feminino) que ocorre na ampola da tuba uterina. Da união dos pró-núcleos haploides (23 cromossomos) do espermatozoide e do ovócito, surge uma única célula diploide (46 cromossomos), o zigoto, que contém informações genéticas provenientes do pai e da mãe. O zigoto é o início de um novo ser humano (Figura 2.2).

Enquanto se desloca pela tuba uterina em direção ao útero, o zigoto sofre uma série de divisões celulares mitóticas (clivagens). A primeira clivagem acontece em torno de 30 horas após a fertilização; entretanto, as divisões subsequentes ocorrem de maneira acelerada, provocando rápido aumento na quantidade de células (blastômeros) e formação de uma massa celular compacta. Quando já existem de 16 a 32 blastômeros, o concepto é chamado "mórula".

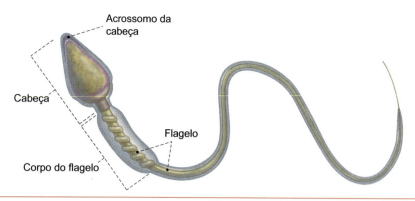

Figura 2.1 Espermatozoide.

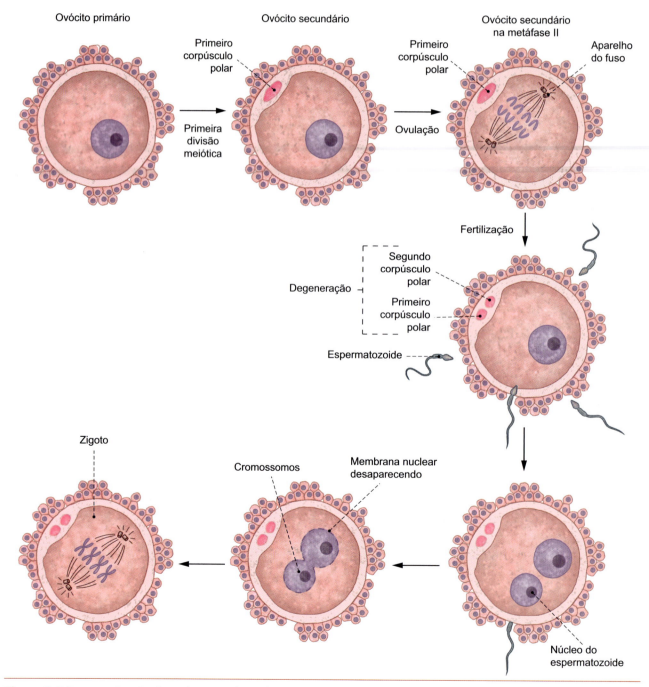

Figura 2.2 Esquematização do ovócito nas fases de ovulação até a fertilização.

Aproximadamente 4 dias após a fertilização, a mórula alcança o útero, estágio em que o líquido proveniente da cavidade uterina penetra por entre os blastômeros para formar a cavidade blastocística. Com o aumento de líquido, os blastômeros organizam-se em duas partes:

- **Trofoblasto:** camada celular externa que formará a parte embrionária da placenta e das membranas associadas
- **Embrioblasto:** grupo de blastômeros localizados centralmente, que dará origem ao embrião.

A partir desse momento, o concepto passa a ser chamado "blastocisto". Cerca de 6 dias após a fertilização, o blastocisto adere ao endométrio (mucosa uterina) e, subsequentemente, se implanta a ele. No fim da primeira semana, o blastocisto está superficialmente implantado na camada endometrial, na parte posterossuperior do útero.

A implantação do blastocisto completa-se durante a segunda semana do desenvolvimento. Com a progressão da implantação, ocorrem mudanças no embrioblasto, as quais resultam em uma placa bilaminar – o disco embrionário –, formada pelo epiblasto e pelo hipoblasto.

A terceira semana do desenvolvimento embrionário é caracterizada por formação da linha primitiva, desenvolvimento da notocorda e início da morfogênese (gastrulação), processo pelo qual o disco embrionário bilaminar é convertido em disco embrionário trilaminar. Cada uma das três camadas germinativas dará origem a tecidos e órgãos específicos, listados a seguir:

- **Ectoderma:** origina a epiderme, os sistemas nervosos central e periférico, o olho, a orelha interna e os vários tecidos conjuntivos da cabeça
- **Mesoderma:** dá origem a todos os músculos esqueléticos, células sanguíneas e revestimento dos vasos sanguíneos, a todo o músculo liso visceral, todos os revestimentos serosos das cavidades do corpo, órgãos dos sistemas urinário e genital, a maior parte do sistema cardiovascular e todos os tecidos conjuntivos do tronco
- **Endoderma:** origina os revestimentos epiteliais das vias respiratórias e o trato gastrintestinal, incluindo glândulas associadas.

Os principais derivados das camadas germinativas são mostrados na **Figura 2.3**.

Estágios do desenvolvimento humano

Didaticamente, o desenvolvimento humano pode ser dividido em dois períodos: embrionário (até 8 semanas após a fertilização) e fetal (da nona semana após a fertilização até o nascimento).

Período embrionário

O período embrionário estende-se até o final da oitava semana do desenvolvimento, quando a maioria dos órgãos e sistemas já está presente. Ao final desse tempo, o embrião apresenta aspecto nitidamente humano. Nesse período, o desenvolvimento embrionário é, essencialmente, um processo de crescimento e de aumento sucessivo da complexidade morfofuncional (**Figura 2.4**).

Período fetal

Após o período embrionário, o ser humano em desenvolvimento é chamado de feto. Apesar de o período fetal começar 9 semanas após a fertilização, a transformação do embrião em feto é gradual. Durante esse período, ocorrem o rápido crescimento do corpo e a maturação dos órgãos e sistemas. Uma nítida mudança do período fetal é a desaceleração relativa do crescimento da cabeça em comparação ao restante do corpo. Esse período tem seu término com o nascimento do ser humano.

O coração de um embrião começa a "bater" com 3 semanas e 1 dia, e – pasmem – entre a fertilização e o nascimento, ele se contrai aproximadamente 54 milhões de vezes!

Com 6 semanas e 1 dia, o embrião passa a apresentar ondas cerebrais; na nona semana, o feto começa a bocejar. A frequência cardíaca fetal é bastante variável: passa de 98 batimentos por minuto (bpm) na sexta semana de gestação para 175 bpm na nona, e nos meses seguintes, diminui. A frequência cardíaca em repouso de um recém-nascido varia de 130 a 150 bpm.

O feto percebe dor. Os receptores de dor se desenvolvem na pele entre a 10ª e a 17ª semana de idade gestacional. Os primeiros receptores sensitivos na pele formam-se e conectam-se à medula espinal na sexta semana de gestação, mas eles são específicos para tato, e não para dor.

Os neurotransmissores específicos para o processamento de dor aparecem da 10ª à 12ª semana de gestação (substância P) e da 12ª à 14ª semana de gestação (encefalinas). Os nervos espinais necessários para transmitir informações de tato e dor para o tálamo já estão formados na 15ª semana de gestação.

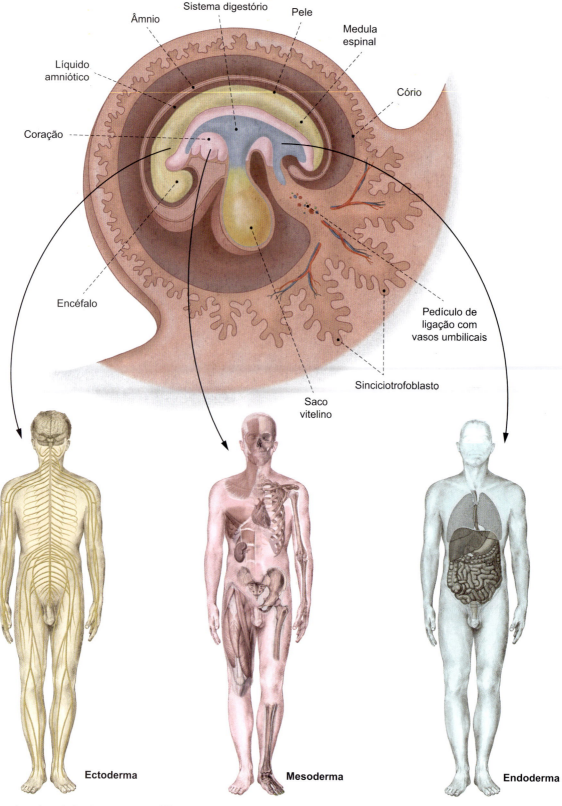

Figura 2.3 Órgãos derivados das três camadas germinativas: ectoderma, mesoderma e endoderma.

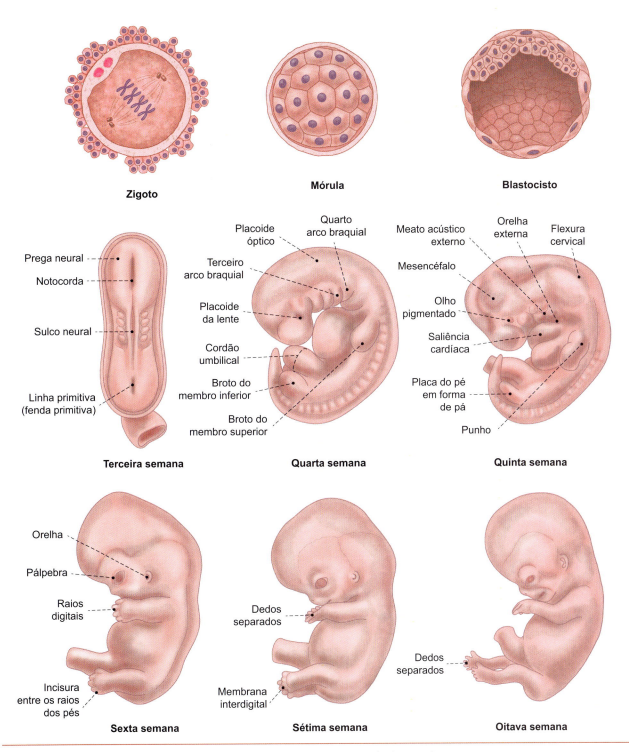

Figura 2.4 Período embrionário – da fertilização até a oitava semana de desenvolvimento.

Anatomia aplicada à clínica

Anencefalia

Anencefalia é a forma mais grave de defeito do tubo neural (DTN) craniano e se caracteriza por ausência de tecido cortical (embora a existência do tronco encefálico e do cerebelo seja variável) e da calvária. O espectro morfológico da anencefalia varia de holocrania (a forma mais grave) a merocrania (a forma mais leve).

A anencefalia pode ser constatada no período pré-natal por meio de ultrassonografia (US), que detecta a ausência do cérebro e da calvária. Outra característica que pode ser observada na ultrassonografia é a polidramnia (líquido amniótico excessivo), que ocorre em até 50% dos casos durante o 2º e o 3º trimestres de gestação devido à menor deglutição do feto.

No Brasil, em 2012, o Supremo Tribunal Federal (STF) descriminalizou a interrupção com assistência médica da gravidez de feto anencéfalo.

Microcefalia

A microcefalia é um termo descritivo que significa "cabeça pequena" e apresenta relação com numerosos distúrbios de várias etiologias. Habitualmente, está associada à microencefalia (redução do cérebro).

A microcefalia pode ser primária (verdadeira) ou secundária. Na microcefalia primária, o cérebro não se forma normalmente, enquanto na microcefalia secundária, o desenvolvimento do cérebro normal é interrompido por algum evento/agravo.

Vale mencionar que, entre 2015 e 2017, ocorreu no Brasil uma epidemia de casos de microcefalia relacionada à infecção no período gestacional pelo vírus Zika. Atualmente, o conjunto de anomalias congênitas e de alterações neuropsicomotoras causadas por essa infecção *in utero*, que muitas vezes inclui microcefalia, constitui a síndrome congênita associada à infecção pelo vírus Zika (SCZ). O vírus Zika é um arbovírus transmitido pelo mosquito *Aedes aegypti*, que também transmite outras infecções (dengue, febre amarela urbana).

Para obter mais informações sobre a situação epidemiológica da microcefalia no Brasil, consulte *Boletim Epidemiológico | Anomalias congênitas no Brasil, 2010 a 2019: análise de um grupo prioritário para a vigilância ao nascimento* em: https://www.gov.br/saude/pt-br/centrais-de-conteudo/publicacoes/boletins/epidemiologicos/edicoes/2021/boletim_epidemiologico_svs_6_anomalias.pdf. É possível também acompanhar a ocorrência de casos de microcefalia ao nascimento no país com auxílio do "Painel de Monitoramento de Nascidos Vivos" em: http://svs.aids.gov.br/dantps/centrais-de-conteudos/paineis-de-monitoramento/natalidade/nascidos-vivos/.

Ver também *Protocolo de vigilância e resposta à ocorrência de microcefalia e/ou alterações do sistema nervoso central (SNC), Emergência de Saúde Pública de Importância Internacional – ESPII, 2016*, acesse https://www.ribeiraopreto.sp.gov.br/files/ssaude/pdf/zika-cartilha-protocolo-microcefalia.pdf.

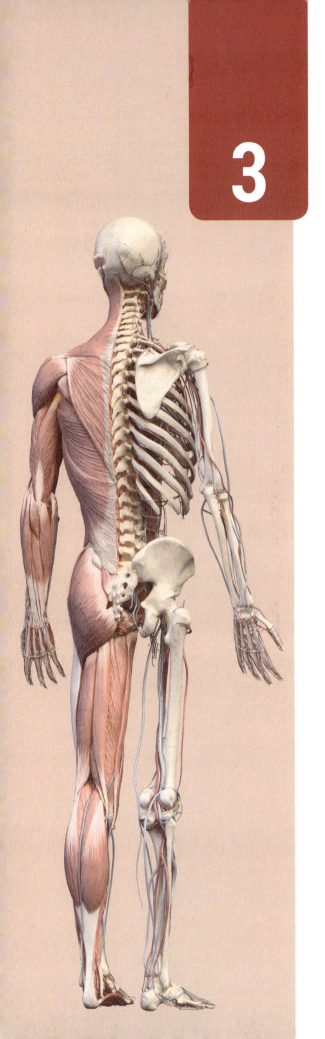

3 Citologia

Mônica de Campos Pinheiro

Introdução

As células, unidades morfofuncionais do corpo humano, embora apresentem tamanho, necessidades químicas e função variadas, têm os mesmos constituintes básicos: membrana plasmática, citoplasma e núcleo (Figura 3.1).

Membrana plasmática

A membrana plasmática define o limite externo da célula e separa o conteúdo intracelular do meio extracelular. Sua localização possibilita a atuação como barreira seletiva, controlando entrada e saída de substâncias. Além disso, algumas proteínas da membrana agem como receptores de sinais químicos.

Citoplasma

O citoplasma, região entre a membrana plasmática e o envoltório nuclear, compõe a maior parte da célula e contém diversas organelas celulares, como: núcleo, mitocôndrias, ribossomos, retículo endoplasmático, complexo de Golgi, lisossomos e peroxissomos, citoesqueleto, vesículas de vários tipos e inclusões citoplasmáticas. O espaço entre as organelas é preenchido por uma substância gelatinosa chamada "citosol", composta, principalmente, de água, sais minerais, aminoácidos, açúcares, proteínas e ácidos nucleicos.

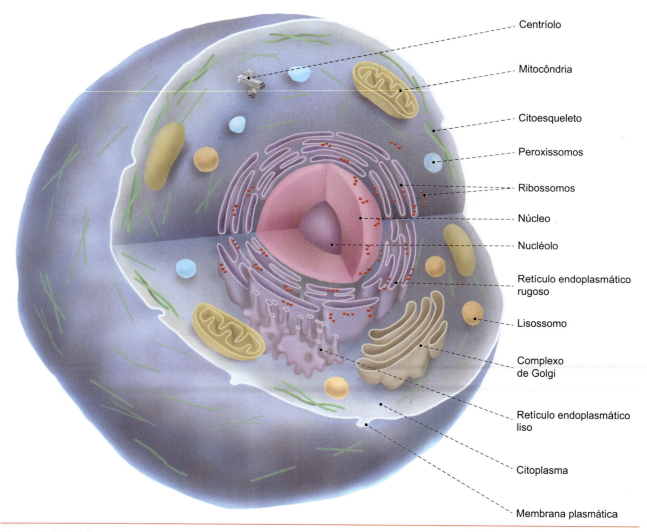

Figura 3.1 Célula e seus componentes.

Núcleo

O núcleo normalmente é a organela mais proeminente e contém a maioria do ácido desoxirribonucleico (DNA) da célula. Essa organela é responsável pela transmissão de informações genéticas e pelas instruções para a síntese de proteínas. Seus componentes são: envoltório nuclear, nucléolo, cromatina e matriz nuclear.

Envoltório nuclear. É composto por duas membranas, interrompidas nos poros nucleares e contíguas ao retículo endoplasmático. Esse envoltório tem como função separar o conteúdo nuclear do citoplasmático e regular a passagem de substâncias de um compartimento para outro.

Nucléolo. É o local onde são formadas as subunidades dos ribossomos. Contém cópias dos genes para RNAr.

Cromatina. É um material filamentado, composto por DNA e proteínas, que forma os cromossomos. A molécula de DNA é uma dupla-hélice que consiste em quatro tipos de nucleotídeos, com bases de timina, adenina, guanina e citosina.

Matriz nuclear. Preenche os espaços deixados pela cromatina e pelo nucléolo. É composta por água, proteínas, ácidos nucleicos e íons.

Mitocôndrias

São estruturas esféricas ou alongadas, que convertem a energia dos nutrientes em adenosina trifosfato (ATP). Essa organela é o principal local de síntese de ATP (fonte de energia das células). O número de mitocôndrias em uma célula é proporcional à sua atividade metabólica – quanto mais intensa, maior o número de mitocôndrias.

As mitocôndrias têm DNA e genes próprios, com capacidade de se dividir de modo independente. Foi descoberto que essas organelas eram independentes e se agregaram durante o processo de evolução. Seu DNA é pequeno e circular – tem apenas 16.500 pares de bases –, e codifica proteínas específicas das mitocôndrias.

O DNA mitocondrial (mtDNA) é herdado da mãe (padrão não mendeliano), enquanto o DNA nuclear é herdado do pai e da mãe. Se houver um defeito (mutação) em alguns desses pares de bases, desenvolve-se uma doença mitocondrial (p. ex., MELAS [miopatia mitocondrial, encefalopatia, acidose láctica e episódios semelhantes a acidente vascular cerebral], síndrome de Leigh [neurodegeneração de início rápido, hipotonia, atrofia do nervo óptico e anomalias respiratórias], síndrome de Kearns-Sayre [miopatia progressiva, miocardiopatia, ptose, ataxia e diabetes melito], neuropatia óptica hereditária de Leber).

Com exceção da síndrome de Kearns-Sayre, as principais doenças relacionadas com o DNA mitocondrial envolvem mutações pontuais, nas quais somente um nucleotídeo é trocado. O sequenciamento de nova geração (NGS, do inglês *Next Generation Sequencing*) fornece os resultados mais acurados da análise do DNA mitocondrial.

Ribossomos

São pequenas partículas citoplasmáticas formadas por duas subunidades, as quais são constituídas por algumas moléculas de ácido ribonucleico ribossômico (RNAr) e proteínas. Os ribossomos estão envolvidos na síntese proteica, momento em que vários deles se ligam a uma molécula de RNA mensageiro (RNAm), formando o polirribossomo. Os polirribossomos podem estar livres no citosol ou ligados às membranas do retículo endoplasmático.

Retículo endoplasmático

Trata-se de um sistema intercomunicante de membranas com formato de sacos e túbulos, que delimita um espaço chamado "cisterna do retículo endoplasmático". Podem ser distinguidos dois tipos de retículos: retículo endoplasmático granular, que apresenta ribossomos aderidos ao lado externo, cuja função é sintetizar proteínas que serão exportadas pela célula ou que permanecerão no citoplasma envolvidas por membranas (p. ex., enzimas lisossomais); e retículo endoplasmático liso, cujas membranas não têm ribossomos aderidos e apresentam funções mais diversificadas, como participação na síntese de lipídios e hormônios esteroides, neutralização de substâncias tóxicas e armazenamento de cálcio.

Complexo de Golgi

É uma organela formada por conjuntos de cisternas delimitadas por membrana, que recebem o conteúdo de vesículas originadas a partir do retículo endoplasmático. São responsáveis por modificar, selecionar e empacotar moléculas produzidas no RE e destinadas à secreção ou ao transporte para outro compartimento celular, bem como à incorporação na membrana plasmática.

Lisossomos

São pequenas organelas contendo enzimas hidrolíticas, responsáveis pela degradação intracitoplasmática de materiais estranhos oriundos do meio extracelular e de componentes da própria célula que estão danificados ou em desuso.

Desde que Christian de Duve descobriu e nomeou os lisossomos, em 1955, houve um grande avanço na compreensão da natureza e da função dessas organelas e na maneira de utilizá-las para melhorar desfechos clínicos. Atualmente, os lisossomos são considerados reguladores da homeostase das células e dos organismos que medeiam a transdução de sinais, a adaptação metabólica, a proliferação, a diferenciação e a secreção das células, além da realização do controle de qualidade das proteínas e das organelas.

As doenças de armazenamento lisossomal (DALs) são raras e decorrem de erros inatos do metabolismo que se caracterizam por acúmulo de substratos nas células de vários órgãos decorrente da disfunção dos lisossomos. A maioria tem um padrão autossômico recessivo de herança; três delas têm um padrão de herança ligado ao cromossomo X: síndrome de Hunter, doença de Fabry e doença de Danon.

As DALs são, com maior frequência, classificadas de acordo com o substrato acumulado (Quadro 3.1).

Quadro 3.1 Classificação de doenças de armazenamento lisossomal por substrato acumulado.

Categoria	Exemplos
Esfingolipidoses	Doença de Tay-Sachs Doença de Sandhoff Deficiência de ativador de GM2
Oligossacaridose	Alfamanosidose Doença de Schindler Fucosidose
Mucopolissacaridose	Síndrome de Hurler Síndrome de Scheie Síndrome de Hunter Síndrome de Sanfilippo
Lipofuscinose ceroide neuronal (LCN)	LCN 1 a LCN 14
Distúrbios do ácido siálico	Sialuria Doença de Salla Galactosialidose
Mucolipidose	Sialidoses, tipos I e II Mucolipidose II Mucolipidose III Mucolipidose IV

Peroxissomos

São pequenas vesículas delimitadas por membranas, que fornecem um meio seguro para uma variedade de reações químicas nas quais o peróxido de hidrogênio é utilizado para inativar moléculas tóxicas dentro da célula.

Citoesqueleto

É uma rede tridimensional de proteínas que formam microfilamentos, filamentos intermediários e microtúbulos. O citoesqueleto participa da manutenção da forma da célula e auxilia nos diferentes tipos de movimento celular.

Estima-se que o corpo humano tenha, em média, cerca de 40 trilhões de células; só o cérebro contém 80 bilhões. Existem cerca de 200 tipos diferentes de células no corpo humano, como adipócitos, células-tronco, células cutâneas, células ósseas (osteoblastos, osteoclastos, osteócitos, células osteoprogenitoras) e células sanguíneas (eritrócitos, leucócitos, plaquetas).

No corpo de um adulto, há cerca de 1 kg de microrganismos. Estimativas dizem que há dez vezes mais micróbios em nossos corpos do que nossas próprias células. Em outras palavras, quanto ao número de células, somos 90% micróbios e apenas 10% humanos. O conjunto desses microrganismos é denominado microbiota, microflora, microbioma ou flora.

Esses microrganismos também têm seus genes, que determinam como eles vivem e interagem com outros organismos. Se calcularmos o número de genes microbianos existentes no corpo humano, chegamos à conclusão de que os seres humanos abrigam 100 vezes mais genes microbianos do que genes humanos. Assim, em termos de número de genes, somos 99% micróbios e apenas 1% humanos.

A microbiota é encontrada virtualmente em todas as superfícies expostas ao ambiente externo, ou seja, cavidade oral, estômago, intestinos, órgãos dos sistemas genital e urinário, olhos e pele.

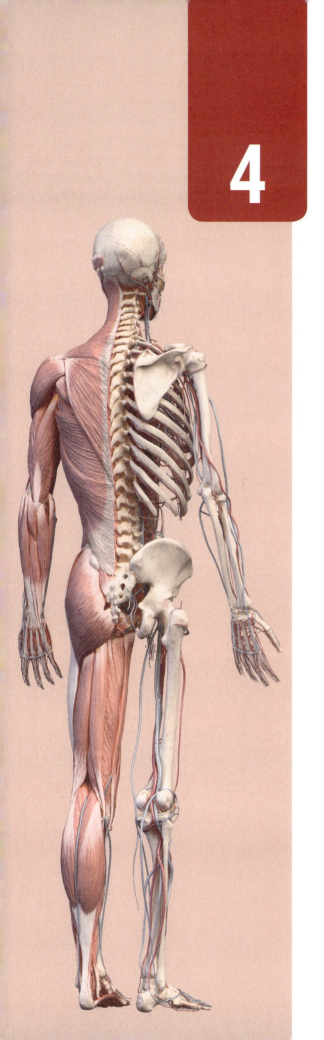

4 Histologia

Mônica de Campos Pinheiro

Introdução

Os diferentes tipos de tecido do corpo humano formam-se a partir da organização de células com características morfofuncionais específicas associadas à matriz extracelular (MEC), constituída por um conjunto de macromoléculas localizado no espaço intercelular.

Duas das características que possibilitam a identificação de cada um dos tecidos são a quantidade e a composição da MEC produzida por suas próprias células. Apesar de toda sua complexidade, o organismo é constituído por apenas quatro tecidos básicos ou fundamentais: epitelial, conjuntivo, muscular e nervoso.

Tecido epitelial

O tecido epitelial, também chamado "epitélio", caracteriza-se por apresentar células justapostas, fortemente aderidas umas às outras, e pouco material extracelular. A MEC desse tecido está organizada como uma lâmina (basal), localizada na interface de suas células e o tecido subjacente. Sendo um tecido avascular, os epitélios estão quase sempre apoiados sobre o tecido conjuntivo, cujos vasos sanguíneos fornecem nutrientes e oxigenação para suas células. Além disso, é inervado e também tem como característica uma boa capacidade de regeneração.

Do ponto de vista morfofuncional, podem ser observados dois tipos fundamentais de epitélios: o de revestimento e o glandular. No epitélio de revestimento, as células estão organizadas na forma de grandes lâminas contínuas, as quais revestem interna e externamente a maior parte dos órgãos e recobrem toda a superfície corpórea. Tendo em vista sua ampla distribuição pelo corpo, associam-se a esse epitélio outras atividades, como: proteção, absorção, excreção e secreção. No epitélio glandular, as células estão organizadas em estruturas com função de secreção, denominadas "glândulas". Existem ainda epitélios especializados na captação de estímulos, os neuroepitélios.

O tecido epitelial é classificado de acordo com a quantidade de camadas celulares que o constituem e a morfologia de suas células. Assim, denomina-se epitélio simples aquele tecido formado por uma única camada em que todas as células tocam a lâmina basal; e estratificado quando apresenta mais de uma camada celular e só a mais profunda está em contato com a lâmina basal. Em relação à morfologia celular, o epitélio pode ser: pavimentoso, quando suas células são achatadas e seus núcleos são alongados horizontalmente; cúbico, quando suas células cuboides apresentam núcleos esféricos; e colunar ou cilíndrico, quando constituído por células altas, com seu maior eixo perpendicular à lâmina basal e núcleos alongados que o acompanham (**Figura 4.1**).

Nos epitélios simples, as células costumam ter o mesmo formato, o que facilita a visualização. O epitélio simples pavimentoso forma o revestimento dos vasos e das cavidades pericárdica, pleural e peritoneal. O epitélio simples cúbico é encontrado na superfície externa de ovários, ductos excretores de glândulas e folículos tireoidianos. O epitélio simples colunar reveste, por exemplo, o lúmen intestinal e a vesícula biliar.

Nos epitélios estratificados, normalmente os formatos das células são diferentes entre as várias camadas celulares. Assim, usa-se como parâmetro a forma das células da camada mais superficial. Os epitélios estratificados cúbico e colunar são raros no organismo; já o estratificado pavimentoso não queratinizado é encontrado revestindo superfícies sujeitas a atrito, como boca, esôfago e vagina. Sobre a pele, esse epitélio, chamado "pavimentoso estratificado queratinizado", apresenta uma camada mais superficial de queratina, que confere maior proteção.

Dois tipos de epitélios de revestimento apresentam características que destoam da classificação geral. São eles: (1) epitélio pseudoestratificado colunar, encontrado nas vias respiratórias superiores, no qual todas as células estão apoiadas na lâmina basal, ou seja, dispostas em uma única camada (epitélio simples); porém, por apresentarem alturas variadas e núcleos em níveis diferentes, dão a falsa impressão de constituírem um epitélio estratificado; e (2) epitélio de transição, que reveste a bexiga urinária, o ureter e a parte inicial da uretra, cujas células da camada superficial mudam de formato conforme o estado funcional do órgão (distendido ou relaxado).

Tecido conjuntivo

Os tecidos conjuntivos, amplamente distribuídos pelo organismo, são responsáveis por estabelecer e manter a forma do corpo. Além dessa função estrutural, eles desempenham importantes papéis biológicos, como armazenamento e transporte de nutrientes, participação nas respostas imunológica e inflamatória, e participação no reparo tecidual após lesão.

Os vários tipos celulares existentes no tecido conjuntivo estão separados por uma grande quantidade de MEC, nitidamente diferente dos demais tecidos (epitelial, muscular e nervoso). Normalmente, os tecidos conjuntivos têm vasos sanguíneos e linfáticos.

A MEC é um dos elementos fundamentais do tecido conjuntivo; sua composição e organização estão diretamente relacionadas com a função desse tecido. Essa matriz, produzida pelas próprias células do conjuntivo, é composta pela substância fundamental (SF) e por proteínas fibrosas.

A SF, também chamada "substância intercelular", é constituída por glicosaminoglicanos, proteoglicanos e glicoproteínas adesivas. Seus componentes formam um gel viscoso, altamente

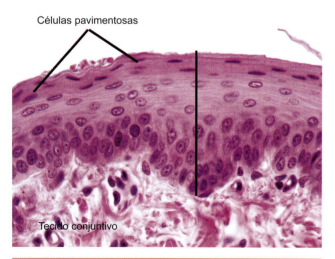

Figura 4.1 Exemplo de tecido epitelial representado por um epitélio estratificado pavimentoso (indicado pela barra). É formado por várias camadas de células, sendo as mais superficiais pavimentosas. Como todos os epitélios, está apoiado sobre tecido conjuntivo. H&E. Microscopia óptica. Aumento médio. (Cortesia do Professor Paulo Abrahamsohn.)

hidratado, que preenche os espaços entre as células e as fibras do tecido conjuntivo. Associado a ela encontra-se o líquido intersticial, que viabiliza um meio para a passagem de moléculas através desse tecido.

As propriedades mecânicas da matriz extracelular são reforçadas por fibras de natureza proteica, com aspecto morfológico definido, que podem ser organizadas em dois sistemas: sistema colágeno, formado por fibras de colágeno (colágeno do tipo I) e fibras reticulares (colágeno do tipo III); e sistema elástico, constituído pelas fibras oxitalânica, elaunínica e elástica madura. O colágeno é a proteína mais abundante no mamífero e forma os principais tipos de fibras encontrados na maioria dos tecidos conjuntivos, as quais estão associadas à resistência do tecido à tensão (forças de tração) e à sustentação de determinados órgãos. Geralmente, as fibras do sistema elástico são encontradas em locais que exigem maior flexibilidade.

Os tecidos conjuntivos apresentam grande variedade de tipos celulares, com morfologia e funções diferentes. Suas principais células são: fibroblasto, macrófago, mastócito, plasmócito, leucócitos e adipócitos.

Os fibroblastos, células mais comuns do conjuntivo, são originados a partir das células mesenquimais (embrionárias) e têm como função realizar a síntese e a secreção dos vários componentes da MEC. Quando essas células diminuem sua atividade metabólica, passam a ser chamadas "fibrócitos", cuja função é fazer a manutenção dos componentes da matriz. No processo de cicatrização, os fibrócitos voltam para o estado de fibroblasto, e sua capacidade de síntese é reativada.

Os macrófagos são células de defesa, originadas a partir dos monócitos do sangue, que têm propriedades fagocitárias e são capazes de englobar e eliminar grande variedade de materiais estranhos ao organismo (bactérias, restos celulares, componentes anormais da MEC, entre outros). Além disso, os macrófagos são células processadoras e apresentadoras de antígenos, e também participam da resposta inflamatória.

Os mastócitos são originados a partir de células hematopoéticas situadas na medula óssea, as quais estão diretamente envolvidas no processo inflamatório, nas respostas alérgicas e nas infecções parasitárias. O citoplasma do mastócito está repleto de grânulos de histamina, heparina e outros mediadores químicos.

O plasmócito é uma célula derivada dos linfócitos B, responsável pela síntese e secreção de anticorpos. Normalmente, é pouco encontrado no tecido conjuntivo, exceto em locais sujeitos à penetração de bactérias, como a mucosa intestinal.

Os leucócitos são células de defesa encontradas na corrente sanguínea, as quais, frequentemente, durante os processos inflamatórios, migram para o tecido conjuntivo, onde exercem suas funções.

O adipócito, também chamado "célula de gordura" ou "célula adiposa", é um tipo de célula do conjuntivo especializada em armazenar gordura neutra. Pode apresentar-se como célula individual ou em grupo, formando o tecido adiposo.

Tecido adiposo

Historicamente, o tecido adiposo era classificado como branco e marrom. Os adipócitos brancos e marrons apresentam diferenças fisiológicas, que dão origem a funções especializadas. O tecido adiposo branco é crucial para o armazenamento de energia, comunicação endócrina e sensibilidade à insulina, e representa o maior volume de tecido adiposo em grande parte dos mamíferos, inclusive nos seres humanos.

O tecido adiposo marrom (TAM) é encontrado sobretudo em mamíferos após o nascimento e durante hibernação; é crucial para a termogênese. Embora inicialmente se acreditasse que o TAM só existisse em lactentes humanos, exames de imagem encontraram TAM metabolicamente ativo nas regiões supraclavicular e torácica de adultos.

Recentemente, foi descrito mais um tipo de adipócito – bege. Os adipócitos bege apresentam características de adipócitos brancos e marrons e, tipicamente, surgem no tecido adiposo branco subcutâneo a partir de um subconjunto distinto de pré-adipócitos ou da transdiferenciação de adipócitos brancos. Análises de expressão gênica indicam que os adipócitos bege representam um tipo diferente de adipócito termogênico.

O tecido adiposo é rico em células-tronco mesenquimais, que têm a capacidade de regenerar vários tecidos e órgãos do corpo humano, além de agir como anti-inflamatório natural. A coleta desse tecido é feita em adultos submetidos a procedimentos estéticos. O tecido é enviado para laboratórios especializados, onde as células-tronco são multiplicadas.

O tecido conjuntivo, com base na variação dos seus elementos (células, fibras e substância fundamental) e na organização estrutural, pode ser classificado em: tecido conjuntivo propriamente dito (denso e frouxo) (Figura 4.2), tecido conjuntivo de propriedades especiais (mucoso, adiposo, elástico e reticular) e tecido conjuntivo de suporte (ósseo e cartilaginoso).

Existem dois tipos de tecido conjuntivo propriamente dito, o frouxo e o denso. O tecido conjuntivo frouxo é encontrado na derme papilar, no interstício da maior parte dos órgãos, entre as fibras e bainhas musculares, ao redor de feixes de fibras nervosas periféricas, junto ao tecido adiposo e ao redor de vasos linfáticos e sanguíneos. Esse tecido tem como função ligar um tecido ao outro, bem como manter tecidos adjacentes unidos durante a atividade motora de um órgão. O tecido conjuntivo frouxo apresenta consistência delicada, flexibilidade e pouca resistência

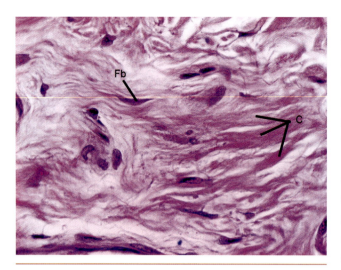

Figura 4.2 Exemplo de tecido conjuntivo propriamente dito composto de fibroblastos (Fb) e fibras colágenas (C). H&E. Microscopia óptica. Aumento médio. (Cortesia do Professor Paulo Abrahamsohn.)

a trações. Sua consistência viscosa e gelatinosa é importante para a difusão de gases e nutrientes por meio de sua matriz.

O tecido conjuntivo denso é composto essencialmente pelos mesmos elementos contidos no tecido conjuntivo frouxo. Entretanto, ele apresenta menor número de células e acentuada predominância de fibras colágenas entremeadas por uma pequena quantidade de substância fundamental. O tecido conjuntivo denso é consideravelmente menos flexível e mais resistente à tensão do que o frouxo. Ele subdivide-se em: não modelado, que apresenta fibras colágenas arranjadas em feixes aleatoriamente distribuídos que garantem ao tecido grande resistência mecânica em todas as direções, presente principalmente em cápsulas de órgãos, fáscias, pericárdio e derme; e modelado, que apresenta os feixes de fibras colágenas arranjados paralelamente uns aos outros e separados por pouca SF, presente em tendão ligamento e aponeurose.

Tecido muscular

De acordo com as suas características morfofuncionais, é possível identificar três tipos de tecido muscular: estriado esquelético, estriado cardíaco e liso. Todos eles são constituídos por células alongadas chamadas "fibras musculares", especializadas na contração muscular.

O tecido muscular estriado esquelético é o principal componente dos músculos esqueléticos. É formado por células cilíndricas, multinucleadas e extremamente longas, que, quando vistas ao microscópio de luz ou eletrônico, apresentam faixas claras e escuras – estriações transversais (Figura 4.3). Sua aparência estriada reflete a organização dos miofilamentos em unidades contráteis denominadas "sarcômeros", que se encontram no interior das fibras musculares, em uma estrutura denominada "miofibrila". As células musculares estriadas esqueléticas têm grande quantidade de mitocôndrias, que fornecem a energia necessária para o processo de contração e relaxamento musculares, e retículo endoplasmático bem desenvolvido, responsável pelo armazenamento de cálcio, envolvido no processo contrátil.

O tecido muscular estriado cardíaco é encontrado na parede do coração e atua no bombeamento do sangue para a ampla rede de vasos sanguíneos do corpo humano. Esse tecido apresenta células cilíndricas alongadas, com um ou dois núcleos centrais. Os filamentos contráteis presentes na fibra muscular cardíaca apresentam a mesma organização estrutural das fibras musculares esqueléticas. As células musculares cardíacas são ramificadas e estão unidas umas às outras por meio de complexos juncionais especializados denominados "discos intercalares", os quais são exclusivos do músculo cardíaco e possibilitam a união e a comunicação entre as fibras musculares estriadas cardíacas.

As células do tecido muscular liso são alongadas, apresentam um único núcleo central e morfologia fusiforme, ou seja, são mais espessas no centro do que nas extremidades. Essas fibras não apresentam estriações em sua estrutura e são de dimensões menores do que as estriadas. O citoplasma da célula muscular lisa é pobre em mitocôndrias e retículo endoplasmático. Nessas células, os feixes de filamentos contráteis se cruzam em todas as direções, formando uma rede tridimensional;

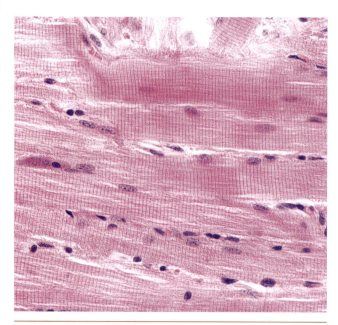

Figura 4.3 Exemplo de tecido muscular estriado esquelético formado por longas células com estriação transversal em seu citoplasma. H&E. Microscopia óptica. Aumento médio. (Cortesia do Professor Paulo Abrahamsohn.)

portanto, não exibem a mesma histoarquitetura encontrada nas células estriadas. O tecido muscular liso é encontrado principalmente em vísceras, como estômago e bexiga urinária, e também em estruturas tubulares como bronquíolos e vasos sanguíneos.

Tecido nervoso

O tecido nervoso forma o sistema nervoso, considerado o sistema mais complexo do organismo. Sua função é receber informações sensoriais do meio externo e do próprio organismo, processar essas informações e formular respostas adaptativas adequadas. Anatomicamente, o sistema nervoso pode ser dividido em sistema nervoso central (SNC), formado pelo encéfalo e pela medula espinal; e sistema nervoso periférico (SNP), composto por gânglios, nervos e terminações nervosas. Do ponto de vista funcional, ambos os sistemas nervosos estão interligados, formando uma rede de comunicação.

O tecido nervoso é constituído basicamente por células e por uma escassa matriz celular (Figura 4.4). Apesar de sua complexidade, é formado por dois tipos principais de células: os neurônios, que são células nervosas capazes de conduzir e transmitir impulso elétrico; e as células da glia, ou neuróglia, que, além de darem suporte estrutural aos neurônios, apresentam outras funções importantes, mas não conduzem ou transmitem impulso elétrico.

Os neurônios apresentam três componentes principais: pericário ou corpo celular, dendritos e axônio. O corpo celular contém o núcleo, a maioria das organelas citoplasmáticas e grandes agrupamentos de retículo endoplasmático rugoso e ribossomos livres, conhecidos como corpúsculos de Nissl. A partir do corpo celular, origina-se quantidade variada de prolongamentos celulares denominados "dendritos" e "axônios". Na maioria dos neurônios, são encontrados vários dendritos – prolongamentos que partem do pericário e se ramificam como galhos de uma árvore, especializados em receber estímulos do meio ambiente, de células epiteliais sensoriais ou de outros neurônios. Normalmente, o axônio consiste em um único prolongamento longo, originado a partir do corpo celular, especializado na condução e transmissão do impulso elétrico do neurônio para outras células (nervosas, musculares e glandulares). A região de comunicação entre o neurônio e as outras células é denominada "sinapse". Apesar de sua morfologia geral, as dimensões e a forma dos neurônios e de seus prolongamentos são muito variáveis.

No SNC, os corpos celulares dos neurônios e seus prolongamentos estão localizados em regiões diferentes. Graças a essa distribuição, duas áreas distintas são reconhecidas macroscopicamente. Os corpos celulares dos neurônios localizam-se na substância cinzenta, enquanto a substância branca apresenta apenas os prolongamentos desses neurônios.

No SNP, agrupamentos de pericários formam estruturas denominadas "gânglios", que estão dispostos ao longo dos nervos. O nervo é um órgão constituído pelos axônios (fibras nervosas) dos neurônios localizados no SNC e nos gânglios, dispostos em feixes paralelos, e também por envoltórios de tecido conjuntivo.

As células da glia correspondem a cerca de 90% das células do SNC, sendo responsáveis por dar suporte estrutural e funcional aos neurônios. Essas células são facilmente distinguíveis dos neurônios por apresentarem tamanho muito menor. Nas células da glia são encontrados: astrócitos, que auxiliam na nutrição dos neurônios, na sustentação e na manutenção da composição iônica e molecular do ambiente extracelular; oligodendrócitos, que formam, ao redor do axônio do neurônio, uma camada isolante denominada "bainha de mielina", a qual aumenta a velocidade de condução do impulso nervoso ao longo do axônio; micróglias, que são células fagocitárias com função de defesa; e células ependimárias, que revestem os ventrículos do cérebro e o canal central da medula espinal.

No SNP, há dois tipos de células não nervosas: células satélites, que são localizadas nos gânglios e circundam os corpos celulares dos neurônios; e células de Schwann, que envolvem todos os axônios do SNP e se enrolam em volta de muitos deles para formar a bainha de mielina.

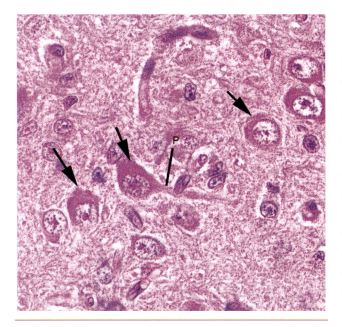

Figura 4.4 Exemplo de tecido nervoso exibindo corpos celulares de neurônios (*setas*) e um prolongamento (P). H&E. Microscopia óptica. Aumento médio. (Cortesia do Professor Paulo Abrahamsohn.)

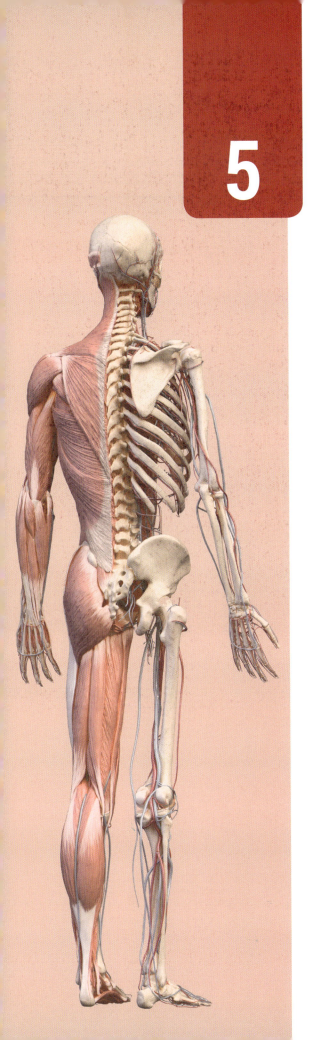

5 Sistema Hematológico

João Gregório Neto

Introdução

O sistema hematológico constitui-se do sangue e da medula óssea. O sangue é responsável pelo transporte de oxigênio, excretas e nutrientes para todo o corpo.

A medula óssea, por sua vez, produz células sanguíneas por meio da hematopoese, as quais são chamadas "eritrócitos, leucócitos e plaquetas" (Figura 5.1).

Eritrócitos. Também são comumente chamados "células vermelhas" ou "hemácias", e contêm a hemoglobina responsável pelo transporte de oxigênio. Têm um ciclo de vida de aproximadamente 120 dias nos indivíduos adultos.

Leucócitos. São comumente chamados "células brancas" e são responsáveis pela imunidade. São classificadas em granulócitos (neutrófilos, eosinófilos e basófilos), que destroem materiais estranhos, e agranulócitos (monócitos e linfócitos), linha de frente na defesa celular.

Plaquetas. São pequenos fragmentos citoplasmáticos cujas funções são: iniciar a contração dos vasos sanguíneos, formar tampões nos vasos lesados e acelerar a coagulação sanguínea.

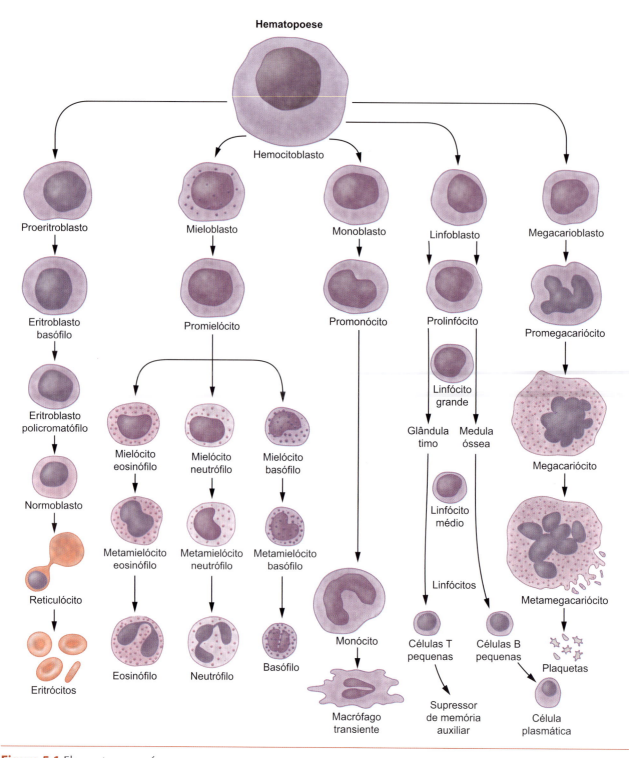

Figura 5.1 Elementos sanguíneos e seus precursores.

Grupos sanguíneos

Grupos ou tipos sanguíneos são determinados pela existência ou não de antígenos ou aglutinogênios na superfície dos eritrócitos. Clinicamente, são mais utilizados os sistemas AB0 e Rh.

No sistema AB0 existem quatro tipos de sangue: A, B, AB e 0. Pessoas do grupo A apresentam aglutinogênio A nas hemácias e aglutinina anti-B no plasma; as do grupo B têm aglutinogênio B nas hemácias e aglutinina anti-A no plasma; as do grupo AB têm aglutinogênios A e B nas hemácias e nenhuma aglutinina no plasma; e pessoas do grupo 0 não apresentam aglutinogênios nas hemácias, mas têm as duas aglutininas, anti-A e anti-B, no plasma.

No sistema Rh, o sangue que apresenta o antígeno Rh é denominado "Rh positivo"; porém, o sangue sem esse antígeno é conhecido por Rh-negativo. Entretanto, anticorpos anti-Rh podem aparecer no sangue de uma pessoa com fator Rh-negativo após a entrada de eritrócitos de um doador Rh positivo.

A determinação do fator Rh, juntamente com a dos antígenos pertencentes ao sistema AB0, é obrigatória antes de qualquer transfusão sanguínea. Observe a compatibilidade dos tipos sanguíneos para doação de sangue no Quadro 5.1.

Quadro 5.1 Compatibilidade sanguínea para doação de sangue.

Tipo sanguíneo	Recebe de	Doa para
A^+	A^+, A^-, 0^+ e 0^-	A^+ e AB^+
A^-	A^- e 0^-	A^+, A^-, AB^+ e AB^-
B^+	B^+, B^-, 0^+ e 0^-	B^+ e AB^+
B^-	B^- e 0^-	B^+, B^-, AB^+ e AB^-
AB^+	A^+, A^-, B^+, B^-, AB^+, AB^-, 0^+ e 0^-	AB^+
AB^-	A^-, B^-, AB^- e 0^-	AB^+ e AB^-
0^+	0^+ e 0^-	A^+, B^+, AB^+ e 0^+
0^-	0^-	A^+, A^-, B^+, B^-, AB^+, AB^-, 0^+ e 0^-

Anatomia aplicada à clínica

Leucemia

A leucemia consiste na proliferação anormal de leucócitos. À medida que essas células anormais se proliferam, os elementos hematopoéticos normais, inclusive os precursores de eritrócitos, leucócitos e plaquetas, são substituídos. Se menos eritrócitos forem produzidos, o paciente apresenta anemia e se queixa de fraqueza e de falta de disposição para realizar suas atividades habituais. Se menos leucócitos forem produzidos (leucopenia), o paciente corre risco aumentado de contrair infecções. Se o número de megacariócitos na medula óssea diminuir (trombocitopenia), o paciente sangra facilmente e apresenta equimoses, mesmo após traumatismos mínimos.

Anemia

A anemia é definida como valor de hemoglobina (Hb) pelo menos dois desvios-padrão abaixo da média para a idade e o sexo (< 13 g/dℓ para homens e < 12 g/dℓ para mulheres) ou redução da contagem de hemácias.

A anemia pode ser atribuída a um de três processos:
1. Diminuição da produção de hemácias.
2. Aumento da destruição das hemácias.
3. Perda de sangue.

Esses processos podem ser subdivididos em suas etiologias, a saber:
1. Perda evidente de sangue, por exemplo, traumatismo e sangramento em órgãos internos.
2. Deficiência de substrato nutricional, por exemplo, ferro, vitamina B_{12} ou folato, ou desnutrição.
3. Doença e/ou inflamação crônica, por exemplo, hepatopatia ou nefropatia crônica, câncer, colagenoses.
4. Doença genética, talassemia, hemoglobinopatias, anemia de Fanconi.
5. Infecções bacterianas, virais e protozoárias. Malária é uma causa infecciosa importante de anemia.
6. Doenças autoimunes.
7. Supressão da medula óssea, primária ou idiossincrática.
8. Exposição a medicamentos e substâncias químicas (mielossupressão).

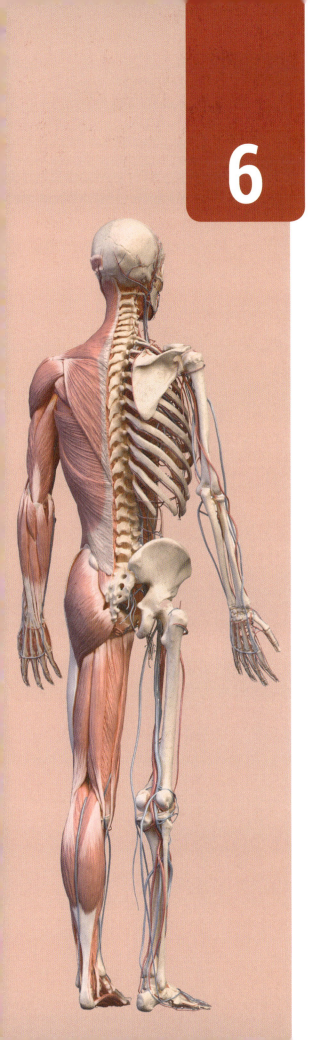

6 Sistema Esquelético

Paulo Ricardo R. Larosa

Introdução

O sistema esquelético é composto por ossos e cartilagens que se interligam para formar a estrutura de um indivíduo. O esqueleto humano é formado por aproximadamente 206 ossos, podendo variar de acordo com a idade, as características individuais e o critério de contagem adotado pelos autores (Figura 6.1).

Classificação morfológica dos ossos

Na classificação morfológica, são usados padrões geométricos, levando em consideração o comprimento, a espessura e a largura dos ossos, conforme descrito a seguir.

Longos. Têm o comprimento maior que a largura e a espessura. Os ossos longos têm duas extremidades, as epífises, sendo uma proximal e outra distal; e uma parte central, a diáfise. No interior da diáfise, encontra-se o canal medular, onde fica armazenada a medula óssea, responsável pela produção de células sanguíneas (hematopoese). Alguns exemplos de ossos longos são: úmero, rádio, fêmur e tíbia (Figura 6.2; ver também Figuras 6.24 a 6.26 e 6.31 mais adiante).

É importante ressaltar que todos os ossos têm medula óssea, mas o canal medular é uma característica somente dos ossos longos. Nos ossos de indivíduos jovens, pode-se observar a existência de um disco de cartilagem entre as epífises e a diáfise – cartilagem epifisial –, que é responsável pelo crescimento dos ossos longos em comprimento.

Alongados. Têm o comprimento maior que a largura e a espessura, mas não têm canal medular. Alguns exemplos são: clavícula e costela (**Figura 6.3**; ver também **Figuras 6.21** e **6.22** mais adiante).
Curtos. Têm largura, comprimento e espessura semelhantes. Alguns exemplos são: ossos carpais (**Figura 6.4**) e tarsais (ver **Figuras 6.27**, **6.32** e **6.33** mais adiante).

Planos (laminares). Têm largura e comprimento semelhantes e maiores que a espessura. Alguns exemplos são: escápula (**Figura 6.5**; ver também **Figura 6.23** mais adiante) e osso parietal.
Irregulares. Apresentam forma geométrica indefinida. Alguns exemplos são: mandíbula e vértebras (**Figura 6.6**; ver também **Figuras 6.13**, **6.17** a **6.19** mais adiante).

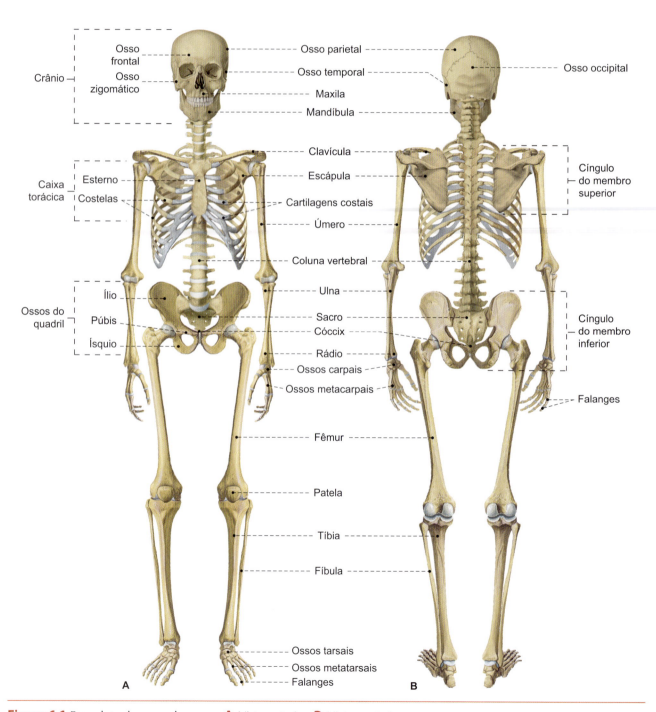

Figura 6.1 Esqueleto do corpo humano. **A.** Vista anterior. **B.** Vista posterior.

Capítulo 6 • Sistema Esquelético   35

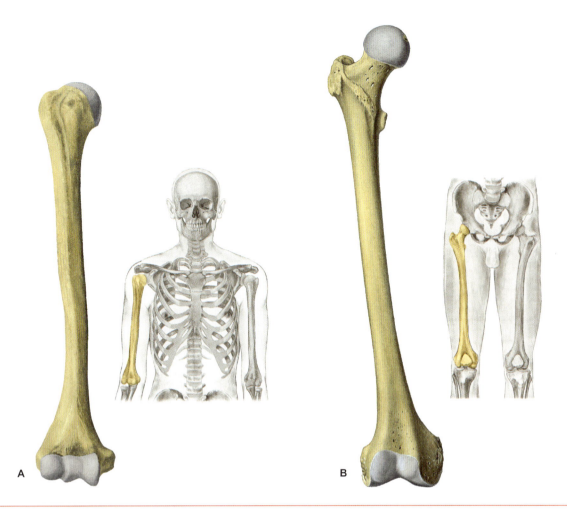

Figura 6.2 Vista anterior do úmero (**A**) e do fêmur (**B**).

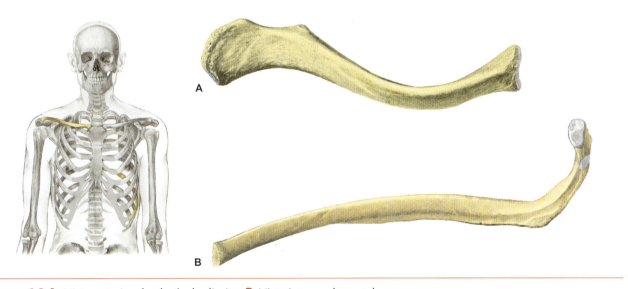

Figura 6.3 A. Vista anterior da clavícula direita. **B.** Vista interna da costela.

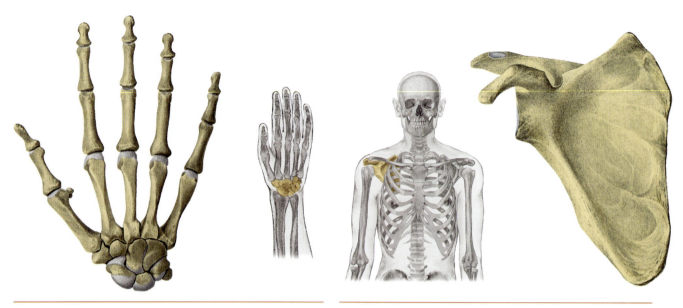

Figura 6.4 Ossos carpais. Vista anterior (dorsal) do esqueleto da mão direita.

Figura 6.5 Vista anterior da escápula.

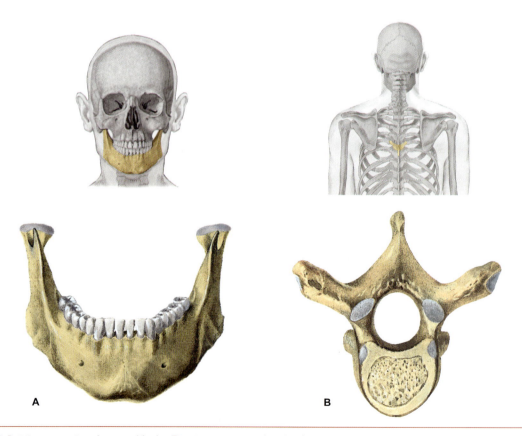

Figura 6.6 A. Vista anterior da mandíbula. **B.** Vista superior da vértebra torácica.

Os ossos listados a seguir apresentam características distintas e, para alguns autores, eles devem ser inseridos na classificação morfológica; porém, aqui, preferimos estudá-los separadamente.

Sesamoides. Desenvolvem-se frente às tensões dos tendões ou entre as articulações. Alguns exemplos são: patela (Figura 6.7; ver também Figura 6.30 mais adiante) e osso hioide (ver Figura 6.14).

Pneumáticos. Apresentam uma cavidade no seu interior denominada "seio", por onde circula ar (Figura 6.8). Alguns exemplos são: frontal, esfenoide, etmoide, temporal e maxila. Nos seres humanos, essas cavidades são revestidas por mucosa e, quando inflamadas, causam as sinusites (inflamação dos seios paranasais).

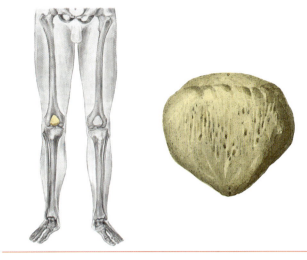

Figura 6.7 Vista anterior da patela.

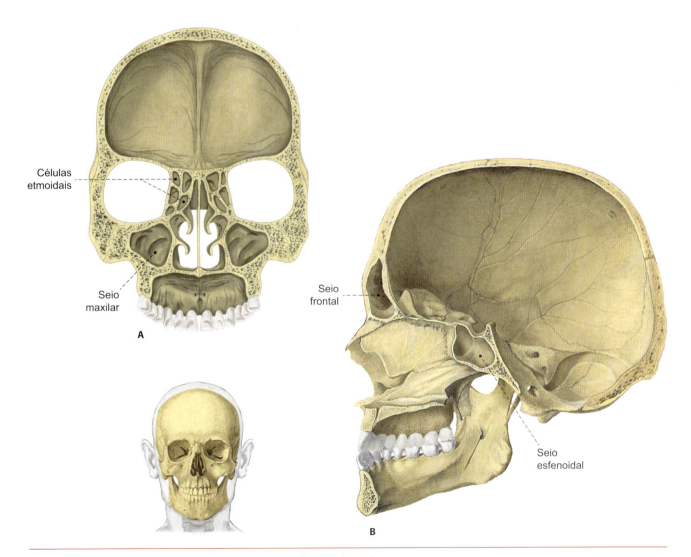

Figura 6.8 Cavidades do crânio. **A.** Vista anterior. **B.** Vista lateral.

Funções dos ossos

As principais funções dos ossos são:
- Proteger os tecidos e órgãos internos
- Sustentar e dar conformação ao corpo
- Proporcionar superfície para fixação de músculos, ligamentos e tendões
- Proporcionar mobilidade e locomoção ao corpo (nessa função, eles atuam com os sistemas articular e muscular, formando o aparelho locomotor)
- Produzir células sanguíneas (hematopoese)
- Armazenar íons (principalmente cálcio e fósforo) e gordura.

Tipos de substância dos ossos

Devido à sua organização celular, o osso pode ser considerado esponjoso, quando apresenta espaços entre suas lamelas internas, ou compacto, quando essas lamelas estão justapostas sem espaços entre elas.

Revestimento dos ossos

O *periósteo* é um tecido conjuntivo fibroso que reveste externamente os ossos. É formado por uma membrana externa fibrosa, que serve para proteção e fixação dos músculos, e uma membrana interna osteogênica, cuja função é possibilitar reparação e crescimento do osso em espessura (Figura 6.9).

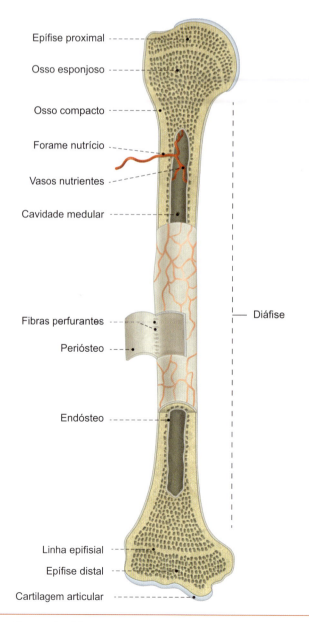

Figura 6.9 Osso longo com o periósteo rebatido.

Ossos do crânio

O crânio (cabeça) é dividido em neurocrânio, formado pelos oito ossos que estão em contato com o encéfalo, e viscerocrânio, formado por 14 ossos relacionados com a face e que não têm contato com o encéfalo. Em neonatos e crianças até 2 anos, os ossos do crânio são separados pelos fontículos (em pediatria, conhecidos como fontanelas) (Figuras 6.10 a 6.13) (ver Capítulo 7, Sistema Articular).

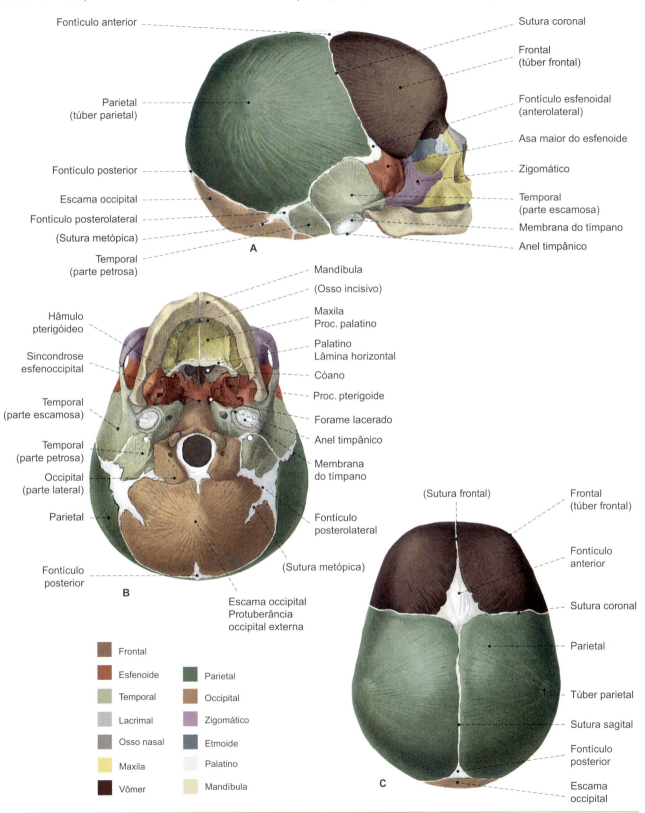

Figura 6.10 Crânio de um recém-nascido. **A.** Norma lateral esquerda. **B.** Norma basilar vista por baixo. **C.** Calvária, norma vertical, vista por cima.

40 Anatomia Humana | Texto e Atlas

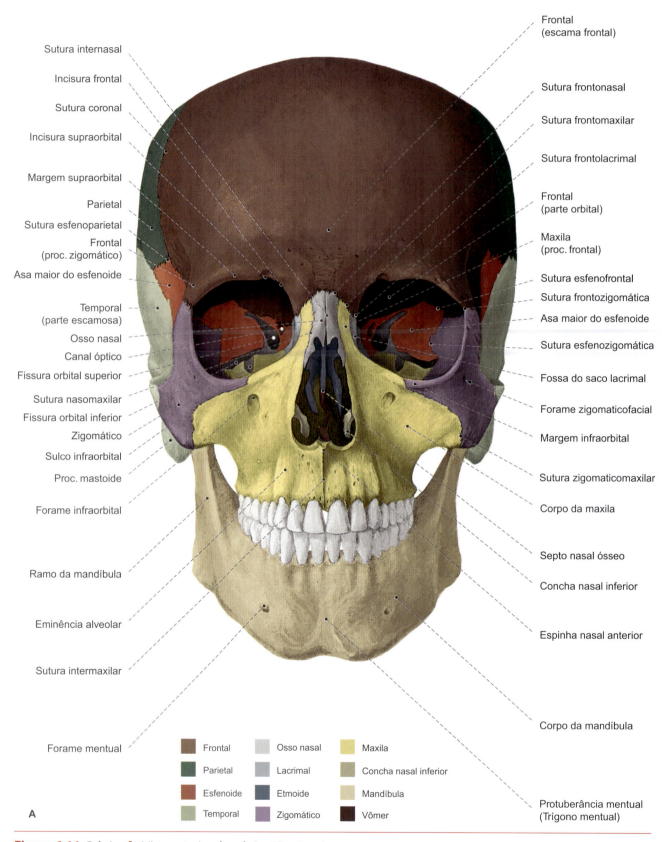

Figura 6.11 Crânio. **A.** Vista anterior do crânio. (*Continua*)

Capítulo 6 • Sistema Esquelético   41

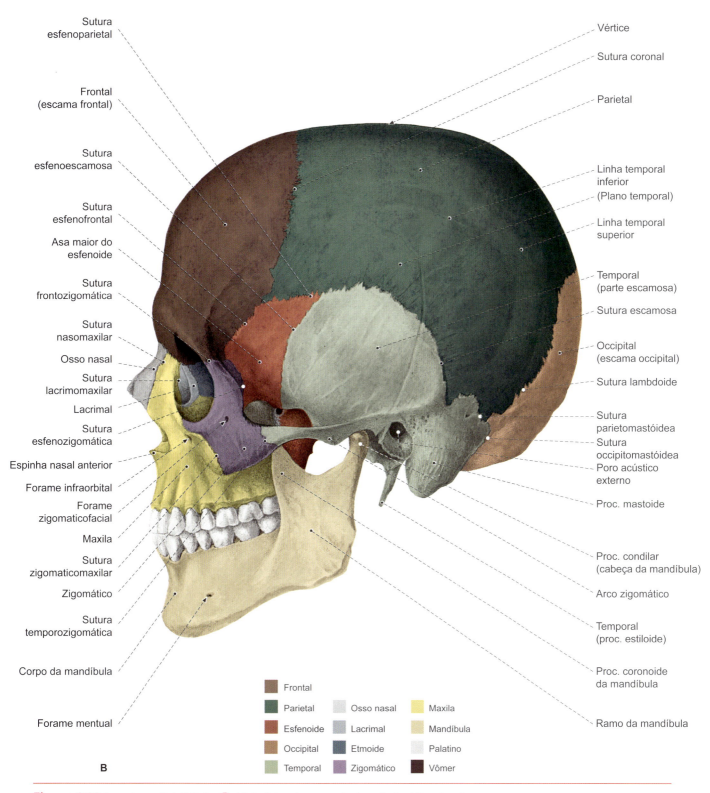

Figura 6.11 (*continuação*) Crânio. **B.** Vista lateral esquerda do crânio. (*Continua*)

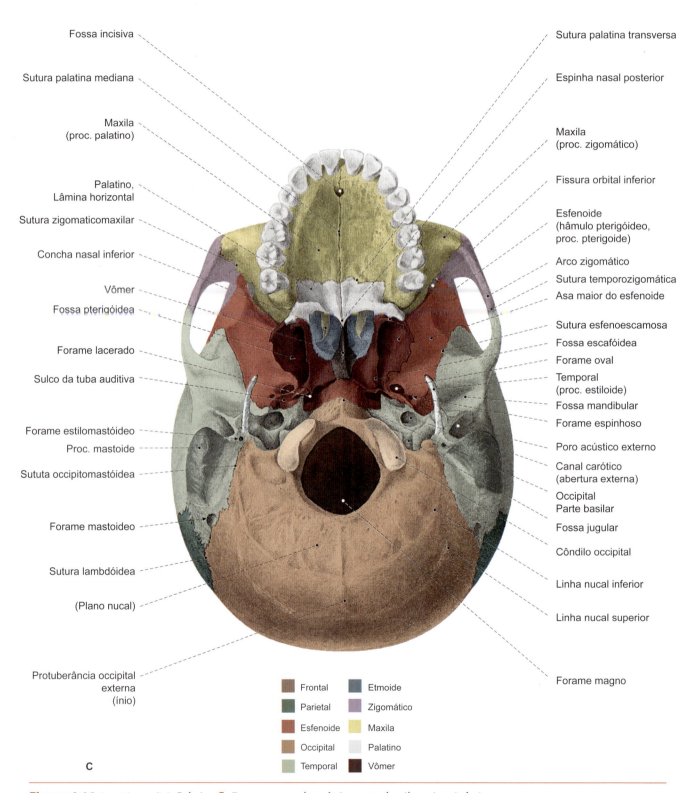

Figura 6.11 *(continuação)* Crânio. **C.** Face externa do crânio; corte basilar, vista inferior.

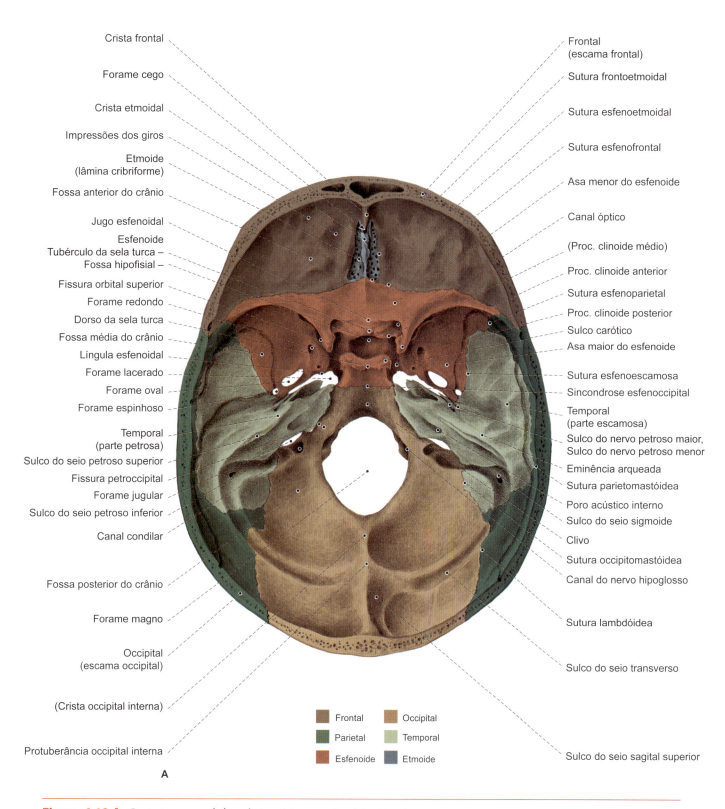

Figura 6.12 A. Corte transversal do crânio, vista superior. (*Continua*)

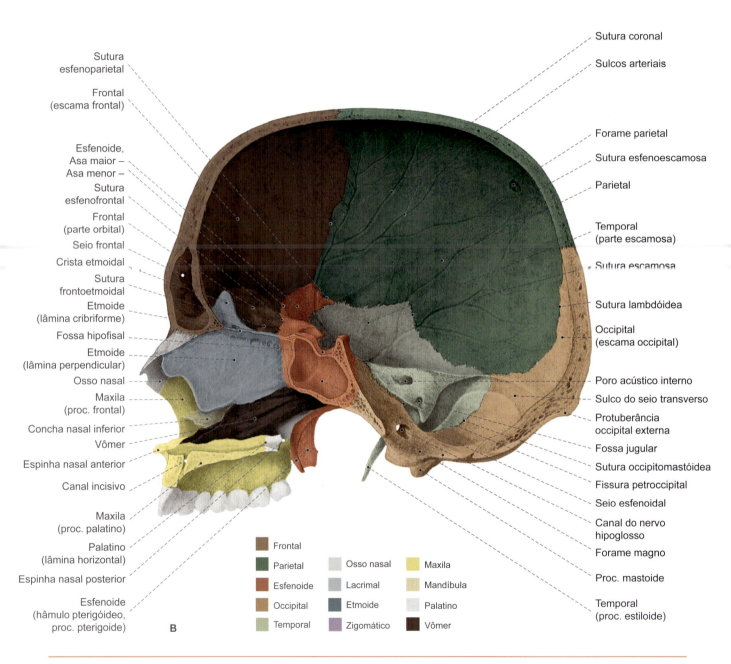

Figura 6.12 (*continuação*) **B.** Vista medial do crânio.

Capítulo 6 • Sistema Esquelético   45

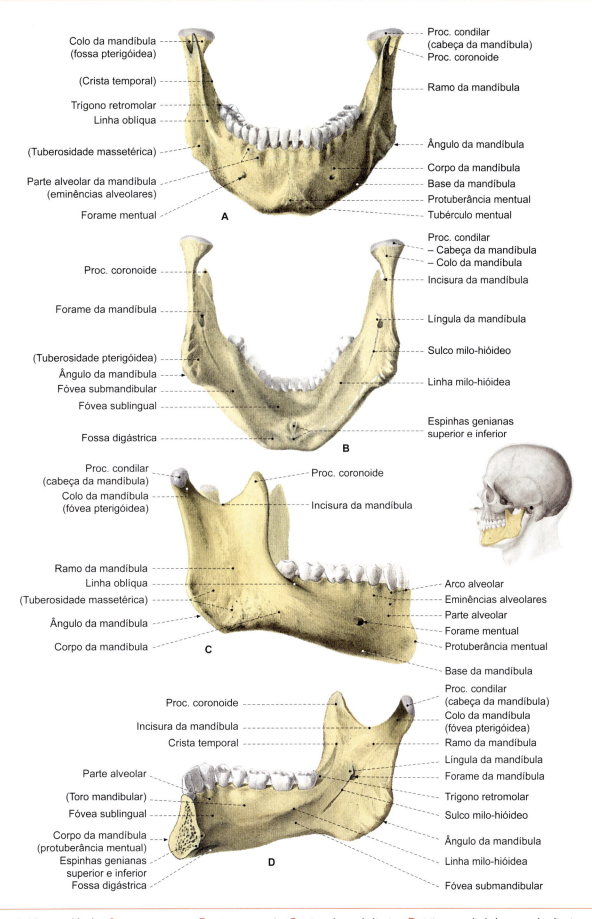

Figura 6.13 Mandíbula. **A.** Vista anterior. **B.** Vista por trás. **C.** Vista lateral direita. **D.** Vista medial da metade direita.

Osso hioide

O osso hioide localiza-se no pescoço, como pode ser observado na Figura 6.14.

Ossos da coluna vertebral

A coluna vertebral é formada por 33 vértebras, divididas em cinco regiões: 7 cervicais, 12 torácicas, 5 lombares, 5 sacrais (osso sacro) e 4 coccígenas (osso cóccix). Pode-se considerar também que ela é formada por 26 ossos, sendo 24 vértebras, o osso sacro e o cóccix (Figuras 6.15 e 6.16).

As vértebras são denominadas de acordo com sua posição, usando-se a letra da inicial da região que ocupa seguida do número de ordem; por exemplo: C I (primeira vértebra cervical), T I (primeira vértebra torácica), L I (primeira vértebra lombar). Algumas vértebras, por apresentarem características próprias, também são denominadas de modo particular, como no caso da C I (atlas), C II (áxis) e C VII (proeminente) (Figuras 6.17 a 6.19).

A coluna vertebral apresenta curvaturas fisiológicas quando observada em uma vista lateral. A curvatura com concavidade para anterior é denominada "lordose", enquanto a curvatura com concavidade para posterior é a "cifose".

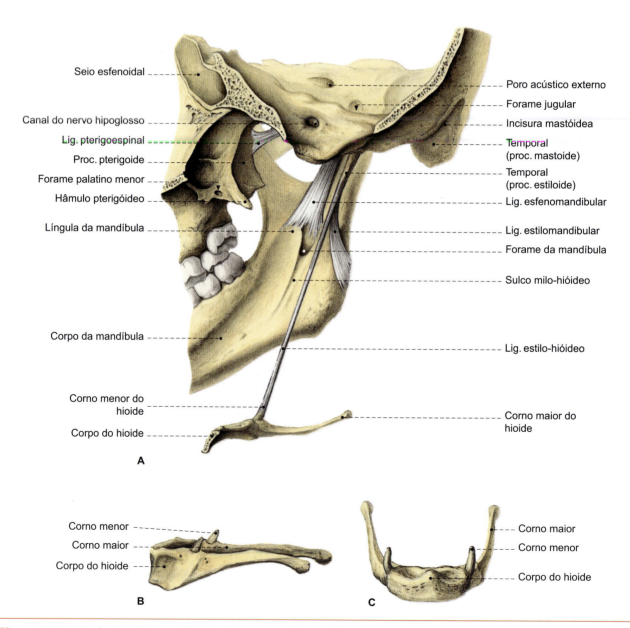

Figura 6.14 Hioide. **A.** Vista medial dos ligamentos da articulação temporomandibular (ATM) direita. **B.** Vista lateral esquerda. **C.** Vista anterior.

Capítulo 6 • Sistema Esquelético   47

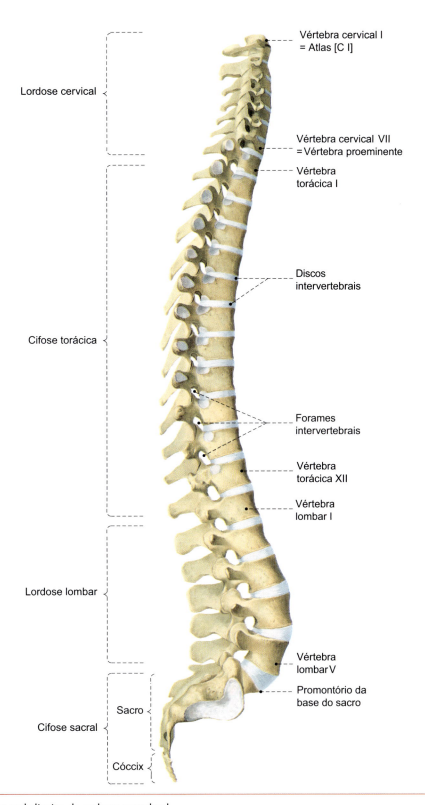

Figura 6.15 Vista lateral direita da coluna vertebral.

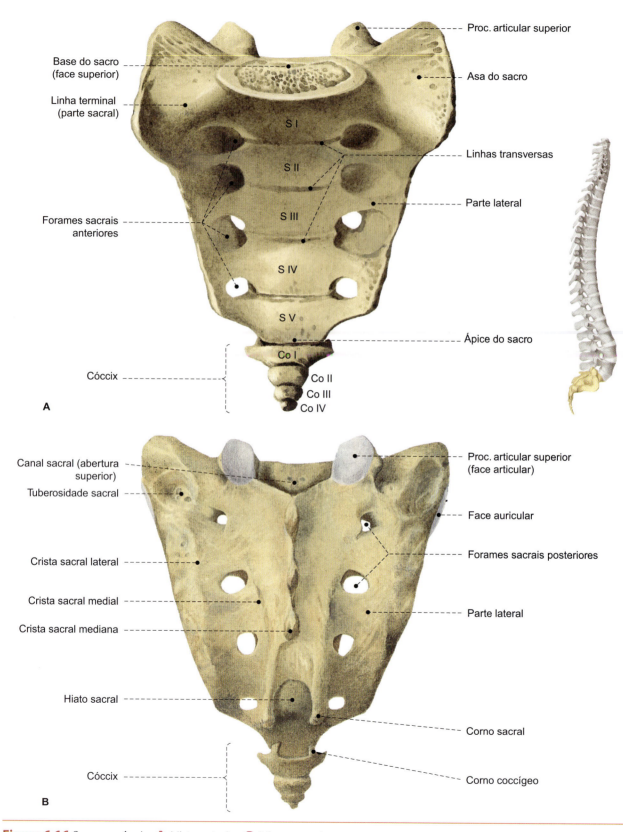

Figura 6.16 Sacro e cóccix. **A.** Vista anterior. **B.** Vista posterior.

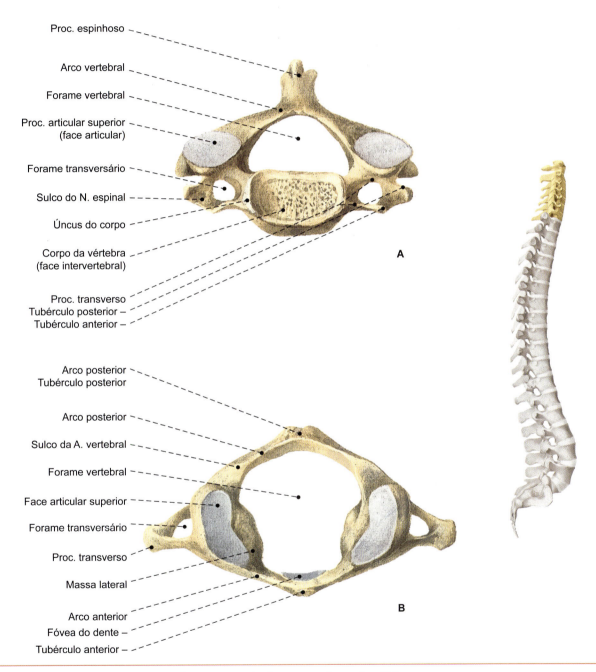

Figura 6.17 A. Vértebra cervical média. **B.** Primeira vértebra cervical ou atlas (C I).

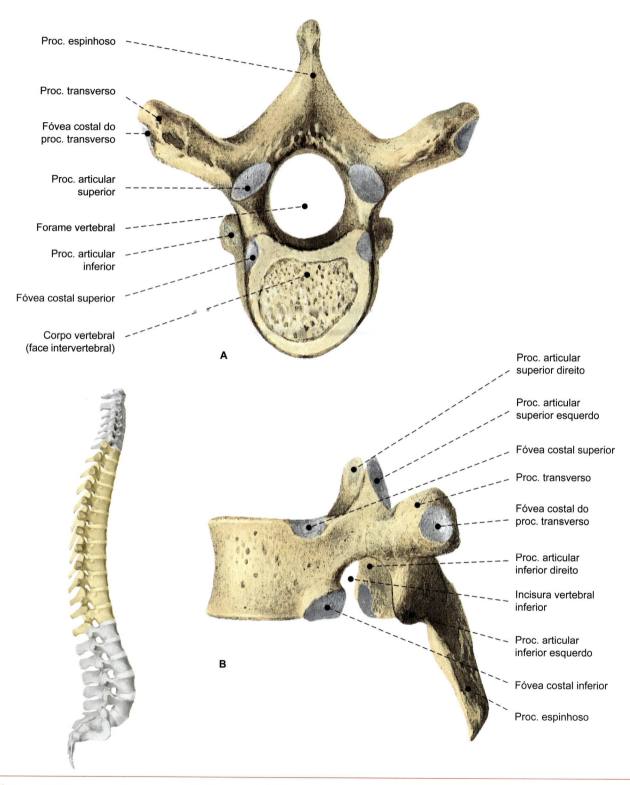

Figura 6.18 Sexta vértebra torácica. **A.** Vista cranial. **B.** Vista lateral esquerda.

Capítulo 6 • Sistema Esquelético 51

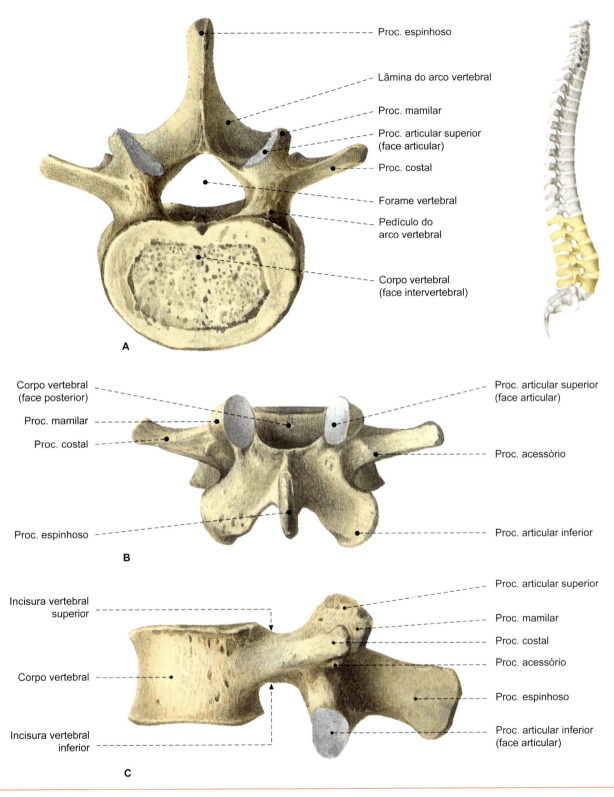

Figura 6.19 Vértebra lombar média. **A.** Vista cranial. **B.** Vista posterior. **C.** Vista lateral esquerda.

Ossos do tórax

O tórax é formado por 12 pares de costelas (sete pares de costelas verdadeiras, que estão diretamente ligadas ao osso esterno por meio de cartilagens próprias; três pares de costelas falsas, que se interligam em uma única cartilagem para articularem-se com o esterno; e dois pares de costelas flutuantes, que não se articulam ao esterno), além do osso esterno, das cartilagens costais e de 12 vértebras torácicas (Figuras 6.20 e 6.21).

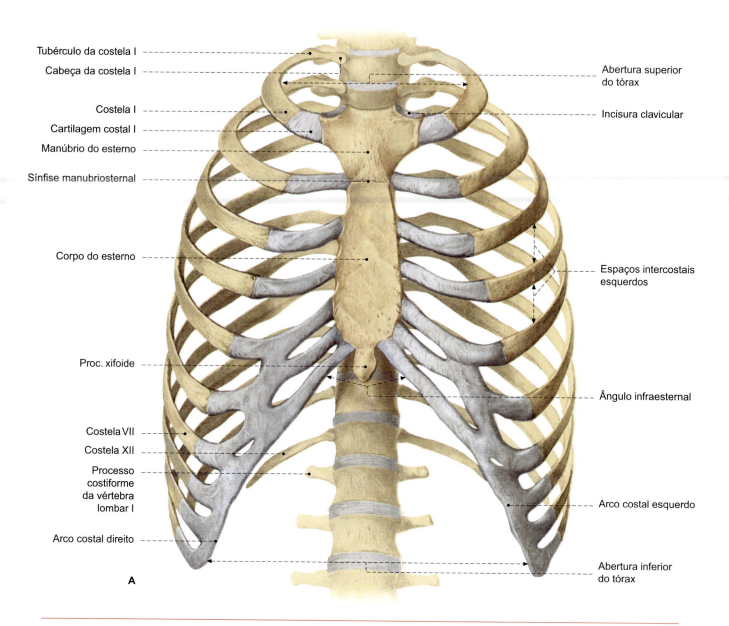

Figura 6.20 Tórax. **A.** Vista anterior. (*Continua*)

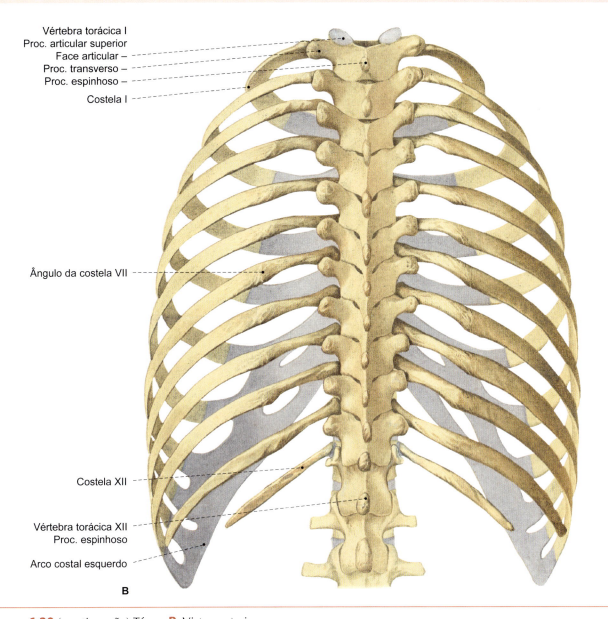

Figura 6.20 (*continuação*) Tórax. **B.** Vista posterior.

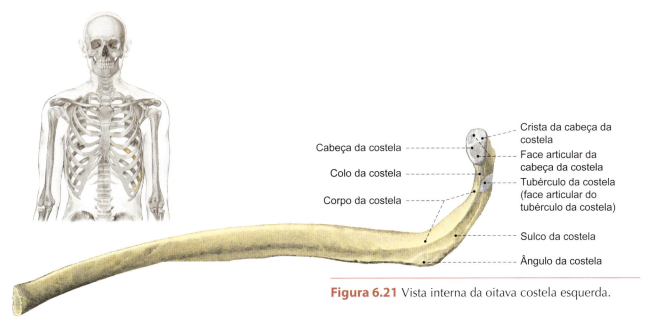

Figura 6.21 Vista interna da oitava costela esquerda.

Ossos dos membros superiores

Os membros superiores são formados por quatro segmentos: cíngulo do membro superior e ossos do braço, do antebraço e da mão, que formam a parte livre. O cíngulo do membro superior liga a parte livre do membro superior ao esqueleto axial e é formado pela clavícula e pela escápula (Figuras 6.22 e 6.23).

Braço. Formado pelo osso úmero (Figura 6.24).

Antebraço. Formado pelos ossos rádio e ulna (Figuras 6.25 e 6.26).

Mão. Formada pelos ossos carpais, metacarpais e falanges (proximal, média e distal). Ressalta-se que o primeiro dedo (polegar) só apresenta as falanges proximal e distal (Figura 6.27).

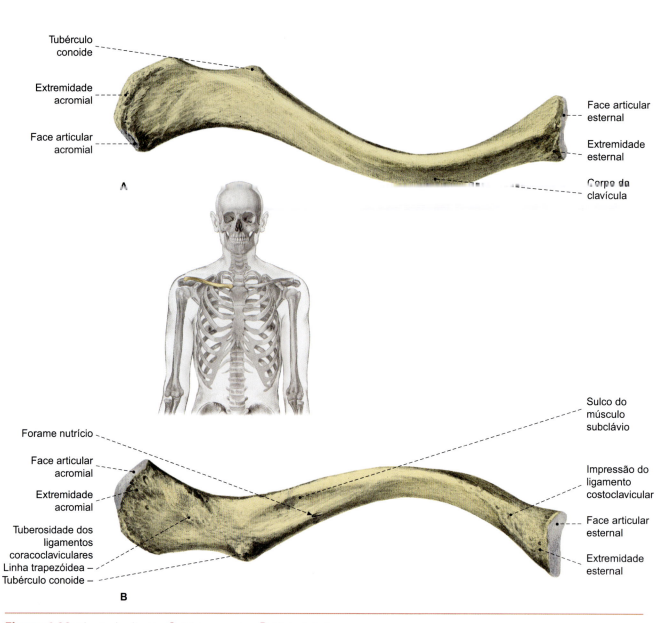

Figura 6.22 Clavícula direita. **A.** Vista superior. **B.** Vista inferior.

Capítulo 6 • Sistema Esquelético 55

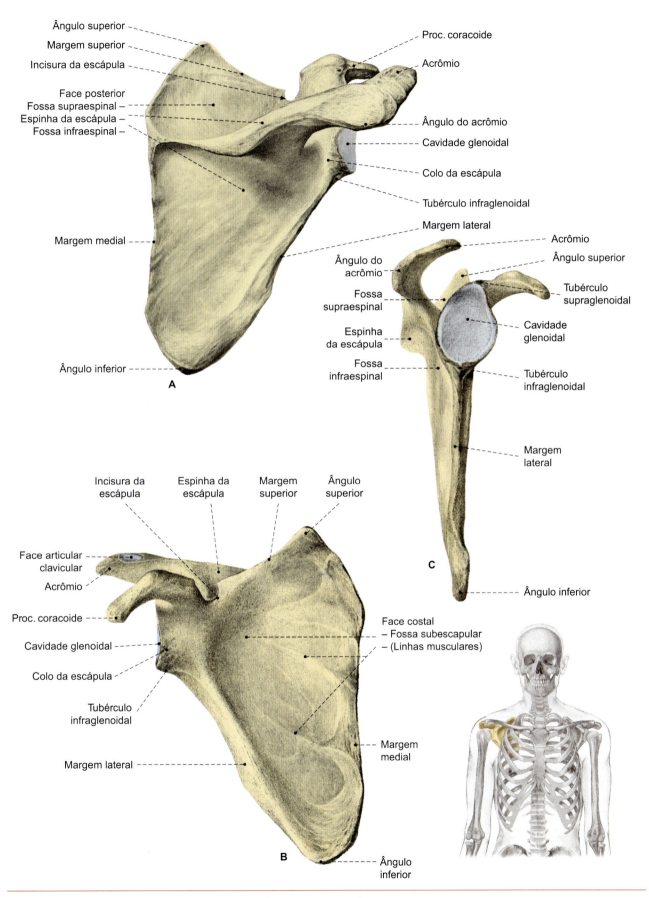

Figura 6.23 Escápula direita. **A.** Vista posterior. **B.** Vista anterior. **C.** Vista lateral.

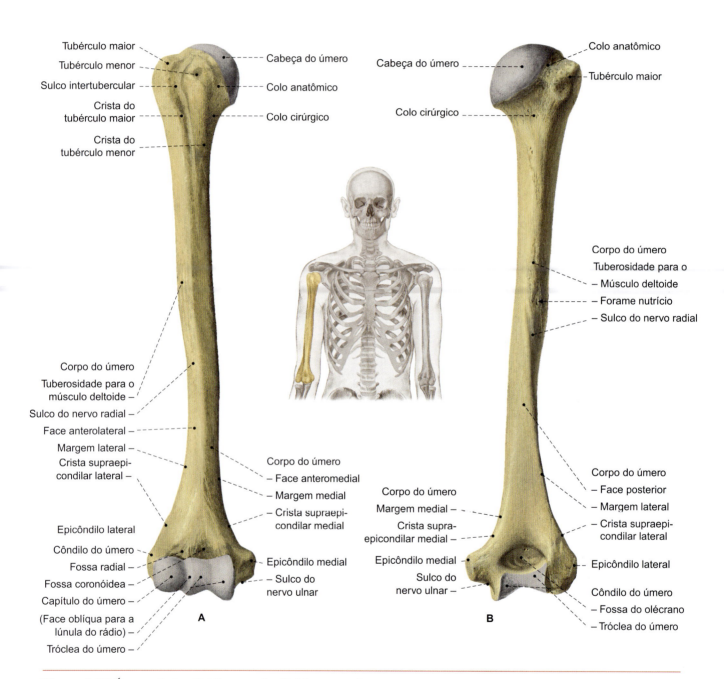

Figura 6.24 Úmero direito. **A.** Vista anterior. **B.** Vista posterior.

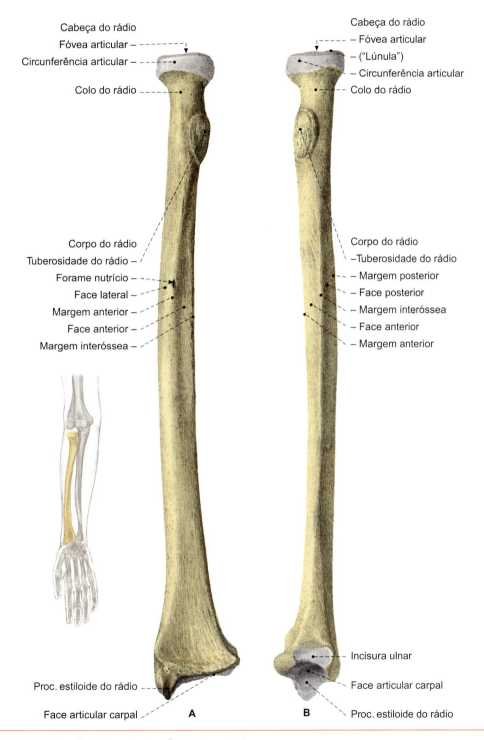

Figura 6.25 Rádio direito. **A.** Vista anterior. **B.** Vista medial.

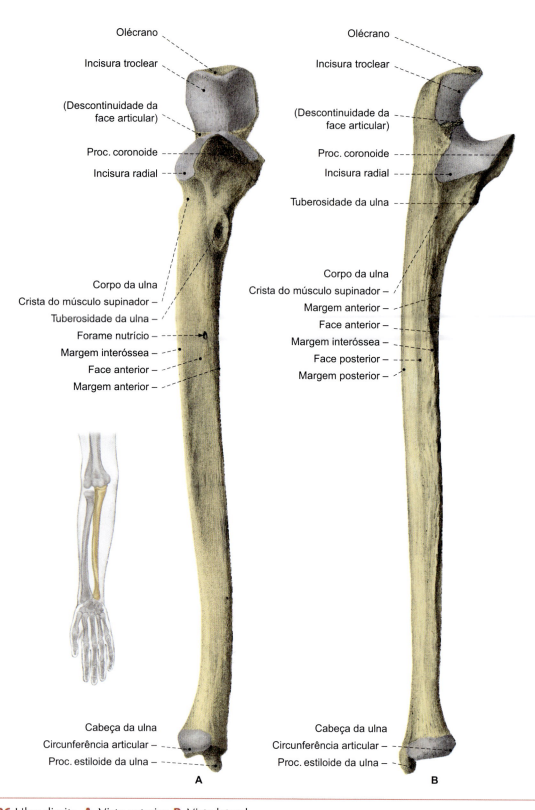

Figura 6.26 Ulna direita. **A.** Vista anterior. **B.** Vista lateral.

Capítulo 6 • Sistema Esquelético

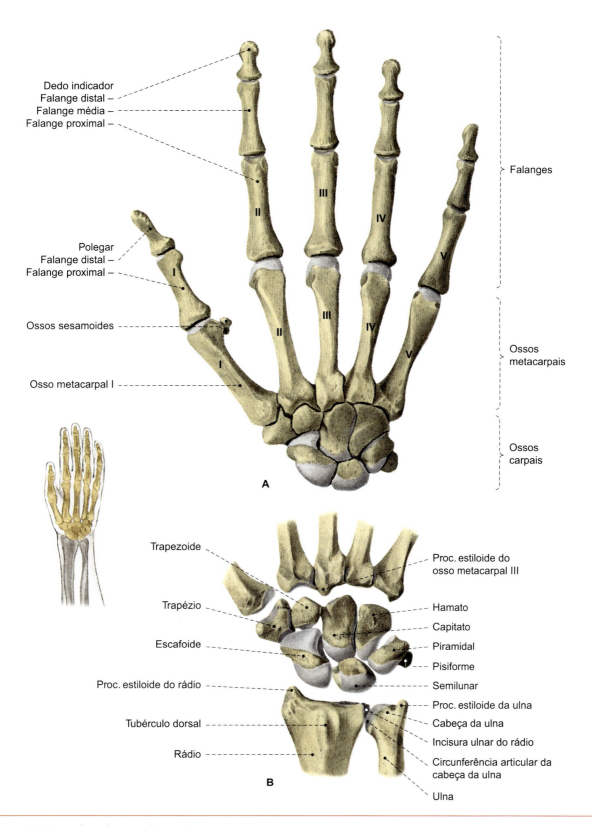

Figura 6.27 Esqueleto da mão direita. **A.** Vista posterior. **B.** Ossos carpais, vista posterior.

Ossos dos membros inferiores

Os membros inferiores são formados por quatro segmentos: cíngulo do membro inferior e ossos da coxa, da perna e do pé, que formam a parte livre.

O cíngulo do membro inferior é composto pelo osso do quadril (ílio, ísquio e púbis) e liga a parte livre ao esqueleto axial. A união dos dois ossos do quadril com o osso sacro e o cóccix forma a pelve (Figura 6.28).

Coxa. Formada pelo osso fêmur (Figura 6.29).
Patela. É um osso sesamoide que se forma na articulação do joelho (Figura 6.30).
Perna. Formada pelos ossos tíbia e fíbula (Figura 6.31).
Pé. Formado pelos ossos tarsais, metatarsais e falanges (proximal, média e distal). Ressalta-se que o primeiro dedo (hálux) só apresenta as falanges proximal e distal (Figuras 6.32 e 6.33).

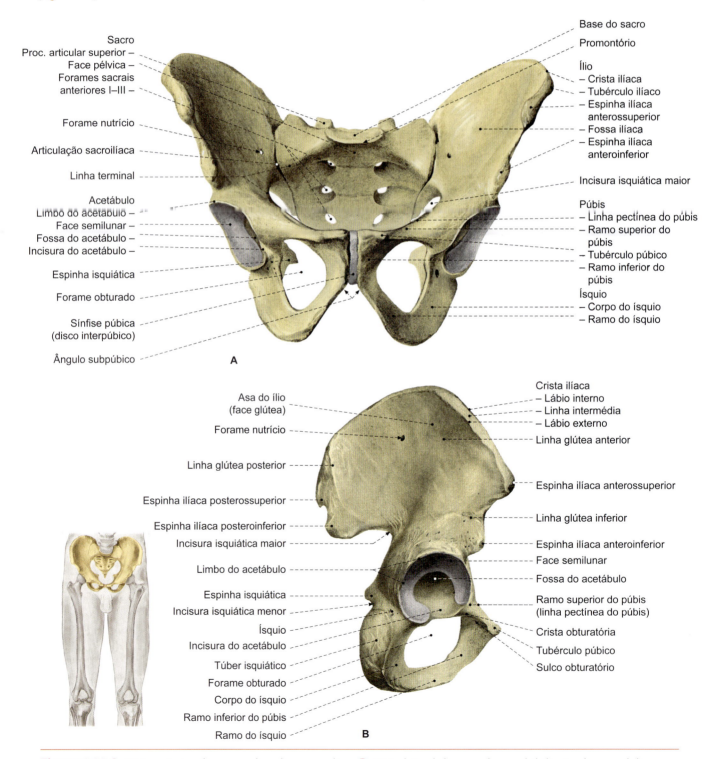

Figura 6.28 A. Vista anterior dos ossos da pelve masculina. **B.** Vista lateral do osso do quadril direito de um adulto.

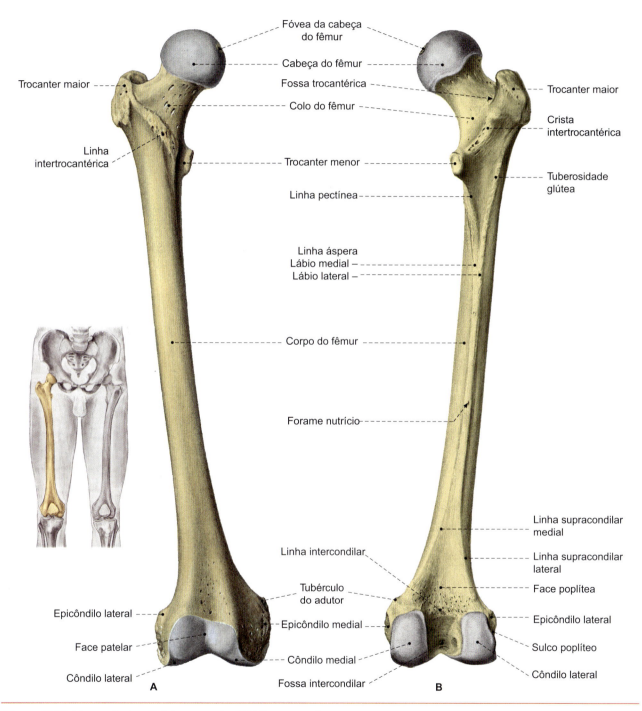

Figura 6.29 Fêmur direito. **A.** Vista anterior. **B.** Vista posterior.

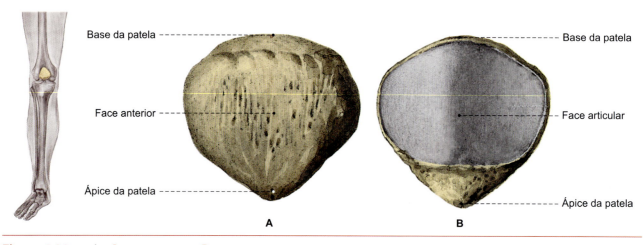

Figura 6.30 Patela. **A.** Vista anterior. **B.** Vista posterior.

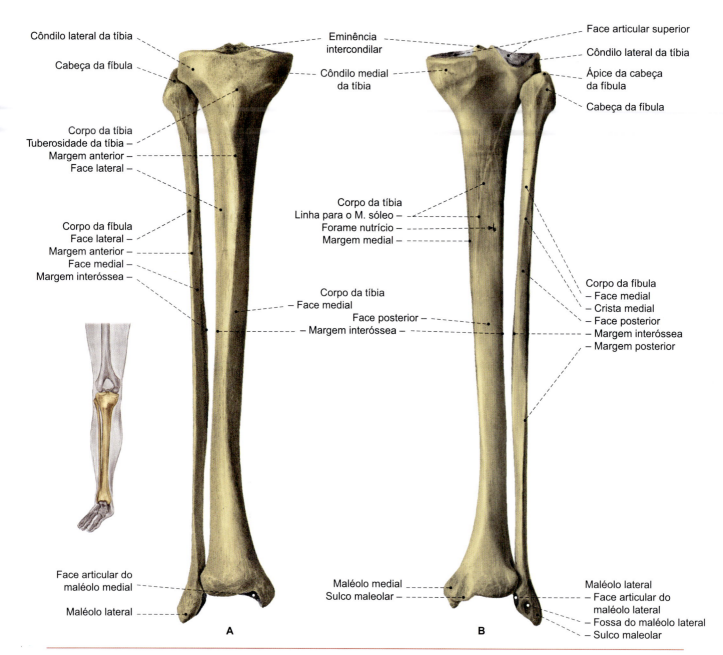

Figura 6.31 Ossos da perna direita. **A.** Vista anterior. **B.** Vista posterior.

Capítulo 6 • Sistema Esquelético 63

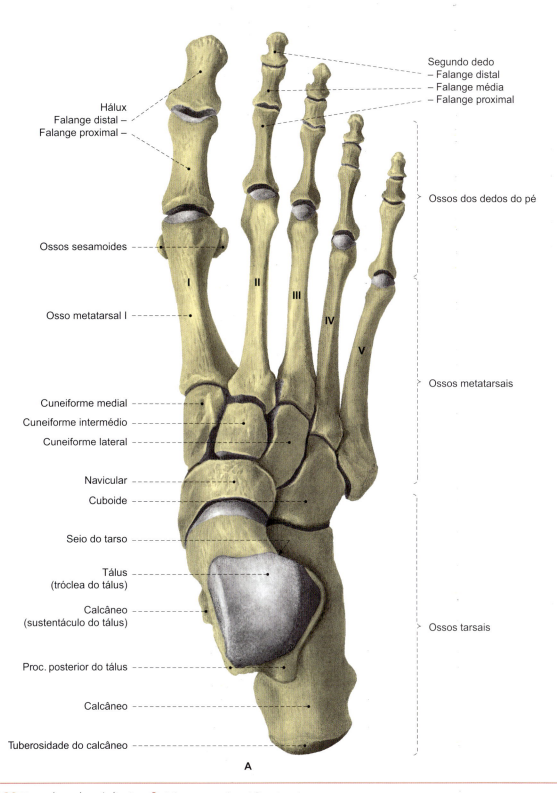

Figura 6.32 Esqueleto do pé direito. **A.** Vista posterior. (*Continua*)

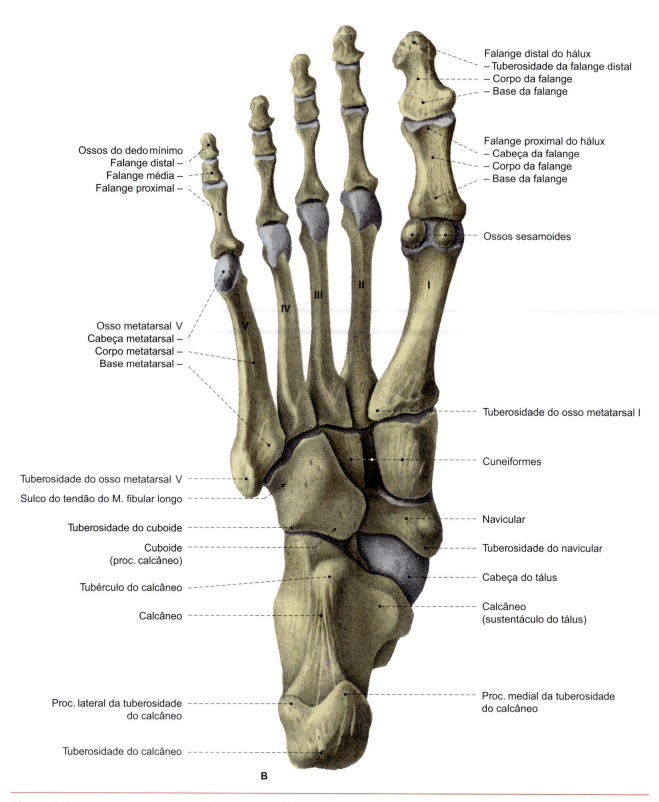

Figura 6.32 (*continuação*) Esqueleto do pé direito. **B.** Vista medial.

Capítulo 6 • Sistema Esquelético 65

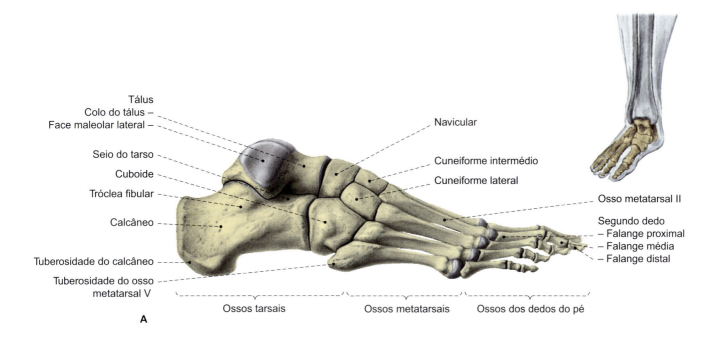

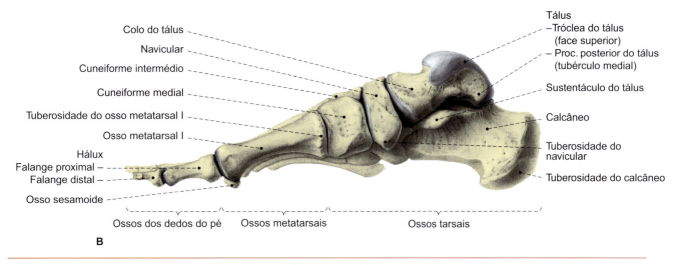

Figura 6.33 Esqueleto do pé direito. **A.** Vista lateral. **B.** Vista medial.

Anatomia aplicada à clínica

Fraturas

A fratura nada mais é do que a perda de continuidade óssea, que pode ser completa ou não. O osso pode ou não ser exposto em decorrência de rompimento da pele sobrejacente.

Existem várias maneiras de classificar as fraturas, por exemplo, fraturas simples (apenas o osso é comprometido), fratura exposta (solução de continuidade na pele e exposição do osso ao meio exterior ou lesão de estruturas adjacentes), fraturas complicadas (quando são comprometidas outras estruturas além dos ossos, como vasos sanguíneos, nervos, músculos) ou segundo o tipo de lesão:

- **Transversa:** a fratura ocorre em um ângulo de 90° em relação ao corpo (diáfise) do osso
- **Oblíqua:** comprometimento da integridade do osso em ângulo oblíquo
- **Em espiral:** a fratura forma espirais em torno do eixo longitudinal do osso
- **Cominutiva:** vários fragmentos ósseos; ossos pequenos como os das mãos e dos pés são muito suscetíveis a esse tipo de fratura
- **Em galho verde:** é um tipo de fratura incompleta, observada com frequência em crianças cujos ossos não estão plenamente desenvolvidos. O osso é "trincado" e um lado dele permanece íntegro. É consequente a maior elasticidade do osso
- **Por estresse:** resultado de esforço repetitivo de determinada região. Foi descrita pela primeira vez em soldados (fratura da marcha), mas, atualmente, ocorre principalmente em atletas corredores, remadores, golfistas e dançarinos
- **Patológica:** ocorre quando a densidade mineral óssea está diminuída, por exemplo, osteoporose (mulheres após a menopausa) ou tumores ósseos
- **Por avulsão:** a epífise de crescimento é o ponto mais frágil do conjunto músculo-tendão-osso; esse tipo de fratura ocorre em crianças.

Osteoporose

É preciso lembrar que o osso é um tecido vivo e em constante crescimento, constituído principalmente por colágeno e cálcio. Na osteoporose ocorre redução da massa e da densidade mineral dos ossos, com consequente redução da resistência óssea, aumentando, assim, o risco de fratura. A osteoporose é a principal causa de fratura em mulheres após a menopausa e em homens mais velhos. Medidas preventivas incluem a manutenção do condicionamento físico, o abandono do tabagismo e uma dieta rica em cálcio e vitamina D.

A osteonecrose tem uma ampla gama de causas e pode ocorrer em quase todos os ossos do corpo. A maioria dos locais acometidos tem um epônimo associado, por exemplo, doença de Legg-Calvé-Perthes (cabeça do fêmur), doença de Sever (epífise do calcâneo), doença de Preiser (escafoide), doença de Kümmell (corpo vertebral). O exame de imagem mais sensível (~95%) para sua detecção é a ressonância magnética.

Doença de Paget

Trata-se de uma condição crônica na qual o processo de remodelagem óssea é acelerado, resultando em alteração da estrutura óssea, deixando-a mais suscetível a complicações como arqueamento ou fraturas.

Osteogênese imperfeita

Trata-se de um grupo heterogêneo de distúrbios genéticos congênitos, não ligados ao sexo, da produção de colágeno do tipo I, envolvendo o tecido conjuntivo e os ossos. Os pacientes apresentam osteoporose, escleras azuladas, fragilidade dentária e perda auditiva. A incidência estimada é 1 em cada 12 a 15 mil nascidos vivos.

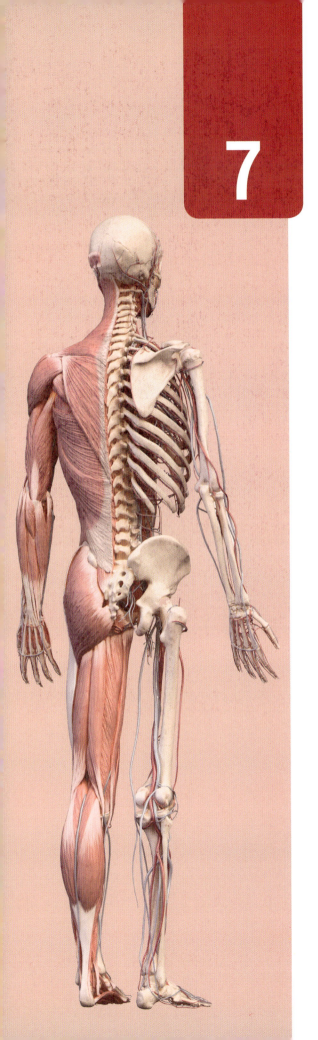

7 Sistema Articular

Paulo Ricardo R. Larosa

Introdução

Articulação é uma união funcional entre diferentes partes rígidas do esqueleto e é classificada em fibrosa, cartilaginosa e sinovial, de acordo com o tipo de tecido interposto entre as áreas de contato (faces articulares). As estruturas rígidas envolvidas em uma articulação podem ser ossos, cartilagens ou dentes.

Articulações fibrosas

As articulações fibrosas compreendem as suturas, as gonfoses e as sindesmoses.

Suturas

São articulações encontradas exclusivamente no crânio e que, no decorrer da vida, sofrem um processo de deposição óssea denominado "sinostose", quando se ossificam por completo (Figura 7.1).

De acordo com seu formato, as suturas podem ser classificadas em: planas, quando seus bordos de encontro são lisos (p. ex., sutura internasal e sutura palatina mediana); escamosas, quando uma face articular se sobrepõe à outra (p. ex., articulação temporoparietal); serráteis, quando seus bordos se apresentam unidos como encaixes de uma serra (p. ex., sutura sagital); e esquindileses, quando seus bordos se unem por meio de um entalhe (p. ex., sutura esfenovomeral). As suturas podem ser observadas no Capítulo 6, Sistema Esquelético; ver Figuras 6.10 a 6.12.

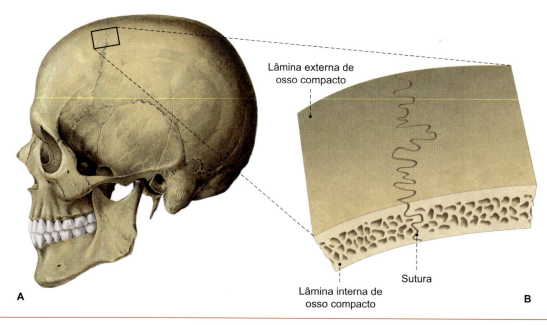

Figura 7.1 A. Vista lateral esquerda do crânio. **B.** Detalhe ampliado da sutura.

No nascimento, os ossos do crânio encontram-se bem separados por tecido fibroso, os fontículos, que são vulgarmente conhecidos como moleiras devido à sua consistência (ver Figura 6.10, no Capítulo 6, Sistema Esquelético). Os fontículos possibilitam o desenvolvimento do crânio e sofrem alguma deformação no momento do parto, facilitando a saída do feto.

Gonfoses

São as articulações dentoalveolares que fixam os dentes aos alvéolos ósseos da maxila e da mandíbula, possibilitando uma pequena mobilidade para a absorção das forças durante a mastigação (Figura 7.2).

Sindesmoses

São articulações de reforço que unem os ossos entre si. São fibrosas e encontram-se fora do crânio, entre o rádio e a ulna (Figura 7.3), por exemplo (chamada "membrana interóssea do antebraço"), ou entre a tíbia e a fíbula (chamada "membrana interóssea da perna").

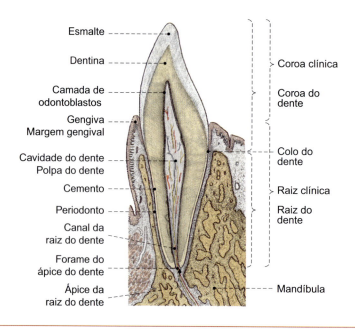

Figura 7.2 Corte sagital esquemático de um dente incisivo inferior *in situ*.

Capítulo 7 • Sistema Articular   69

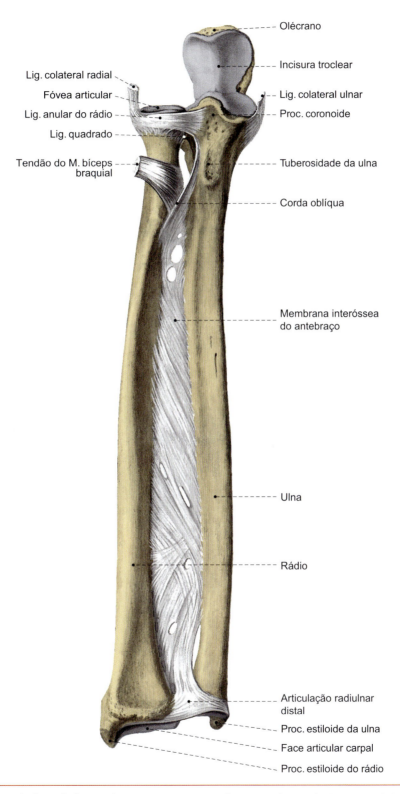

Figura 7.3 Articulação radiulnar do braço direito. Vista anterior dos ossos do antebraço na posição de supinação.

Articulações cartilagíneas

As articulações cartilagíneas compreendem as sínfises e as sincondroses.

Sínfises

As sínfises são articulações que têm um disco de fibrocartilagem entre as faces articulares, como é o caso dos discos interpúbico (Figura 7.4 A) e intervertebrais (Figura 7.4 B).

Sincondroses

As sincondroses são formadas por cartilagem hialina e estão associadas ao crescimento; por isso, são articulações temporárias, como é o caso dos discos epifisiais dos ossos longos (Figura 7.5; ver também Figura 6.9, no Capítulo 6, Sistema Esquelético).

Articulações sinoviais

As articulações sinoviais são as responsáveis pelos amplos movimentos do corpo humano, e a maioria delas apresenta cartilagem hialina sobre as faces articulares. Todas as articulações sinoviais têm os seguintes elementos característicos, também chamados de principais ou obrigatórios: cápsula articular, líquido sinovial (sinóvia) e cavidade articular.

Outros elementos considerados acessórios, também denominados secundários ou não obrigatórios, podem ser encontrados em uma ou outra articulação sinovial, como discos, meniscos, ligamentos e bolsas sinoviais.

Devido à complexidade de seus movimentos, as articulações sinoviais são classificadas de acordo com sua forma e seus eixos de movimentos (ver Capítulo 1, Anatomia) em articulações uniaxiais (monoaxiais), biaxiais, triaxiais e planas.

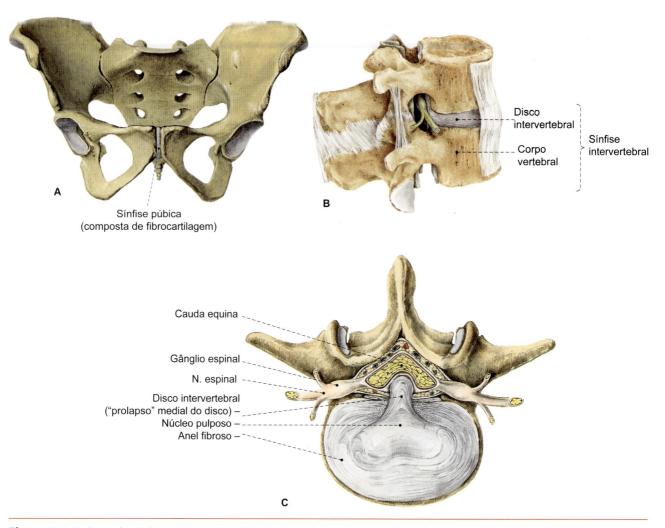

Figura 7.4 Sínfises. **A.** Sínfise púbica; vista anterior da pelve masculina. **B.** Sínfise intervertebral; vista lateral esquerda do segmento motor lombar com nervo espinal. **C.** Vértebra lombar com vista superior do disco intervertebral, com os nervos espinais.

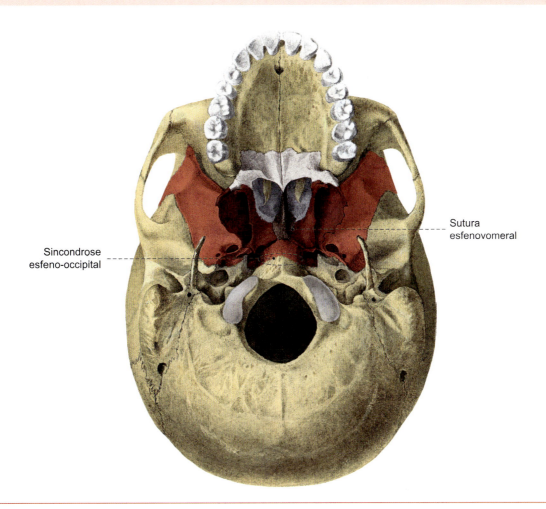

Figura 7.5 Sincondrose; vista inferior do crânio.

Cápsula articular. A cápsula articular é um tecido conjuntivo que reveste externamente toda a articulação. É formada por uma membrana externa, fibrosa, que serve como proteção e meio de união para a articulação; e uma membrana interna, sinovial, que produz um filtrado linfoplasmocitário do sangue, denominado "líquido sinovial".

Líquido sinovial. O líquido sinovial é de fundamental importância para as articulações sinoviais, pois serve para lubrificação, nutrição e defesa da articulação. Ele fica restrito à cavidade sinovial, formada pela cápsula articular.

Cavidade articular. A cavidade articular é o espaço encontrado entre a cápsula articular e as estruturas ósseas e se encontra ocupada pelo líquido sinovial.

Discos. Os discos são estruturas de fibrocartilagem que se interpõem às faces articulares, servindo como amortecedores de impacto e conferindo maior adaptação às faces articulares. Pode-se observar o disco articular nas articulações temporomandibular e esternoclavicular, dentre outras. Na articulação do joelho, encontra-se o menisco com essas mesmas características; porém, ele apresenta a forma de meia-lua.

Ligamentos. Os ligamentos são estruturas fibrosas que servem para unir as faces articulares, impedindo movimentos indesejados dessas superfícies. Eles podem ser intracapsulares, se estiverem dentro da cápsula articular, como no caso dos ligamentos cruzados do joelho; podem ser extracapsulares, se estiverem fora da cápsula, como os ligamentos colaterais do joelho; ou, ainda, podem estar localizados sobre a própria cápsula articular, sendo denominados capsulares, como no caso dos ligamentos poplíteos do joelho (**Figuras 7.6** e **7.7**).

Bolsas sinoviais. As bolsas sinoviais são pequenos sacos de tecido sinovial localizados entre tendões e ossos, tendões e articulações, ou pele e ossos, cujo objetivo é diminuir o atrito entre essas superfícies. A inflamação dessas bolsas é conhecida como bursite.

Articulações uniaxiais (monoaxiais)

São aquelas que trabalham em torno de um único eixo de movimento. De acordo com sua forma, essas articulações são do tipo:
- **Gínglimo:** articulação em forma de dobradiça
- **Trocoidea:** encaixe de uma estrutura cilíndrica em uma depressão (incisura) óssea.

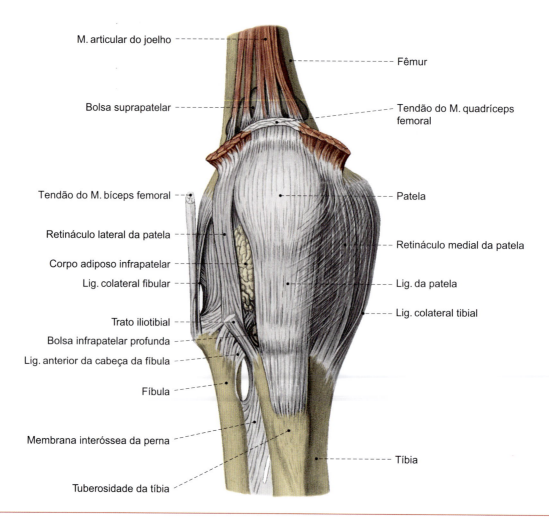

Figura 7.6 Vista anterior da articulação do joelho direito.

Articulações biaxiais

São aquelas que trabalham em torno de dois eixos de movimento. De acordo com sua forma, podem ser:

- **Elipsoideas:** encaixe de uma estrutura côncava em outra convexa
- **Selares:** encaixe de uma estrutura de forma côncava e convexa em outra estrutura convexa e côncava, respectivamente. A única típica do corpo com essa característica é a articulação carpometacarpo do polegar
- **Bicondilares:** encaixe de duas estruturas côncavas em outras duas convexas. São semelhantes às elipsoides, mas têm dois pontos de contato distintos.

Articulações triaxiais

São aquelas que trabalham em torno de três eixos de movimento. De acordo com sua forma, são esferoides, com encaixe de uma estrutura esférica em uma fossa ou cavidade óssea.

Capítulo 7 • Sistema Articular 73

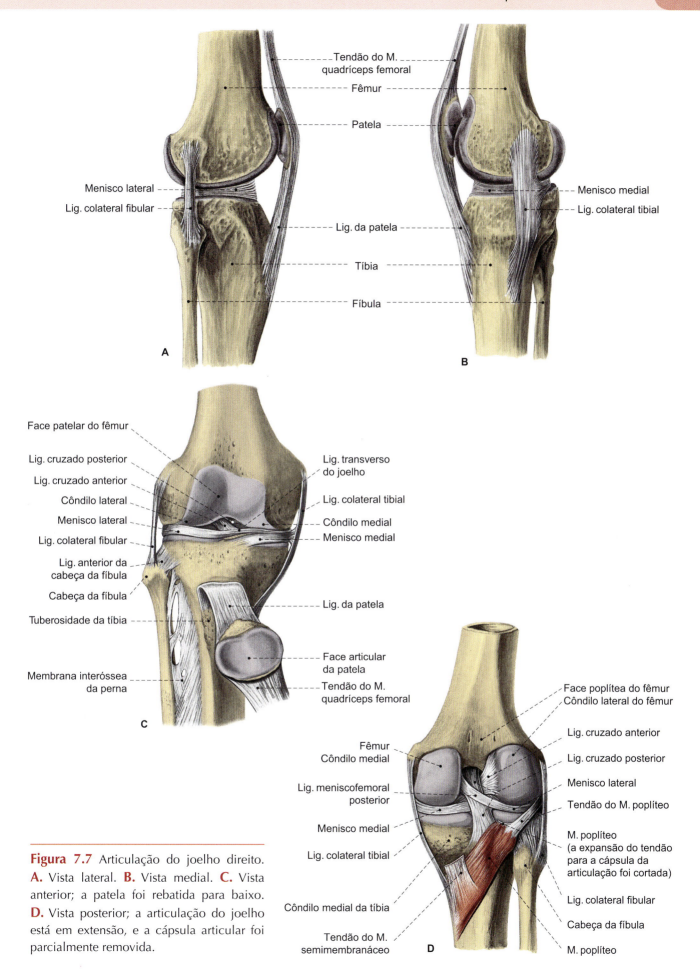

Figura 7.7 Articulação do joelho direito. **A.** Vista lateral. **B.** Vista medial. **C.** Vista anterior; a patela foi rebatida para baixo. **D.** Vista posterior; a articulação do joelho está em extensão, e a cápsula articular foi parcialmente removida.

Articulações planas

São aquelas que têm estruturas planas ou levemente curvadas em contato com outra semelhante. Atuam por deslizamento e, portanto, não têm um eixo de movimento, podendo ser classificadas como articulações não axiais.

Importantes articulações sinoviais do corpo humano e sua classificação

As articulações sinoviais (Figuras 7.8 a 7.29) que merecem destaque são:

- **Articulação temporomandibular (ATM):** muito estudada e controversa. Pode ser classificada como bicondilar e biaxial, mas alguns a classificam como triaxial
- **Articulação atlantoccipital:** bicondilar e biaxial
- **Articulação atlas e dente do áxis:** trocoide e monoaxial
- **Articulação intervertebral** (entre os processos articulares das vértebras): plana e não axial
- **Articulação costovertebral:** plana e não axial
- **Articulação esternoclavicular:** plana e não axial
- **Articulação acromioclavicular:** plana e não axial
- **Articulação do ombro** (úmero e escápula): esferoide e triaxial
- **Articulação do cotovelo** (umeroulnar): gínglimo e uniaxial
- **Articulação do cotovelo** (umerorradial): trocoide e uniaxial
- **Articulações radiulnar proximal e distal:** trocoides e monoaxiais
- **Articulação radiocarpal:** condilar e biaxial
- **Articulações intercarpais:** planas e não axiais
- **Articulação carpometacarpal do polegar:** selar e biaxial
- **Articulações carpometacarpais do 2º ao 5º dedo:** condilares e biaxiais
- **Articulações interfalângicas:** gínglimos e uniaxiais
- **Articulação sacroilíaca:** plana e não axial
- **Articulação do quadril** (cabeça do fêmur e fossa do acetábulo): esferoide e triaxial
- **Articulação do joelho** (tíbia e fêmur): muito complexa e discutida. É bicondilar e biaxial
- **Articulação tibiofibular proximal:** plana e não axial
- **Articulação talocrural:** gínglimo e uniaxial
- **Articulação talocalcaneonavicular:** esferoide e triaxial
- **Articulações intertarsais:** planas e não axiais
- **Articulações metatarsofalângicas:** planas e não axiais.

Capítulo 7 • Sistema Articular 75

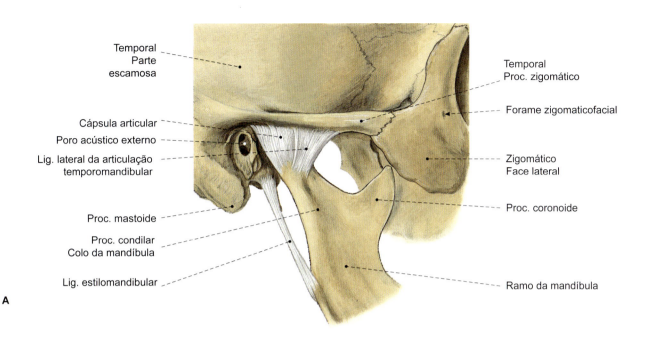

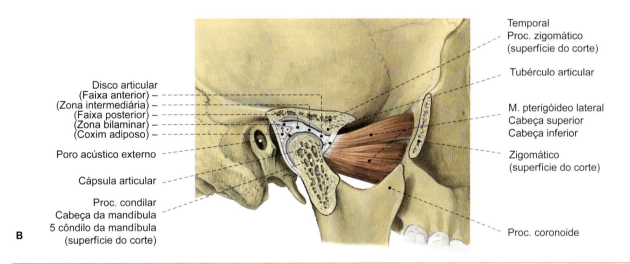

Figura 7.8 Articulação temporomandibular. Vista lateral direita. **A.** Cápsula e ligamentos da articulação temporomandibular (80%). **B.** Corte sagital (120%) quando a boca está fechada. Elementos internos da articulação.

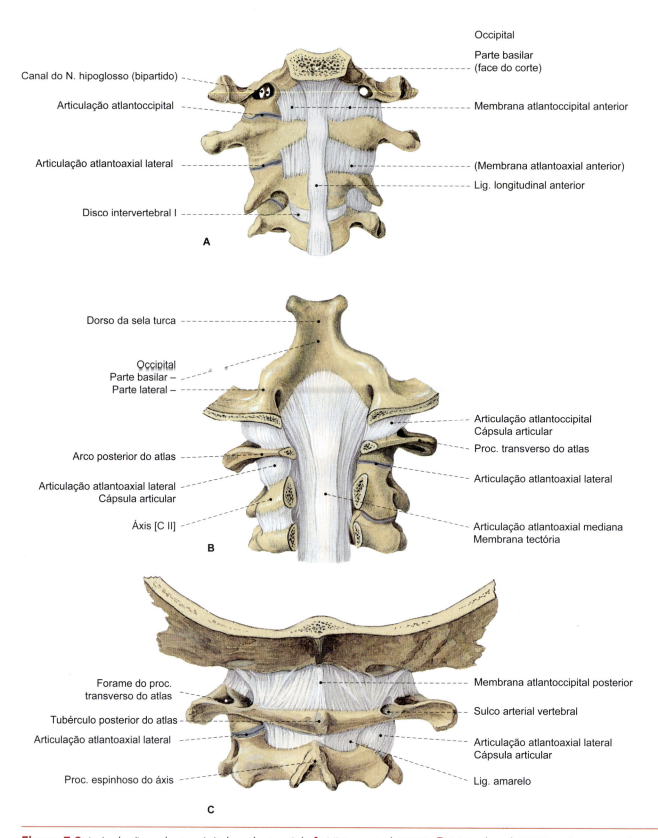

Figura 7.9 Articulações atlantoccipital e atlantoaxial. **A.** Vista ventral (90%). **B.** Vista dorsal (90%) após a remoção das partes posteriores do osso occipital e arcos das vértebras cervicais superiores. O canal vertebral está aberto. **C.** Vista dorsal com os arcos vertebrais no lugar (110%).

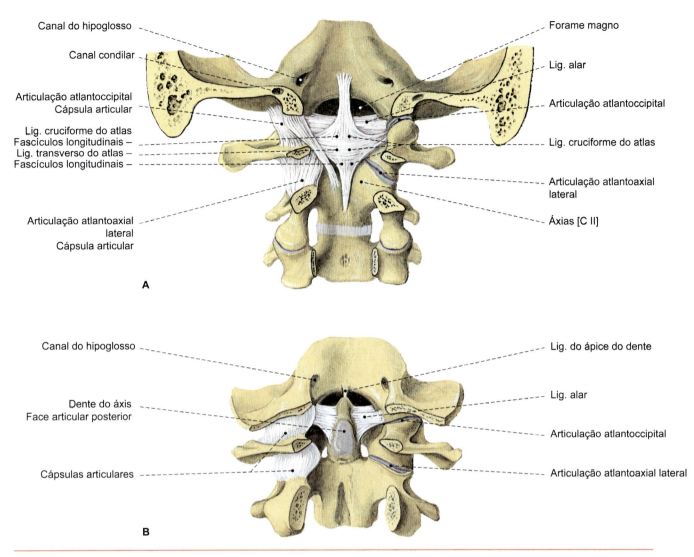

Figura 7.10 Articulações atlantoccipital e atlantoaxial (100%). **A.** Vista dorsal após a remoção das partes posteriores do occipital e arcos das vértebras cervicais superiores. O canal vertebral está aberto. **B.** Vista dorsal após remoção adicional do ligamento cruciforme do atlas.

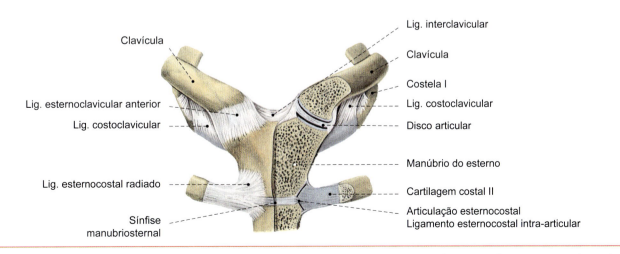

Figura 7.11 Esterno e articulações. Articulações esternoclaviculares (70%), vista ventral. As articulações esternoclavicular e esternocostal foram expostas por um corte frontal no lado esquerdo do corpo.

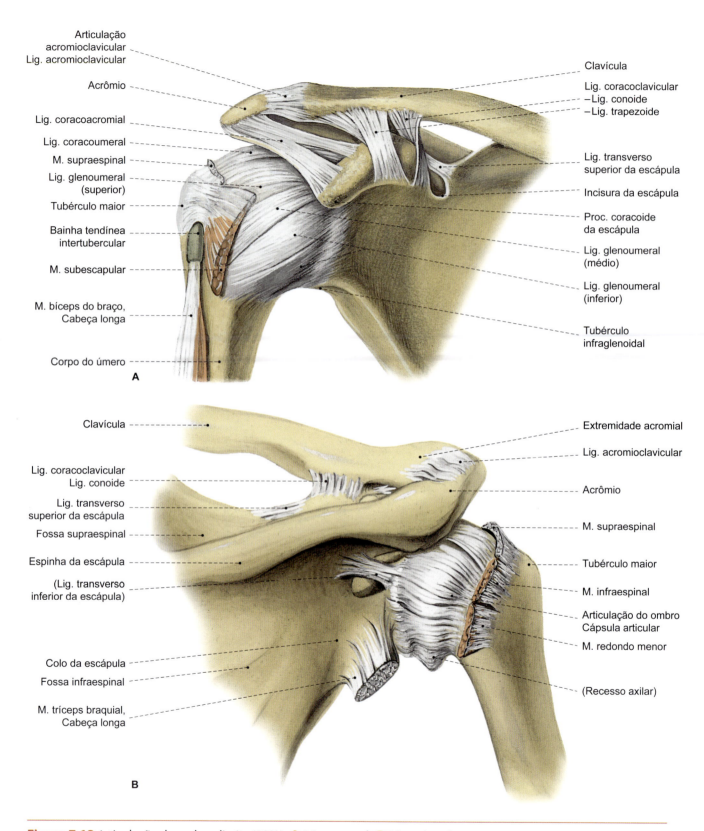

Figura 7.12 Articulação do ombro direito (80%). **A.** Vista ventral. **B.** Vista dorsal.

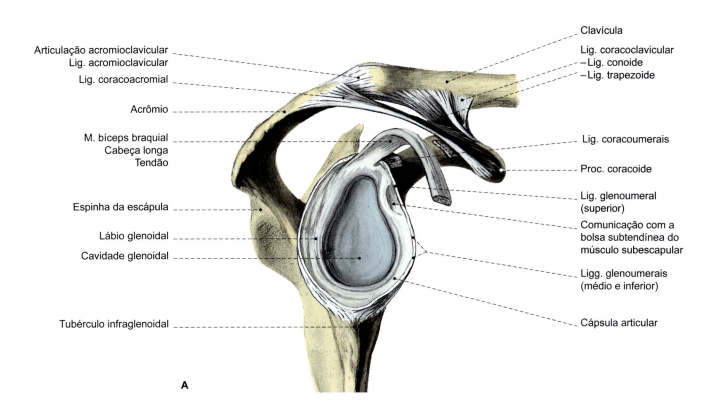
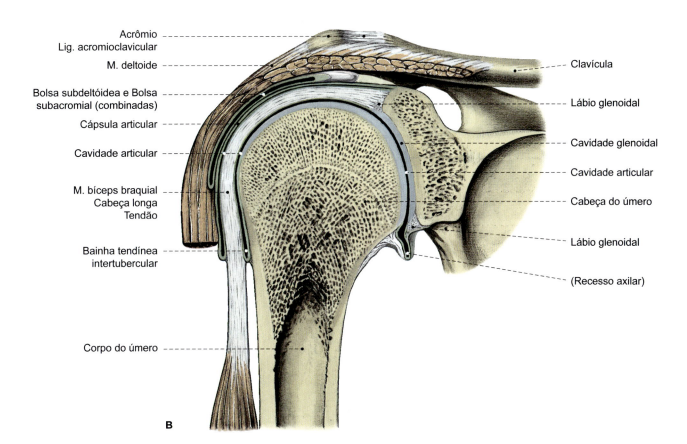

Figura 7.13 Articulação do ombro direito (100%). **A.** Cavidade da articulação do ombro e ligamentos supra-articulares, vista lateral. **B.** Corte frontal, vista ventral.

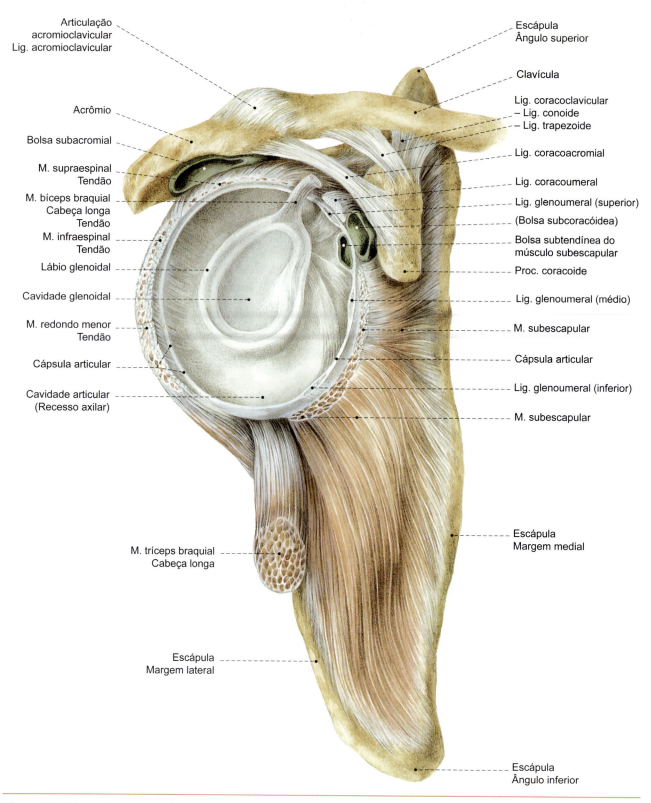

Figura 7.14 Articulação do ombro direito (100%). Articulação do ombro e cápsula articular com ligamentos e músculos adjacentes (manguito rotador), vista lateral.

Capítulo 7 • Sistema Articular   81

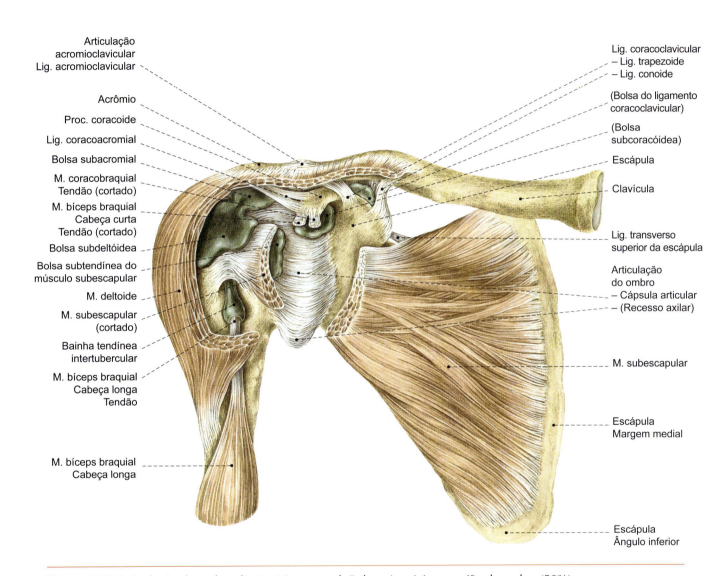

Figura 7.15 Articulação do ombro direito. Vista ventral. Bolsas sinoviais na região do ombro (50%).

82 Anatomia Humana | Texto e Atlas

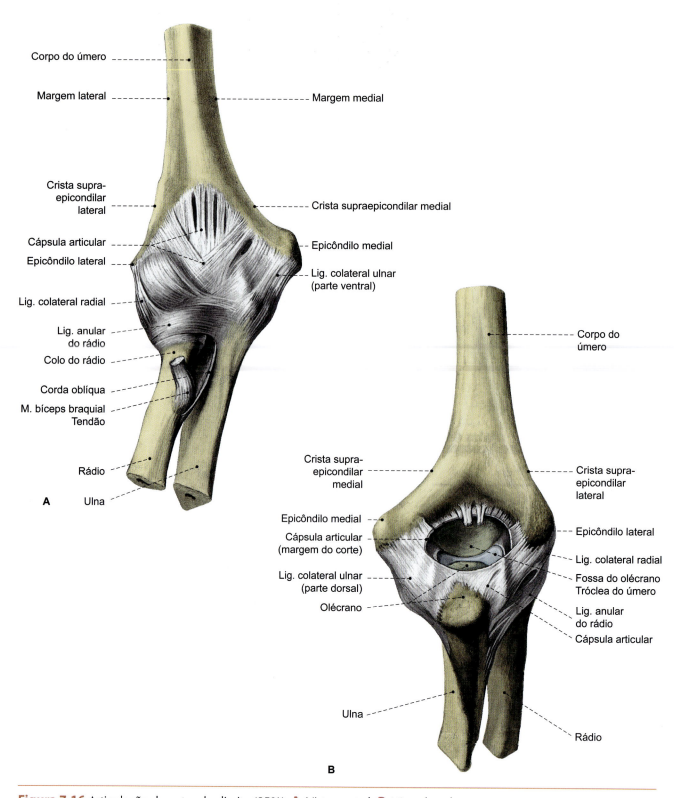

Figura 7.16 Articulação do cotovelo direito (85%). **A.** Vista ventral. **B.** Vista dorsal.

Capítulo 7 • Sistema Articular 83

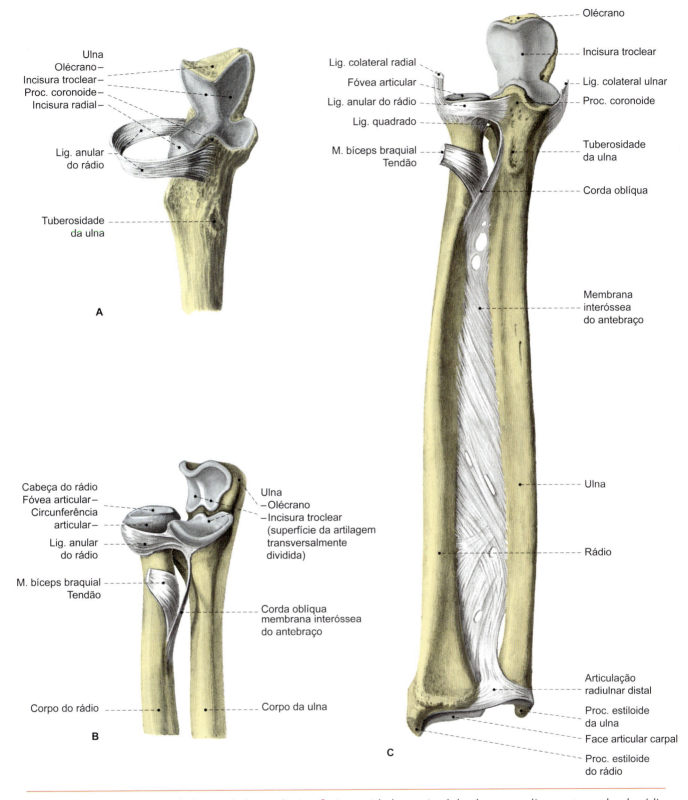

Figura 7.17 Articulações radiulnares do braço direito. **A.** Extremidade proximal da ulna com o ligamento anular do rádio (80%), vista ventral. **B.** Articulação radiulnar proximal (70%), vista ventral. **C.** Ossos do antebraço na posição de supinação (70%), vista ventral.

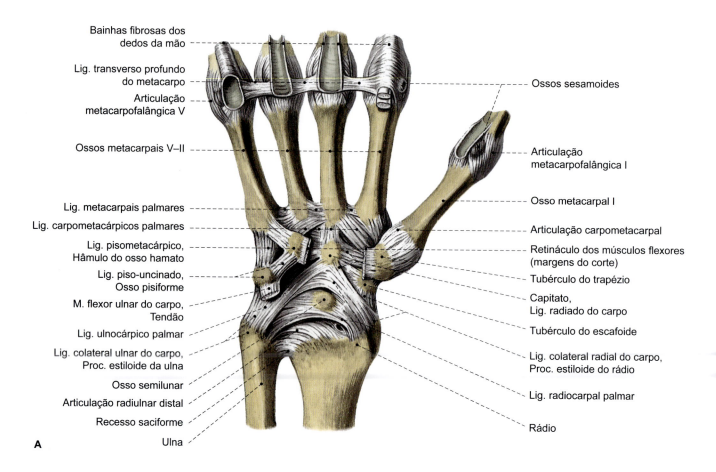
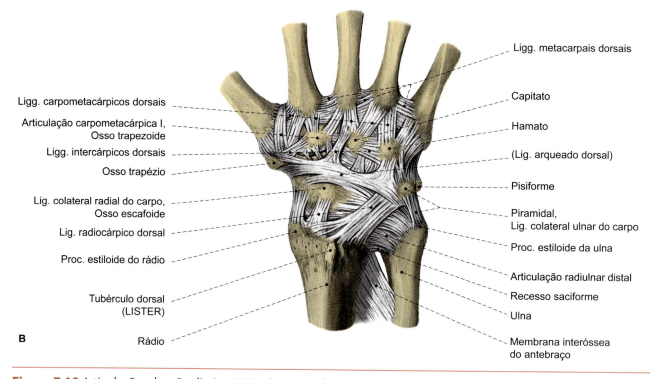

Figura 7.18 Articulações da mão direita (75%). **A.** Vista palmar. **B.** Vista dorsal.

Capítulo 7 • Sistema Articular 85

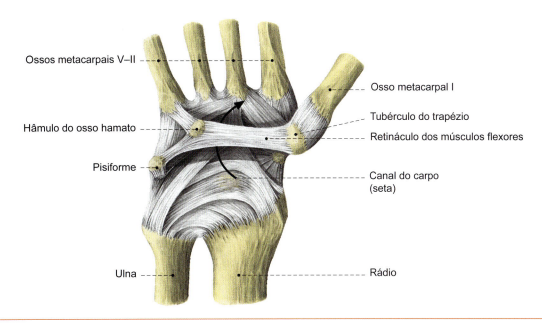

Figura 7.19 Canal do carpo da mão direita. Vista palmar (80%).

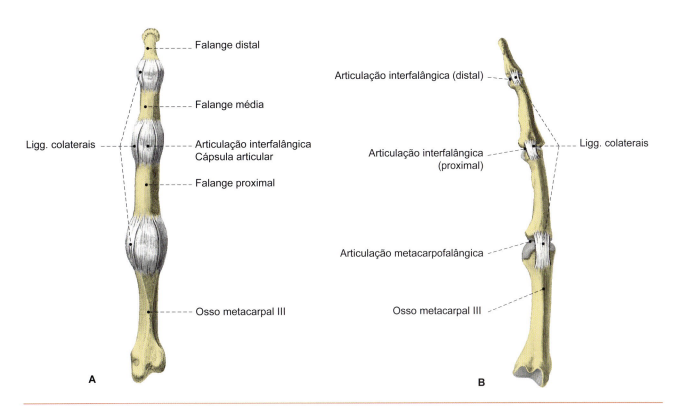

Figura 7.20 Articulações da mão direita. **A, B.** Dedo médio (60%). **A.** Vista dorsal. **B.** Vista lateral.

86 Anatomia Humana | Texto e Atlas

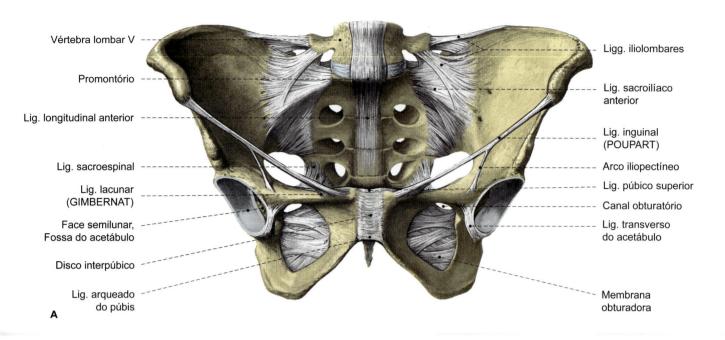

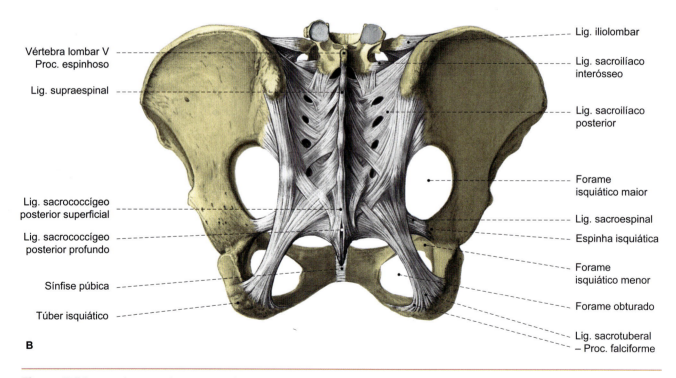

Figura 7.21 Articulações e ligamentos do cíngulo do membro inferior de uma mulher (40%). **A.** Vista ventral. **B.** A membrana obturatória foi removida. Vista dorsal.

Capítulo 7 • Sistema Articular 87

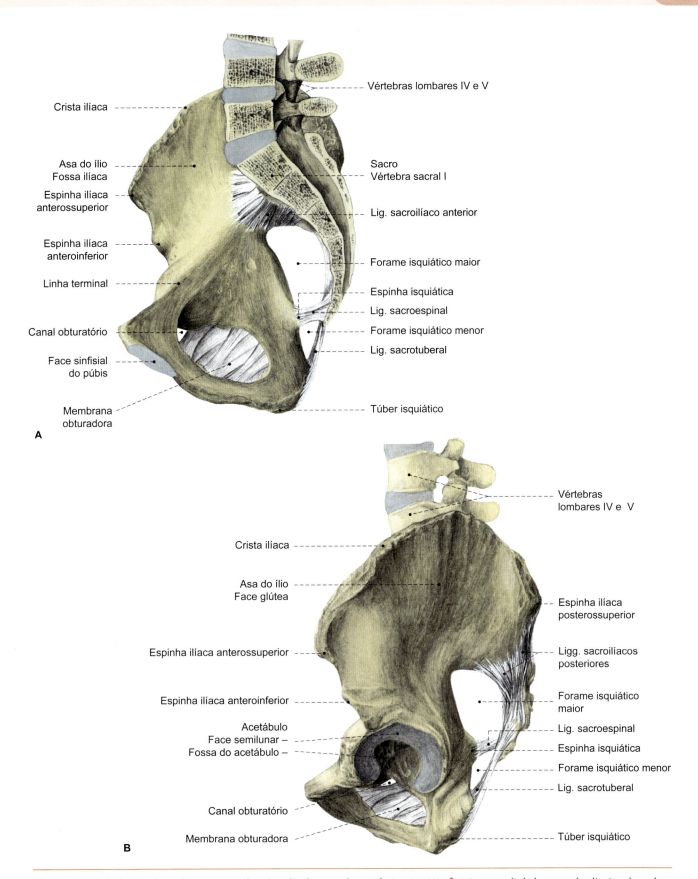

Figura 7.22 Articulações e ligamentos do cíngulo do membro inferior (45%). **A.** Vista medial da metade direita da pelve. **B.** Vista lateral esquerda da pelve.

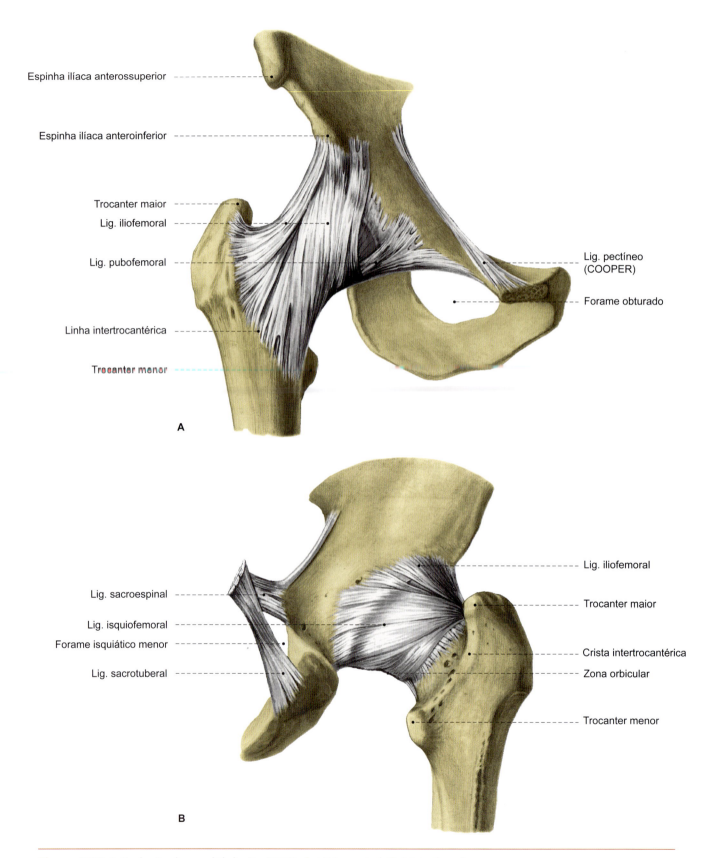

Figura 7.23 Articulação do quadril direito (70%). **A.** Vista ventral. **B.** Vista dorsal.

Capítulo 7 • Sistema Articular 89

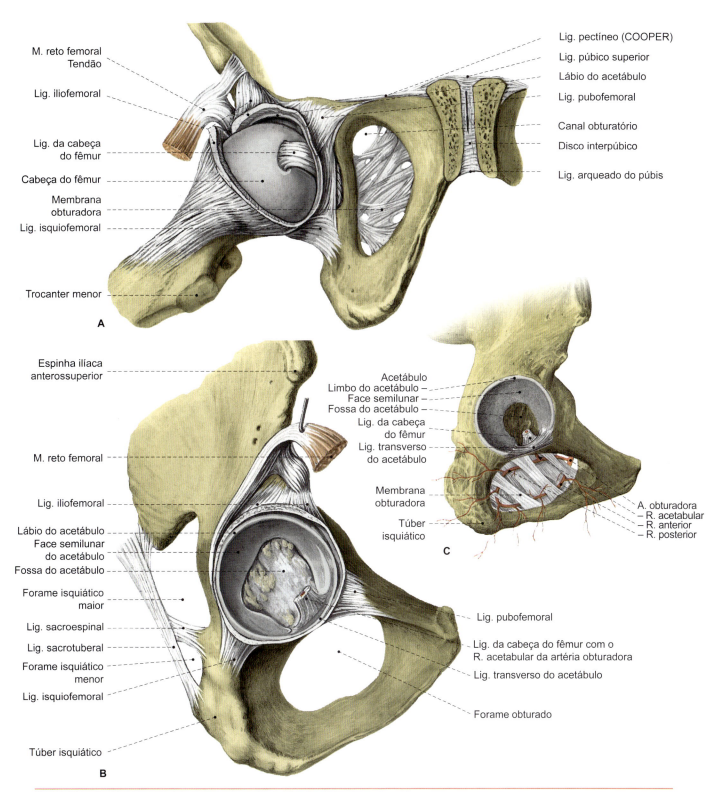

Figura 7.24 Articulação do quadril direito. **A.** O fêmur está abduzido e girado lateralmente. A cápsula foi aberta ventralmente; a sínfise foi cortada frontalmente (60%). Vista ventral. **B.** Vista do acetábulo (60%), vista ventrolateral. **C.** Ligamento da cabeça do fêmur com o R. acetabular da A. obturadora (35%). Vista ventrolateral.

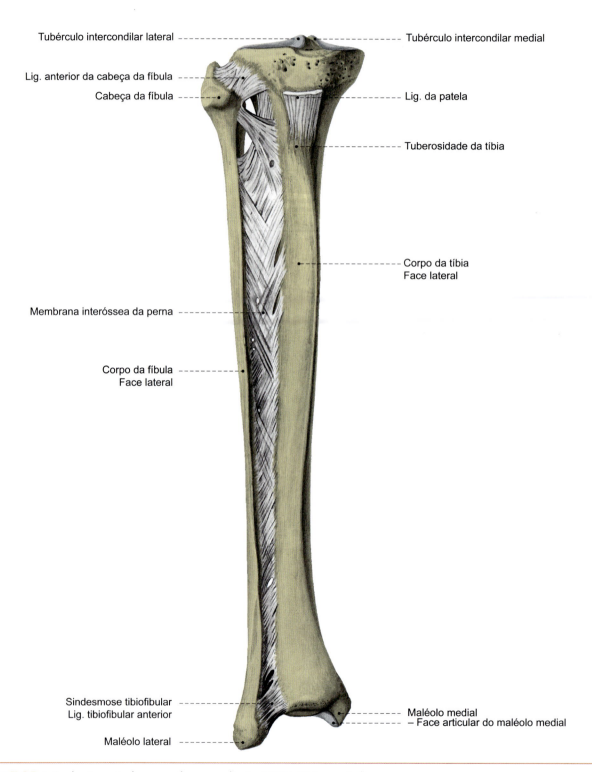

Figura 7.25 Articulação e sindesmose da perna direita (50%). Vista ventral.

Capítulo 7 • Sistema Articular | 91

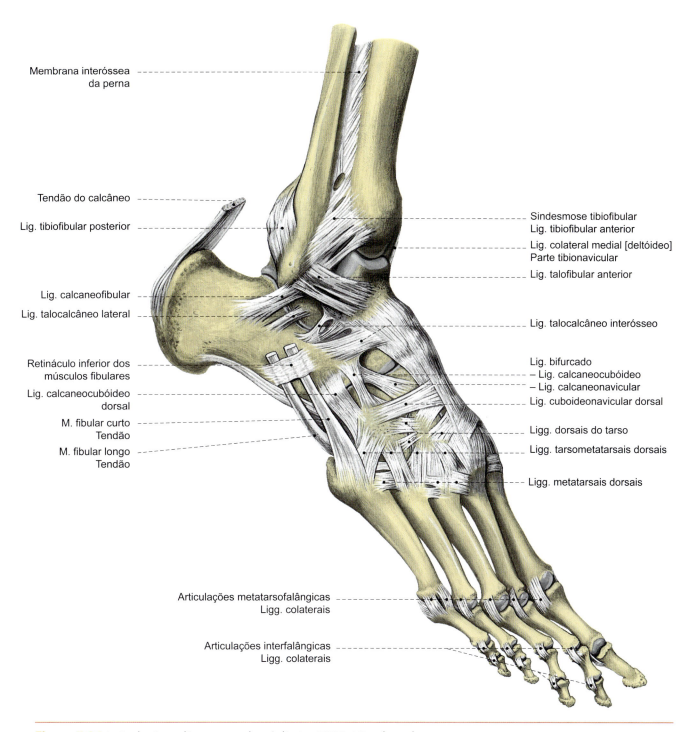

Figura 7.26 Articulações e ligamentos do pé direito (70%). Vista lateral.

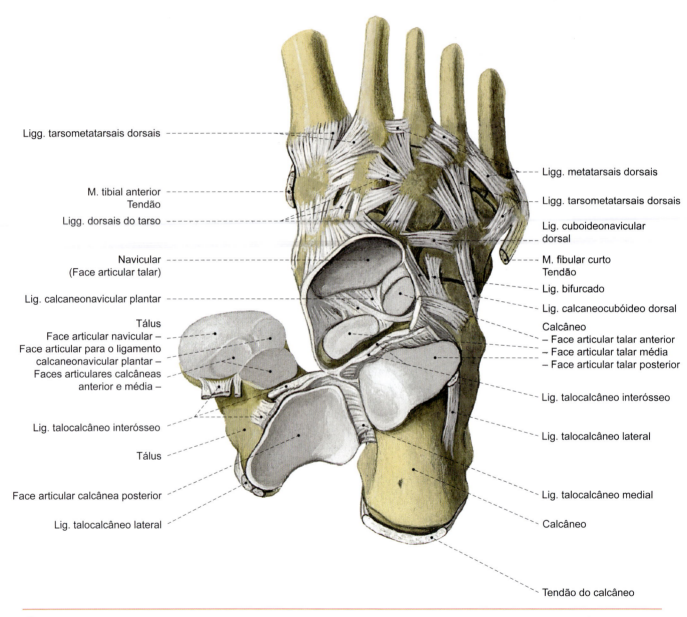

Figura 7.27 Articulações subtalar, talocalcaneonavicular e tarsometatársica do pé direito (90%). O talo está girado medialmente. Vista dorsal.

Capítulo 7 • Sistema Articular 93

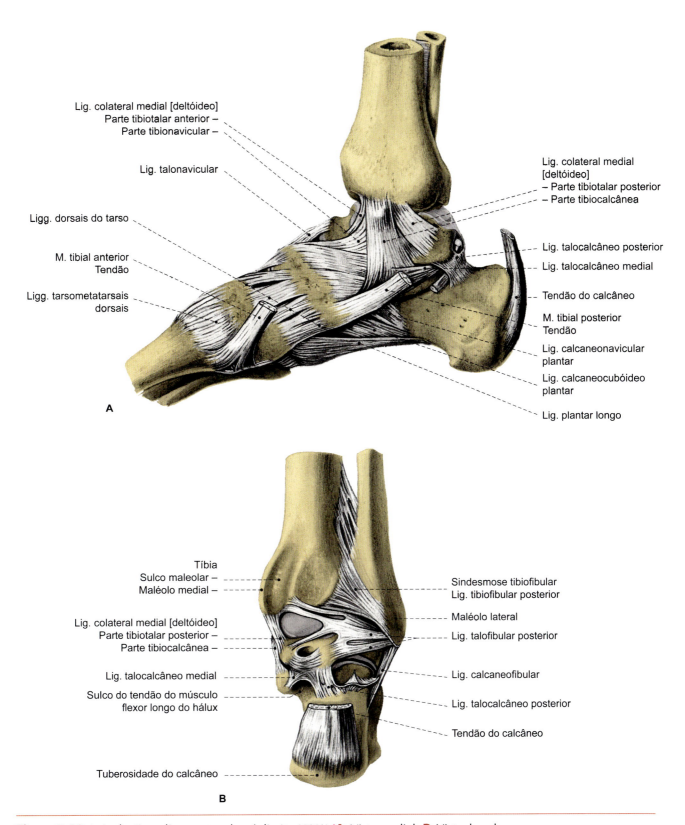

Figura 7.28 Articulações e ligamentos do pé direito (60%). **A.** Vista medial. **B.** Vista dorsal.

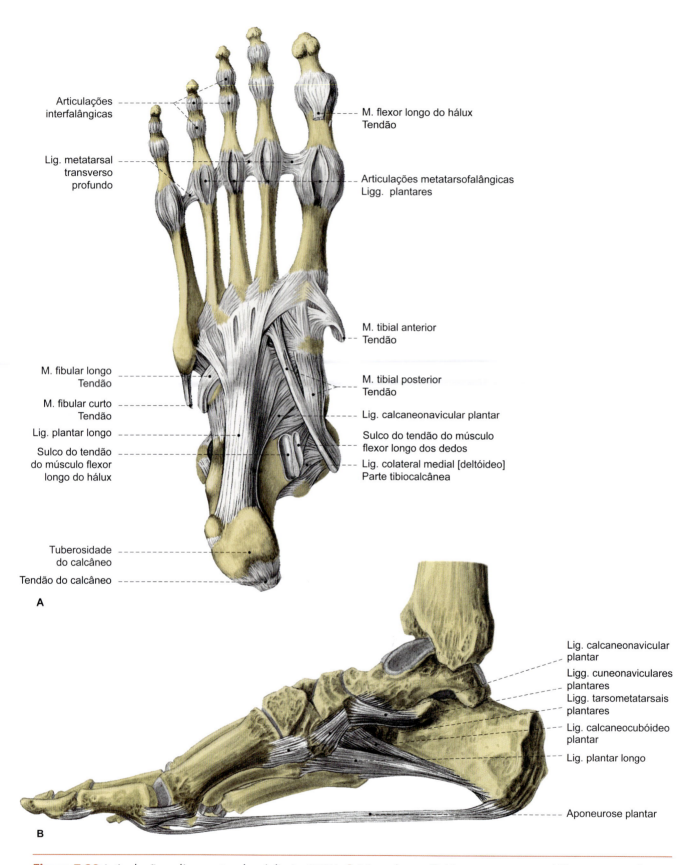

Figura 7.29 Articulações e ligamentos do pé direito (60%). **A.** Vista plantar. **B.** Ligamentos que estabilizam as articulações subtalar e talocalcaneonavicular, vista medial.

Anatomia aplicada à clínica

Luxação

Trata-se de uma separação anormal de dois ossos em uma articulação; pode ser completa ou incompleta (subluxação).

Luxação de ombro, por exemplo, é comum em surfistas. Após uma queda da prancha, o braço pode sofrer rotação súbita em abdução e rotação externa e ocasionar deslocamento anterior da articulação do ombro. Além disso, ocorrem lesões nas estruturas ligamentares responsáveis pela estabilidade da articulação.

A chamada instabilidade da patela (luxação da patela) é comum em pessoas com ligamento da patela mais comprido, porque a patela fica em uma posição mais alta, com consequente redução do encaixe no começo da flexão do joelho. Também é comum em pessoas com joelho valgo (joelho em X) que apresentam desvio medial da articulação (em relação à linha mediana do corpo).

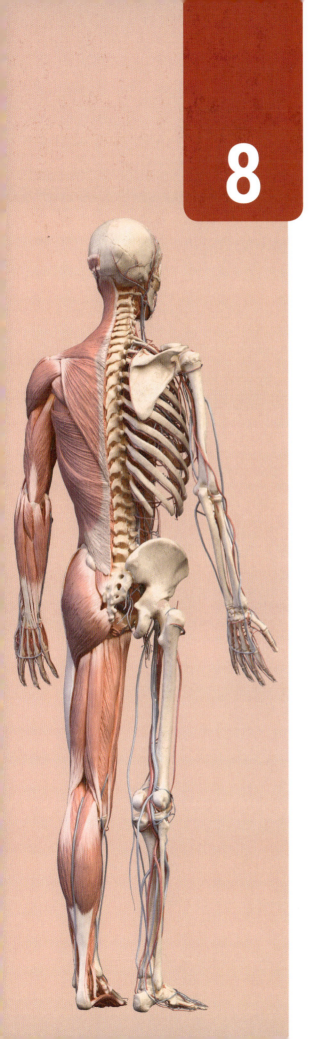

8 Sistema Muscular

Paulo Ricardo R. Larosa

Introdução

O sistema muscular é formado pelo conjunto de músculos do nosso corpo. Os músculos são estruturas que têm a capacidade de contratilidade, ou seja, a capacidade de diminuir a distância entre suas extremidades, e, devido a essa propriedade, produzem movimentos, além de serem responsáveis por 40 a 50% do peso corporal. O corpo humano tem cerca de 600 músculos com diversas funções, todos trabalhando sob o comando do sistema nervoso (Figura 8.1).

Anatomicamente, os músculos são classificados como esqueléticos, quando apresentam pelo menos uma extremidade ligada a osso, ou viscerais, quando formam a parede de órgãos moles e cavitários.

Cada músculo é formado por diversas fibras musculares que são células alongadas e estreitas; portanto, quanto maior a quantidade de fibras, maior a força que o músculo poderá exercer. As fibras musculares também podem aumentar de volume quando são muito exigidas (hipertrofia), como ocorre, por exemplo, durante exercícios musculares, ou diminuir de volume quando ficam paradas por muito tempo (atrofia), como em casos de fraturas que exigem engessamento, impedindo os movimentos.

Os músculos são responsáveis pela produção dos movimentos do corpo, além de estabilizarem a postura e protegerem os órgãos internos. Outra função dos músculos é a produção de calor visando manter a temperatura corporal.

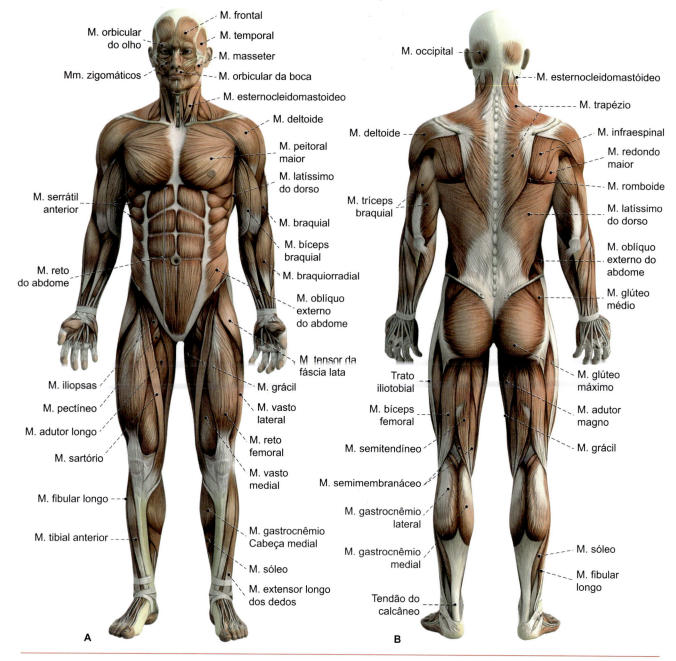

Figura 8.1 Músculos do corpo humano. **A.** Vista anterior. **B.** Vista posterior.

Tipos de músculos

De acordo com sua formação histológica, os músculos podem ser classificados em estriados e lisos. Os estriados têm contração voluntária e estão relacionados com o sistema esquelético, enquanto os lisos têm contração involuntária e estão associados às vísceras (Figura 8.2). O músculo do coração (miocárdio) é um tipo especial, classificado como estriado cardíaco, de contração vigorosa e involuntária.

Componentes anatômicos dos músculos estriados esqueléticos

Os músculos estriados esqueléticos apresentam três componentes distintos: ventre muscular, tendão e fáscia muscular (Figuras 8.3 e 8.4).

Ventre muscular é a parte ativa do movimento, a porção central do músculo, que contém as fibras musculares propriamente ditas. Alguns músculos têm dois ventres musculares e são classificados como digástricos, enquanto outros, formados por mais de dois ventres, são denominados poligástricos.

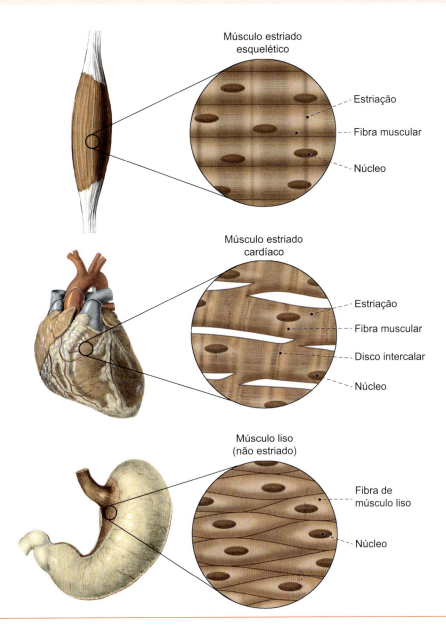

Figura 8.2 Tipos de músculos.

Tendão é a parte que fixa o músculo aos ossos. Tem formato cilíndrico ou em fita e é constituído de tecido conjuntivo fibroso (denso modelado). Quando esse tecido conjuntivo apresenta formato em leque ou é largo, é chamado aponeurose.

Fáscia muscular é um tecido conjuntivo (denso não modelado) de revestimento externo dos músculos, que permite maior deslizamento entre eles e também mantém a união das fibras durante sua contração ou extensão.

Ponto fixo e ponto móvel

Os músculos estriados esqueléticos fixam-se normalmente aos ossos por meio de suas extremidades. O ponto fixo (origem) do músculo não se desloca durante a ação muscular, enquanto a extremidade oposta, que se desloca, é o ponto móvel (inserção).

Alguns músculos apresentam distintos pontos fixos (Figura 8.4 A) e são classificados como:

- Bíceps (dois pontos fixos), por exemplo, bíceps braquial (cabeças curta e longa)
- Tríceps (três pontos fixos), por exemplo, tríceps sural, formado pelos músculos gastrocnêmio (cabeça medial e cabeça lateral) e sóleo
- Quadríceps (quatro pontos fixos), por exemplo, quadríceps femoral, formado pelos músculos reto femoral, vasto medial, vasto intermédio e vasto lateral.

Outros músculos apresentam dois pontos móveis e são classificados como bicaudados, enquanto outros apresentam mais de dois pontos móveis, os policaudados.

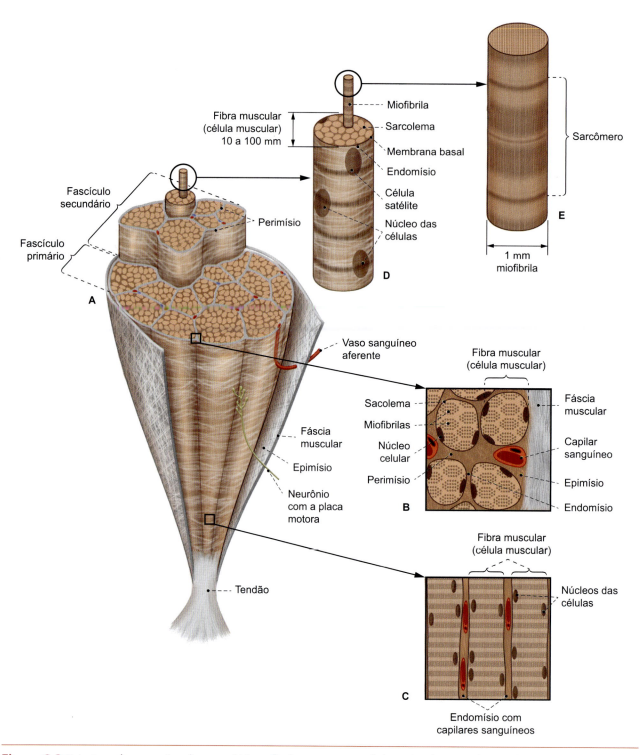

Figura 8.3 Estrutura de um músculo esquelético. **A.** Corte transversal do músculo esquelético. **B.** Ampliação em corte transversal. **C.** Ampliação em corte longitudinal. **D.** Estrutura de uma fibra muscular (célula muscular). **E.** Estrutura de uma miofibrila.

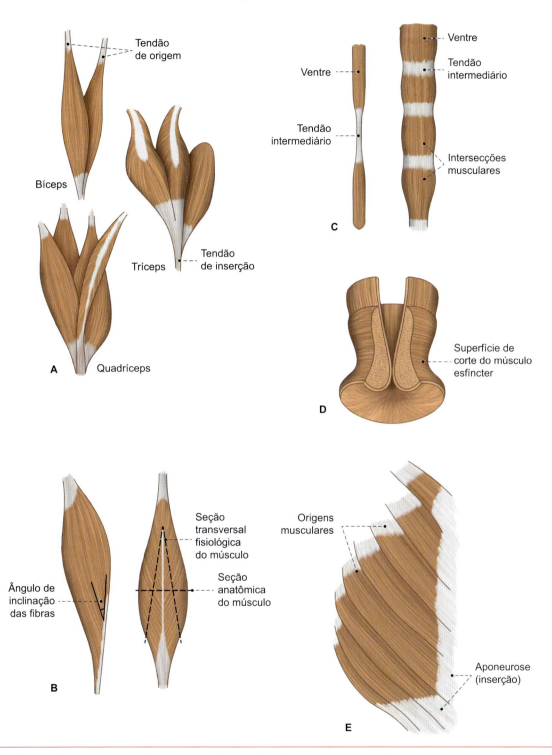

Figura 8.4 Tipos de músculos estriados esqueléticos. **A.** Número de origens (pontos fixos). **B.** Direção das fibras. **C.** Músculo poligástrico. **D.** Fibras horizontais. **E.** Origem e inserção de um músculo largo.

Outra maneira de classificar os músculos estriados esqueléticos é quanto à forma e à disposição de suas fibras musculares (Figura 8.4 B a E):

- **Fibras paralelas:**
  - Músculos longos: apresentam maior comprimento que largura (p. ex., sartório)
  - Músculos largos: apresentam maior largura que comprimento (p. ex., glúteo máximo)
  - Músculos em leque: apresentam uma extremidade larga e a outra mais estreita (p. ex., temporal)
  - Músculos fusiformes: fibras dispostas em forma de fuso (p. ex., braquial)

- **Fibras oblíquas:**
  - Músculos peniformes: fibras dispostas como uma pena (p. ex., reto femoral)
  - Músculos semipeniformes: fibras oblíquas unilaterais (p. ex., extensor longo do hálux)
  - Músculos multipeniformes: fibras oblíquas em diversas direções (p. ex., deltoide).

Músculos da cabeça

Os músculos da cabeça estão ilutrados nas Figuras 8.5 a 8.8. Os Quadros 8.1 e 8.2 descrevem os músculos da mastigação e da mímica facial.

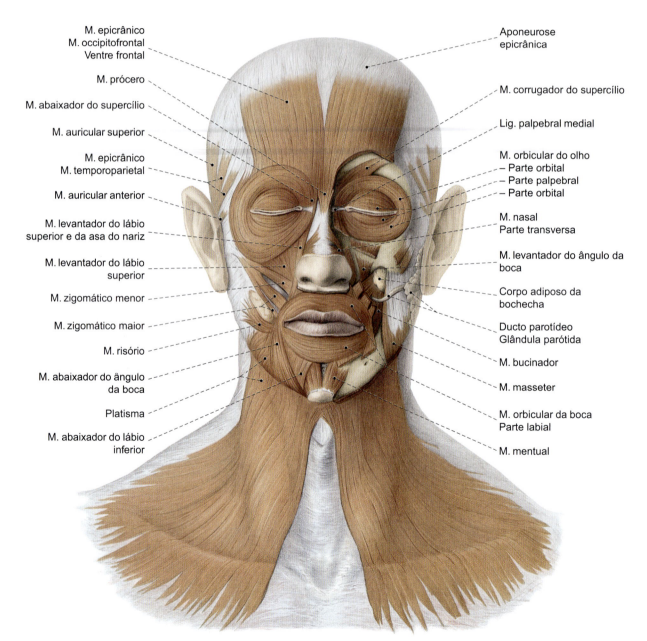

Figura 8.5 Músculos do escalpo e da face (vista anterior). O lado direito da face ilustra a camada superficial da musculatura facial; o lado esquerdo apresenta a camada profunda e o músculo masseter.

Capítulo 8 • Sistema Muscular 103

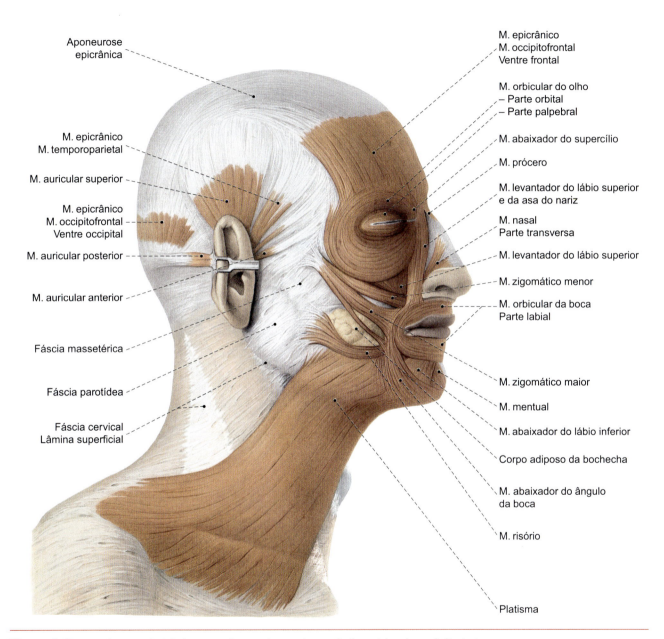

Figura 8.6 Camada superficial da musculatura do escalpo e da face (vista lateral direita).

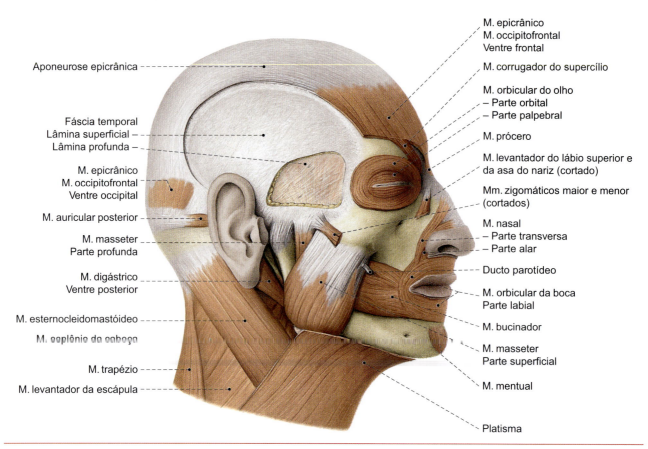

Figura 8.7 Músculos profundos da face e músculo masseter após remoção da glândula parótida e dos músculos faciais superficiais.

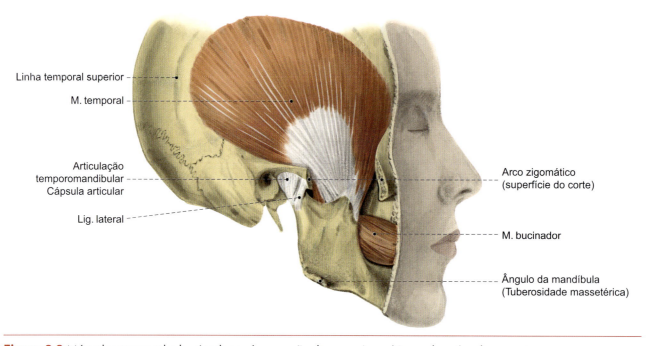

Figura 8.8 Músculos temporal e bucinador após remoção do arco zigomático e do músculo masseter.

Quadro 8.1 Músculos da mastigação.

Músculo/inervação	Origem	Inserção	Função
M. temporal Nn. temporais profundos (N. mandibular [V/3])	Fossa temporal e lâmina profunda da fáscia temporal	Ápice e face medial do proc. coronoide da mandíbula	Elevação e retrusão da mandíbula
M. masseter N. massetérico (N. mandibular [V/3])	Arco zigomático Parte superficial: 2/3 anteriores da margem inferior Parte profunda: terço posterior da margem inferior e da face interna	Parte superficial: ângulo da mandíbula, tuberosidade massetérica Parte profunda: face externa do ramo da mandíbula	Elevação, protrusão e retrusão da mandíbula
M. pterigóideo medial N. pterigóideo medial (N. mandibular [V/3])	Fossa pterigóidea e lâmina lateral do processo pterigoide, em parte do proc. piramidal do palatino	Face medial do ângulo da mandíbula, tuberosidade pterigóidea	Elevação da mandíbula
M. pterigóideo lateral N. pterigóideo lateral (N. mandibular [V/3])	Cabeça superior: face infratemporal da asa maior do esfenoide Cabeça inferior: face lateral da lâmina lateral do processo pterigoide e túber da maxila	Disco e cápsula da articulação temporomandibular; fóvea pterigóidea do processo condilar da mandíbula	Cabeça superior: elevação e protrusão da mandíbula Cabeça inferior: abaixa a mandíbula

Quadro 8.2 Músculos da mímica facial.

Músculo/inervação	Origem	Inserção	Função
M. occipitofrontal N. facial [VII] Mm. occipitofrontal e temporoparietal devem ser designados conjuntamente como M. epicrânio	Ventre frontal: aponeurose epicrânica Ventre occipital: linha nucal suprema	Pele da fronte; entrelaça com os Mm. prócero, corrugador e abaixador do supercílio, bem como com o M. orbicular do olho Aponeurose epicrânica	Movimenta a pele da fronte e o couro cabeludo
M. temporoparietal N. facial [VII]	Pele da têmpora, fáscia temporal	Aponeurose epicrânica	Movimenta o couro cabeludo
M. auricular anterior N. facial [VII]	Fáscia temporal	Hélice da orelha	Movimenta a orelha
M. auricular superior N. facial [VII]	Aponeurose epicrânica	Raiz da orelha externa	Movimenta a orelha
M. auricular posterior N. facial [VII]	Proc. mastoide, tendão do M. esternocleidomastóideo	Raiz da orelha externa	Movimenta a orelha
Pálpebra			
M. orbicular do olho N. facial [VII]	Parte orbital: parte nasal do frontal, proc. frontal da maxila, lacrimal, lig. palpebral medial Parte palpebral: lig. palpebral medial Parte lacrimal: crista lacrimal posterior do lacrimal	Pálpebras e pele ao redor das pálpebras	Fecha as pálpebras, comprime o saco lacrimal, movimenta os supercílios
M. abaixador do supercílio N. facial [VII]	Parte nasal do frontal, separação da parte orbital do M. orbicular do olho	Terço medial da pele do supercílio	Abaixa a pele da fronte e dos supercílios
M. corrugador do supercílio N. facial [VII]	Parte nasal do frontal	Terço médio da pele do supercílio, aponeurose epicrânica	Abaixa a pele da fronte e dos supercílios
M. prócero N. facial [VII]	Osso nasal	Pele da glabela	Abaixa a pele da fronte e dos supercílios
M. nasal N. facial [VII]	Parte alar: eminências alveolares dos dentes incisivos laterais Parte transversa: eminências alveolares dos dentes caninos	Parte alar: asa do nariz, margem das narinas Parte transversa: dorso do nariz	Movimenta a asa do nariz e o nariz

(Continua)

Quadro 8.2 Músculos da mímica facial. (*Continuação*)

Músculo/inervação	Origem	Inserção	Função
M. abaixador do septo nasal N. facial [VII]	Eminências alveolares dos dentes incisivos centrais	Cartilagem alar maior e cartilagem do septo nasal	Movimenta a asa do nariz e o nariz
M. orbicular da boca N. facial [VII]	Parte marginal e parte labial: laterais do ângulo da boca	Componente principal dos lábios	Movimenta os lábios, apreensão dos alimentos, ação de soprar, assobiar e sugar
M. bucinador N. facial [VII]	Parte inferior do proc. alveolar da maxila, rafe pterigomandibular, parte inferior do proc. alveolar da mandíbula	Ângulo da boca, lábios inferior e superior, forma as bochechas	Comprime os alimentos contra os dentes, ação de soprar, assobiar e sugar
M. levantador do lábio superior e da asa do nariz N. facial [VII]	Proc. frontal da maxila	Asa do nariz e lábio superior	Eleva o lábio superior e as asas do nariz
M. levantador do lábio superior N. facial [VII]	Margem infraorbital	Lábio superior	Movimenta os lábios, as asas do nariz, as bochechas e a pele do mento
M. zigomático menor N. facial [VII]	Corpo do zigomático	Lábio superior	Eleva o lábio superior
M. zigomático maior N. facial [VII]	Parte lateral do zigomático	Ângulo da boca	Eleva lateralmente o ângulo da boca
M. levantador do ângulo da boca N. facial [VII]	Fossa canina da maxila	Ângulo da boca	Eleva o ângulo da boca
M. risório N. facial [VII] (maior parte do platisma ou do M. abaixador do ângulo da boca)	Fáscia parotideomassetérica	Lábio superior, ângulo da boca	Traciona levemente e lateralmente o ângulo da boca
M. levantador do ângulo da boca N. facial [VII]	Fossa canina da maxila	Ângulo da boca	Eleva o ângulo da boca
M. abaixador do ângulo da boca N. facial [VII]	Face lateral da margem inferior da mandíbula, 1/3 posterior	Ângulo da boca	Traciona inferiormente o ângulo da boca
M. abaixador do lábio inferior N. facial [VII]	Face lateral da margem inferior da mandíbula	Lábio inferior	Movimenta os lábios inferiormente
M. mentual N. facial [VII]	Eminências alveolares dos dentes incisivos laterais inferiores	Pele do mento	Everte o lábio inferior
Pescoço			
Platisma N. facial [VII]	Clavícula e acrômio da escápula	Pele do pescoço, margem inferior da mandíbula e fibras superficiais até o ângulo da boca	Estica a pele do pescoço, abaixa o ângulo da boca lateral e inferiormente

Músculos do pescoço

Os músculos do pescoço podem ser observados nas Figuras 8.9 a 8.12 e no Quadro 8.3.

Músculos do tronco

Os músculos do tronco são apresentados nas Figuras 8.13 e 8.14. Em seguida, são ilustrados especificamente os músculos do dorso (Figuras 8.15 a 8.18), do tórax (Figura 8.19) e do abdome (Figuras 8.20 e 8.21), além do músculo diafragma (Figura 8.22). As propriedades dos músculos do tronco estão listadas no Quadro 8.4.

Músculos dos membros superiores

Os músculos dos membros superiores são apresentados nas Figuras 8.23 a 8.38 e no Quadro 8.5.

Capítulo 8 • Sistema Muscular 107

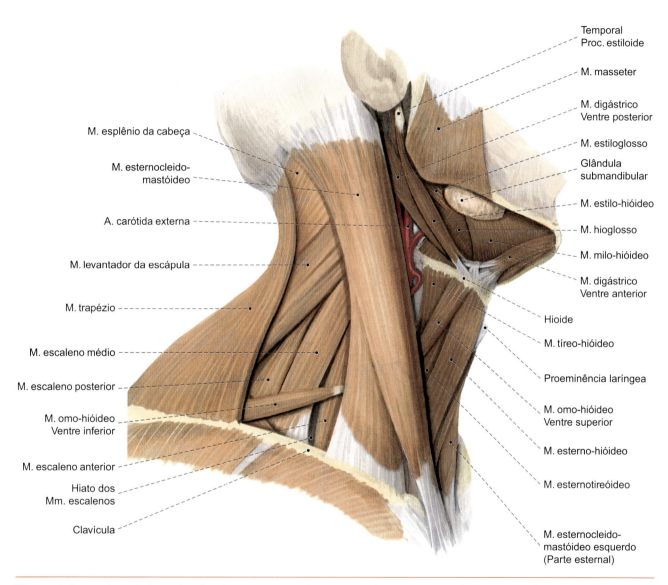

Figura 8.9 Vista lateral dos músculos do pescoço. O platisma e as fáscias cervicais foram removidos.

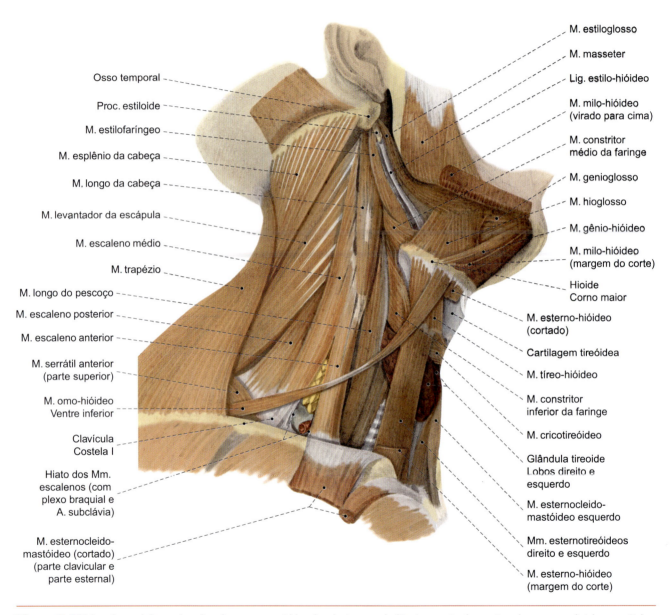

Figura 8.10 Vista lateral dos músculos do pescoço. Além do platisma e da fáscia cervical, o músculo esternocleidomastóideo foi parcialmente removido (a extremidade do músculo foi rebatida para cima).

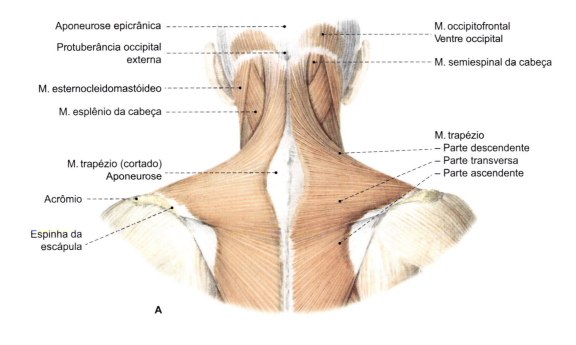

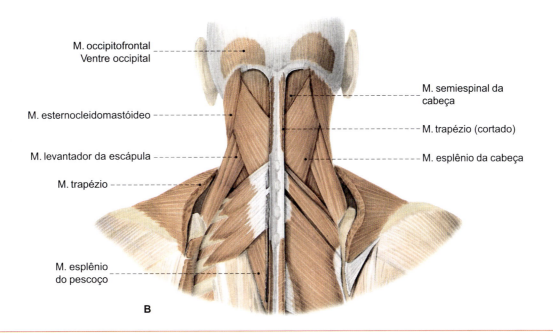

Figura 8.11 Vista posterior dos músculos do pescoço. **A.** Camada superficial. **B.** Camada profunda.

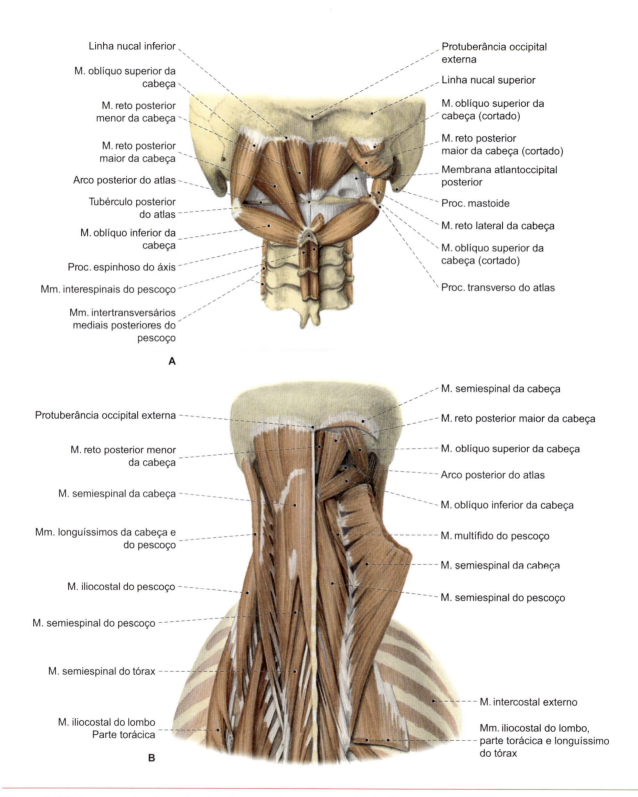

Figura 8.12 Vista posterior dos músculos da nuca. **A.** Camada profunda. **B.** Camada superficial.

Quadro 8.3 Músculos do pescoço.

Músculo/inervação	Origem	Inserção	Função
Músculo lateral			
M. esternocleidomastóideo N. acessório [XI]; plexo cervical	Manúbrio do esterno e parte medial da clavícula	Proc. mastoide	Fixa, flete e inclina a cabeça; flete as vértebras cervicais caudais, estende as vértebras C I e a articulação da cabeça
Músculos supra-hióideos			
M. digástrico Ventre anterior: N. milo-hióideo (N. mandibular [V/3]) Ventre posterior: R. digástrico (N. facial [VII])	Ventre posterior: incisura mastóidea do temporal Ventre anterior: fossa digástrica da mandíbula	Tendão intermediário do hioide	Abaixa a mandíbula, eleva e fixa o hioide
M. estilo-hióideo R. estilo-hióideo (N. facial [VII])	Proc. estiloide do temporal	Margem lateral do corpo do hioide	Fixa o hioide e o traciona posterossuperiormente
M. milo-hióideo N. milo-hióideo (N. mandibular [V/3])	Linha milo-hióidea da mandíbula	Rafe milo-hióidea e margem superior do corpo do hioide	Eleva o assoalho da cavidade oral e a língua (na deglutição), abaixa a mandíbula, eleva o hioide
M. gênio-hióideo N. hipoglosso [XII]	Espinha mental inferior da mandíbula	Face anterior do corpo do hioide	Auxilia o M. milo-hióideo (eleva a língua), fixa o hioide, abaixa a mandíbula; eleva o hioide
Músculos infra-hióideos			
M. esterno-hióideo Alça cervical (plexo cervical)	1ª cartilagem costal; face interna do manúbrio do esterno e da articulação esternoclavicular	Corpo do hioide	Fixa o hioide e o puxa para baixo com a laringe
M. esternotireóideo Alça cervical (plexo cervical)	1ª cartilagem costal; face interna do manúbrio do esterno, inferior ao músculo esterno-hióideo	Face externa da lâmina da cartilagem tireóidea (na frente da origem do músculo tíreo-hióideo)	Fixa o hioide, puxa-o para baixo com a laringe; serve como músculo auxiliar na deglutição
M. tíreo-hióideo Alça cervical (plexo cervical)	Face externa da lâmina da cartilagem tireóidea	Terço lateral do corpo e raiz do corno maior do hioide	Fixa o hioide e o puxa para baixo, bem como a laringe para cima; serve como músculo auxiliar na deglutição
M. omo-hióideo Alça cervical (plexo cervical) No meio, através de um tendão intermédio unido à bainha carótica, é dividido em dois ventres	Ventre inferior: margem superior da escápula Ventre superior: tendão intermediário do músculo	Tendão intermediário do músculo, corpo do osso hioide	Fixa o hioide, puxa-o para baixo com a laringe; serve como músculo auxiliar na deglutição
Músculos escalenos			
M. escaleno anterior Ramos diretos dos plexos cervical e branquial	Proc. transverso das vértebras cervicais C III e C IV	Tubérculo do músculo escaleno anterior da costela I	Tórax: levantam a costela I (músculos da respiração: inspiração) Coluna vertebral: flexão lateral da coluna vertebral cervical
M. escaleno médio Ramos diretos dos plexos cervical e braquial	Proc. transverso das vértebras cervicais de C I a C V	Costela I, lateral ao músculo escaleno anterior, posterior ao sulco da artéria subclávia	Tórax: levantam a costela I (músculos da respiração: inspiração) Coluna vertebral: flexão lateral da coluna vertebral cervical
M. escaleno posterior Ramos diretos dos plexos cervical e braquial	Proc. transverso das vértebras cervicais C IV a C VI	Face lateral da costela II	Tórax: levantam a costela I (músculos da respiração: inspiração) Coluna vertebral: flexão lateral da coluna vertebral cervical

(Continua)

Quadro 8.3 Músculos do pescoço. (*Continuação*)

Músculo/inervação	Origem	Inserção	Função
Músculos pré-vertebrais			
M. reto anterior da cabeça Rr. ventrais do plexo cervical	Proc. transverso do atlas	Parte basilar do occipital	Fletem a coluna vertebral cervical, bem como a cabeça para frente; inclinam e giram a cabeça para o mesmo lado
M. longo da cabeça Ramos diretos do plexo cervical	Proc. transverso das vértebras cervicais de C III a C VI		
M. longo do pescoço Ramos diretos do plexo cervical	Parte medial: tendão do corpo da primeira vértebra torácica e últimas vértebras cervicais Parte lateral cranial: proc. transverso das vértebras C I Parte lateral caudal: faces laterais dos corpos das vértebras T I	Parte medial: corpos das vértebras C I Parte lateral cranial: tubérculo anterior do atlas e corpos das vértebras cervicais seguintes Parte lateral caudal: proc. transverso das vértebras cervicais caudais, principalmente da C VI	Flete a coluna vertebral cervical, bem como a cabeça para frente; inclina e gira a cabeça para o mesmo lado

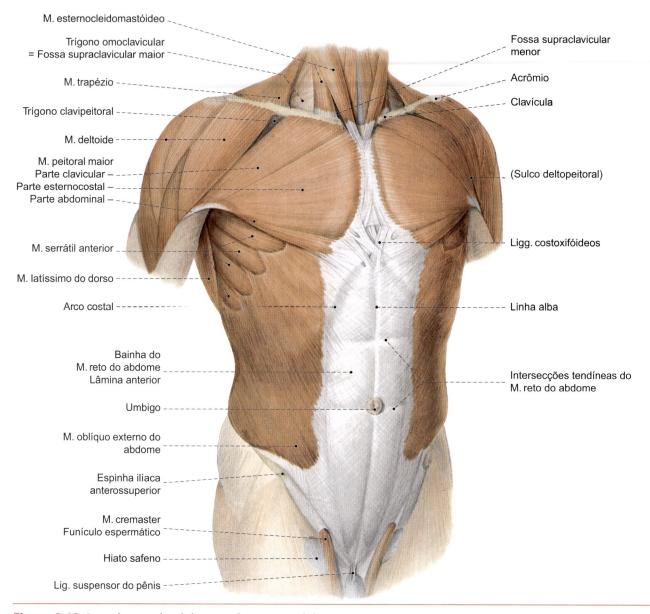

Figura 8.13 Camada superficial da musculatura ventral do tronco.

Capítulo 8 • Sistema Muscular   113

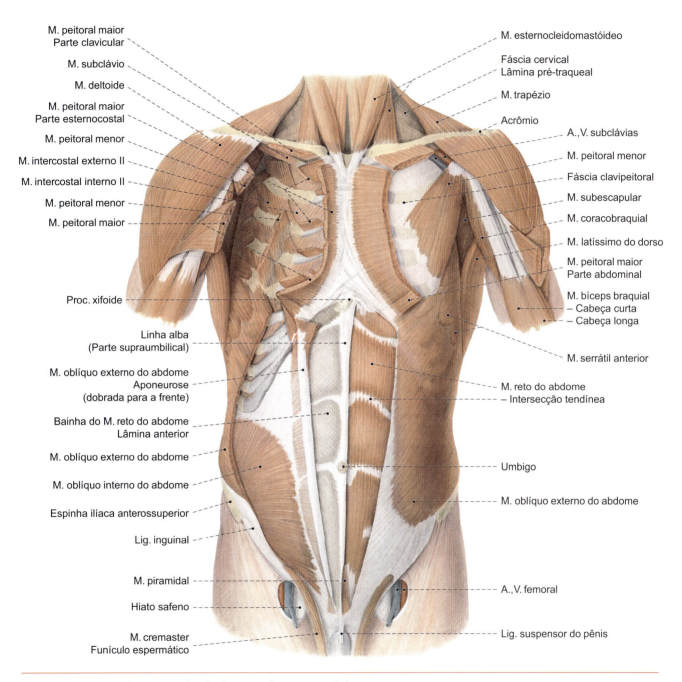

Figura 8.14 Camada mais profunda da musculatura ventral do tronco.

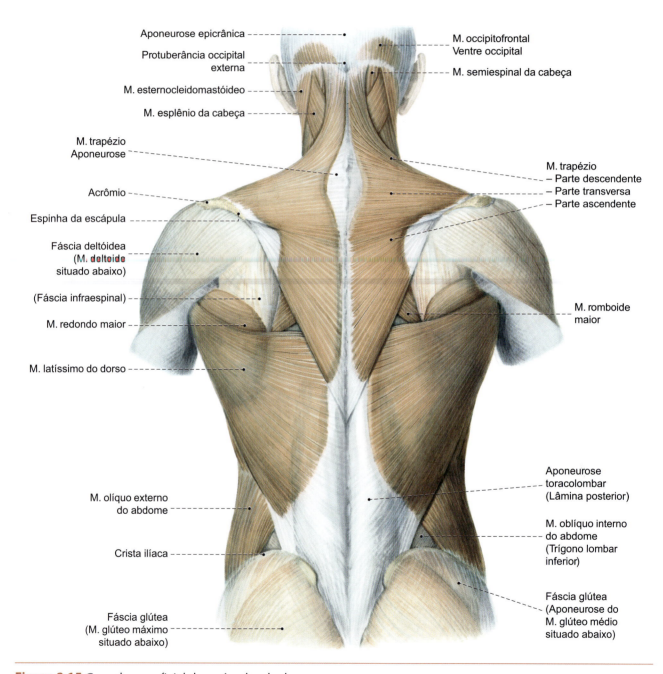

Figura 8.15 Camada superficial dos músculos do dorso.

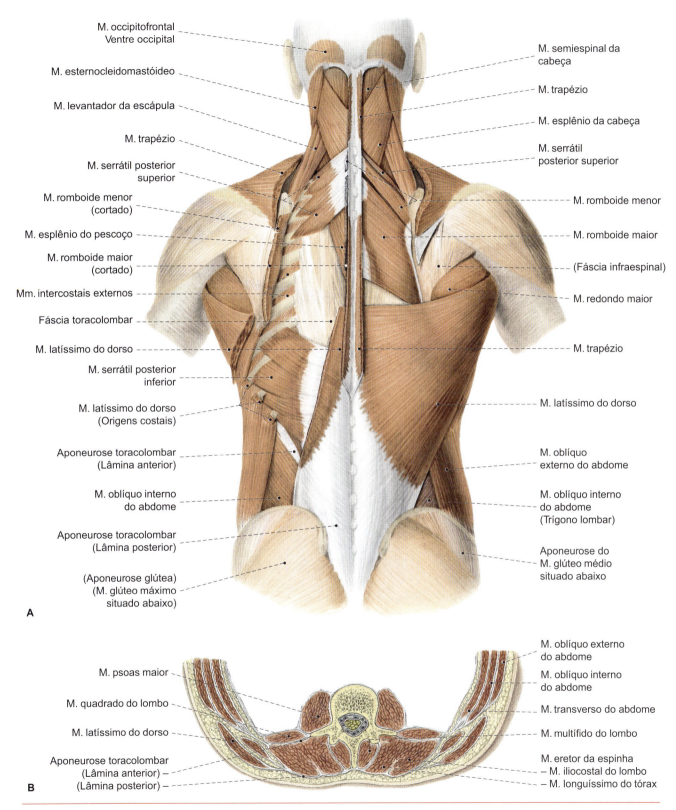

Figura 8.16 Músculos do dorso. **A.** Camada profunda. **B.** Corte transverso (axial) esquemático através das paredes lateral e posterior do abdome na região lombar.

116 Anatomia Humana | Texto e Atlas

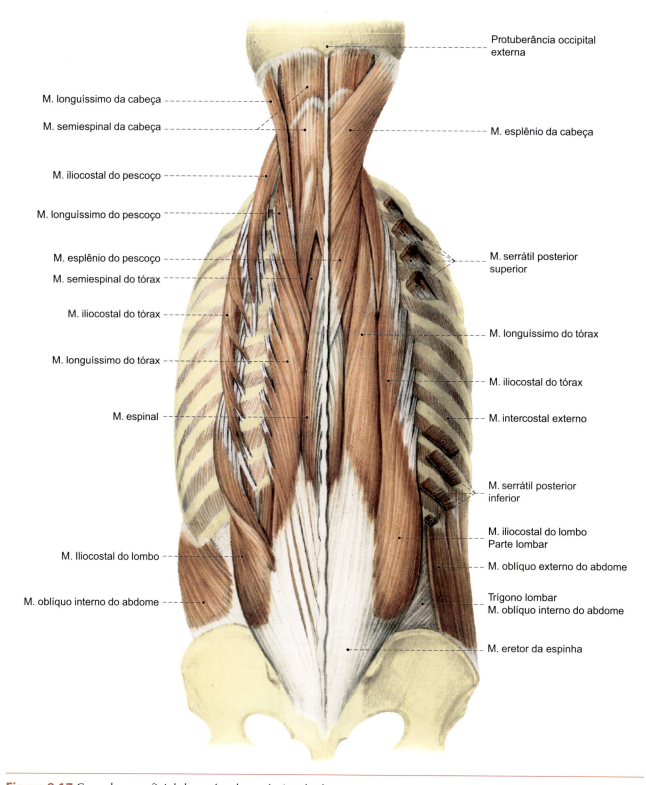

Figura 8.17 Camada superficial dos músculos próprios do dorso.

Capítulo 8 • Sistema Muscular 117

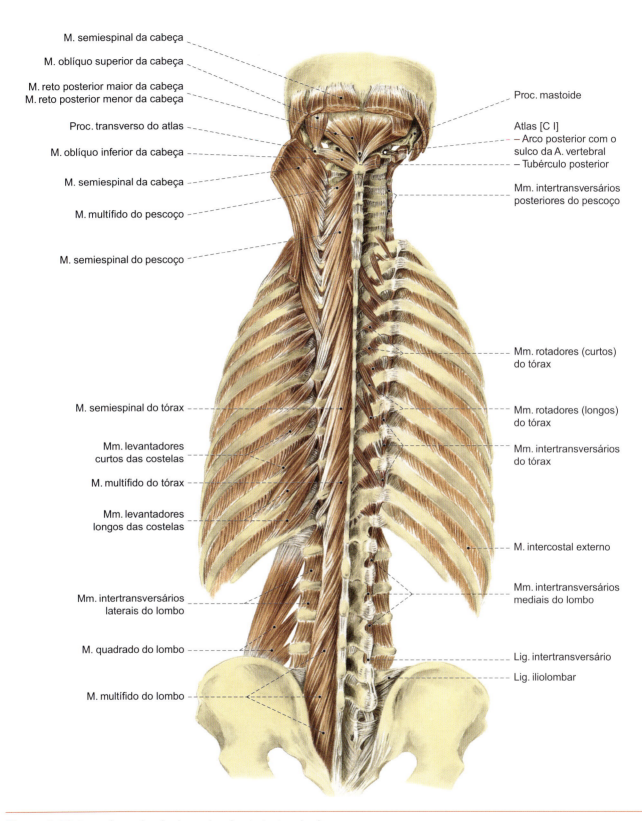

Figura 8.18 Camada profunda dos músculos próprios do dorso.

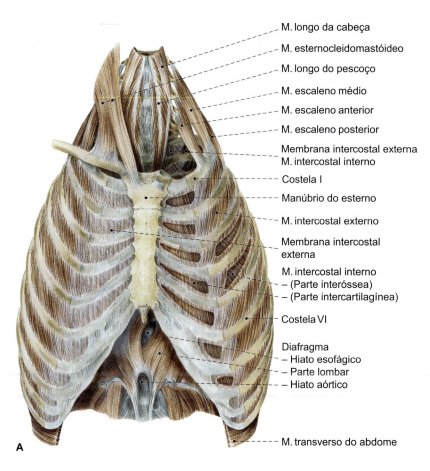
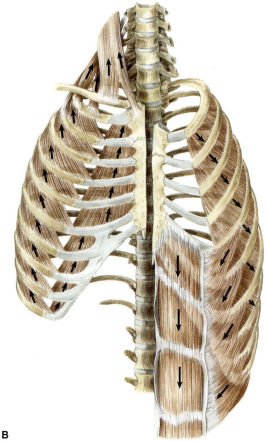

Figura 8.19 Aspecto ventral dos músculos do tórax. **A.** Parede anterior do tórax com músculos intercostais. No lado esquerdo, a membrana intercostal externa e o músculo intercostal externo foram abertos em vários pontos para mostrar o músculo intercostal interno. **B.** No lado direito do corpo, músculos da inspiração na respiração torácica; no lado esquerdo, músculos da expiração forçada.

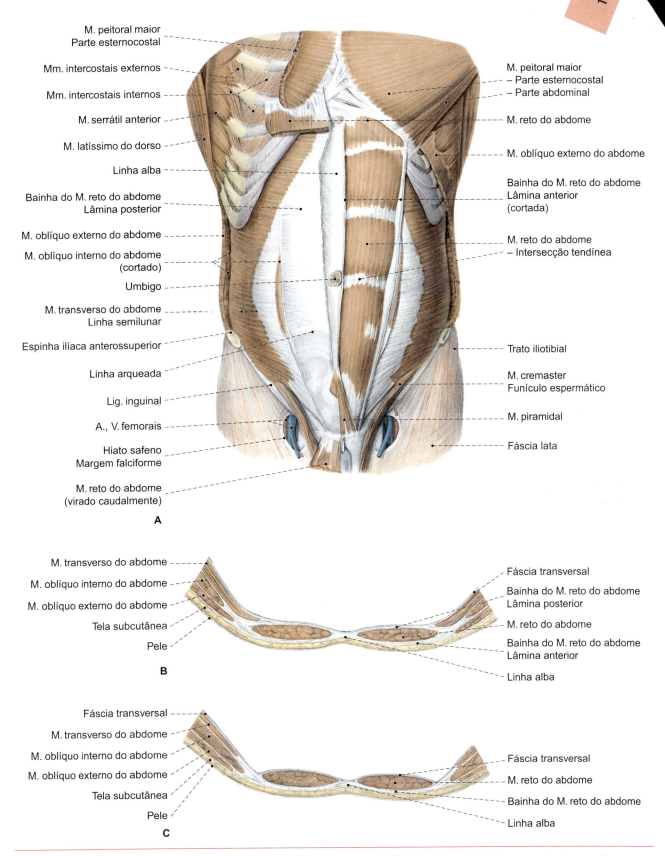

Figura 8.20 Músculos do abdome em camada profunda (**A**) e em corte horizontal esquemático através da parede anterior do abdome acima do umbigo (**B**) e abaixo da linha arqueada da bainha do músculo reto do abdome (**C**).

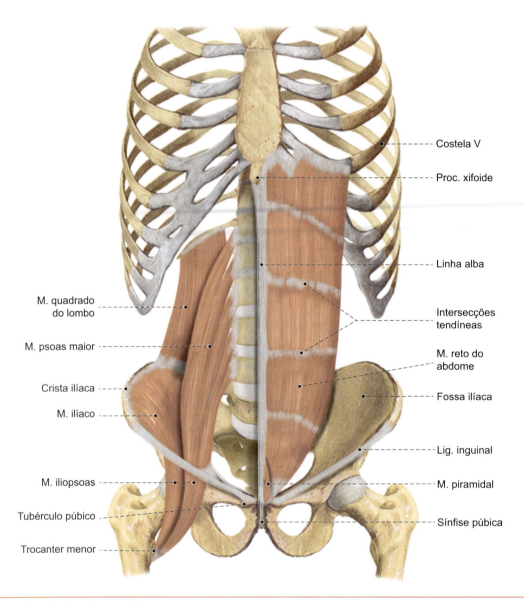

Figura 8.21 Músculos do tórax e abdome.

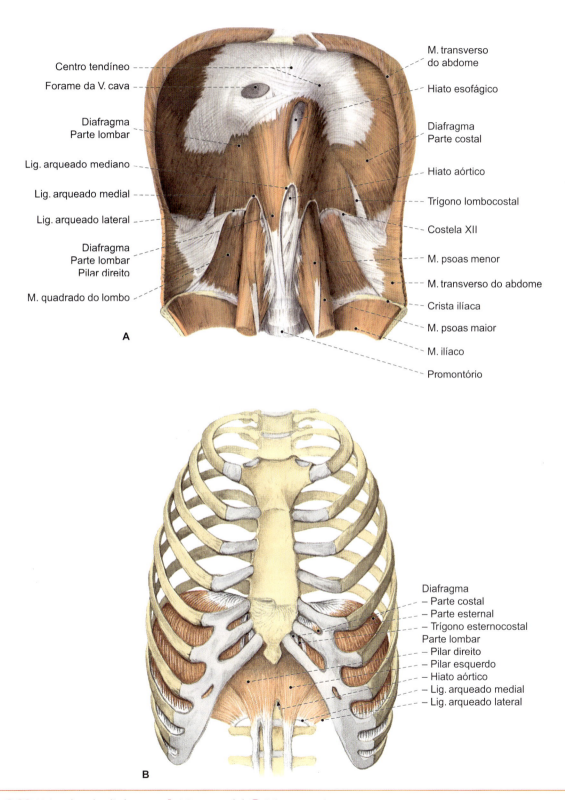

Figura 8.22 Músculos do diafragma. **A.** Vista caudal. **B.** Vista anterior.

Quadro 8.4 Músculos do tronco.

Músculo/inervação	Origem	Inserção	Função
Músculos da parede torácica			
M. esternal Ramos dos Nn. peitorais ou Nn. intercostais (Nn. torácicos) (músculo inconstante, cerca de 5%)	Margem do esterno (e também fáscia peitoral)	Irradia-se na fáscia	Contrai a pele do tórax
Mm. intercostais externos Nn. intercostais (Nn. torácicos)	Costelas I a XI (margem inferior, do tubérculo da costela até anteriormente o limite cartilagem-osso)	Costelas II a XII (margem superior da costela subjacente mais próxima)	Elevam as costelas, reforçam o espaço intercostal (inspiração)
Mm. intercostais internos Nn. intercostais	Costelas II a XII (margem superior, da extremidade esternal da cartilagem costal até o ângulo da costela)	Costelas II a XII (margem superior da costela subjacente mais próxima)	Abaixam e reforçam o espaço intercostal (expiração)
Mm. subcostais Nn. intercostais (Nn. torácicos) (músculos inconstantes)	Costelas inferiores (margem superior, entre o tubérculo e o ângulo da costela)	Costelas inferiores (margem inferior sempre saltando uma costela)	Reforça a parede do tórax (expiração)
M. transverso do tórax Nn. intercostais (Nn. torácicos) (músculo inconstante)	Corpo do esterno, proc. xifoide (dorsalmente à margem lateral), cartilagem costal da costela (VI) VII	Cartilagens costais das costelas II a VI (próximo do limite cartilagem-osso)	Reforça a parede do tórax (expiração)
Músculos da parede abdominal			
M. reto do abdome Nn. intercostais Nn. lombares superiores	Crista púbica do osso do quadril, sínfise púbica	Cartilagem costal das costelas V a VII (face externa), proc. xifoide	Puxa o tórax contra a bacia, pressiona o abdome, respiração abdominal (expiração)
M. piramidal Nn. intercostais caudais (Nn. torácicos) (músculos inconstantes)	Crista púbica do osso do quadril, sínfise púbica (anterior ao M. reto do abdome)	Linha alba	Estende a linha alba
M. oblíquo externo do abdome Nn. intercostais caudais e plexo lombar	Costelas V a XII (face externa, interdigitando-se com o M. serrátil anterior)	Margem externa da crista ilíaca, lig. inguinal, tubérculo púbico, crista púbica, linha alba	Ativo unilateralmente: rotação do tórax para o lado oposto, flexão lateral da coluna vertebral; ativo bilateralmente: flexão do tronco, pressiona o abdome, respiração abdominal (expiração)
M. oblíquo interno do abdome Nn. intercostais caudais e plexo lombar	Aponeurose toracolombar (lâmina superficial), linha intermédia da crista ilíaca, lig. inguinal (dois terços laterais)	Cartilagens costais das costelas (IX), X a XII (margem inferior), linha alba bainha do M. reto do abdome No homem, separam-se dele os feixes mais inferiores como M. cremaster e vão para o funículo espermático	Ativo unilateralmente: rotação do tórax para o mesmo lado; flexão da coluna vertebral; ativo bilateralmente: flexão do tronco, pressiona o abdome, respiração abdominal (expiração)
M. transverso do abdome Nn. intercostais caudais (plexo lombar) N. genitofemoral	Cartilagens costais das costelas (V, VI), VII a XII (face interna), proc. costais das vértebras lombares, margem interna da crista ilíaca, lig. inguinal (terço lateral)	Linha alba bainha do M. reto do abdome No homem, separam-se dele os feixes mais inferiores como M. cremaster e vão para o funículo espermático	Pressiona o abdome, respiração abdominal (expiração)
M. quadrado do lombo Rr. musculares (plexo lombar); N. intercostal (N. torácico [T12])	Lábio interno da crista ilíaca (terço posterior), lig. iliolombar	Costela XII (região medial), proc. costal das vértebras L IV a L I	Abaixa as costelas (expiração), flexão lateral da coluna vertebral

(Continua)

Quadro 8.4 Músculos do tronco. (*Continuação*)

Músculo/inervação	Origem	Inserção	Função
Músculos anteriores do ombro			
M. peitoral maior Nn. peitorais medial e lateral (plexo braquial, parte infrassupraclavicular) Os feixes convergem para um tendão largo em forma de uma bolsa rasa aberta para cima	Parte clavicular: clavícula (metade medial) Parte esternocostal: manúbrio e corpo do esterno, cartilagem costal das costelas II a VI Parte abdominal: bainha do M. reto do abdome	Crista do tubérculo maior do úmero (através de um tendão único)	Articulação do ombro: adução, rotação medial, parte clavicular, anteversão Cíngulo do membro superior: abaixa, anteversão Tórax: eleva o esterno e amplia o tórax
M. peitoral menor Nn. peitorais medial e lateral (plexo braquial, parte infrassupraclavicular)	Costelas II a V (próximo do limite cartilagem-osso)	Margem medial do proc. coracoide da escápula	Cíngulo do membro superior: abaixa, anteversão Tórax: eleva as costelas superiores, amplia o tórax
M. subclávio N. subclávio (plexo braquial, parte supraclavicular)	Costela I (limite cartilagem-osso)	Clavícula (terço lateral)	Cíngulo do membro superior: abaixa (pequeno grau de ação), resistência à tração em direção lateral da clavícula
M. subescapular Nn. subescapulares (plexo braquial, parte infraclavicular)	Face costal da escápula, na fossa subescapular	Tubérculo menor do úmero	Articulação do ombro: rotação medial, abdução no plano escapular (parte cranial), adução no plano escapular (parte caudal)
Músculos do tórax			
M. peitoral maior Nn. peitorais medial e lateral (plexo braquial, partes infra e supraclavicular)	Parte clavicular: clavícula (metade esternal) Parte esternocostal: manúbrio e corpo do esterno, cartilagem costal das costelas I a VI Parte abdominal: aponeurose do M. reto abdominal	Crista do tubérculo maior do úmero	Articulação do ombro: adução do braço, rotação medial (interna), parte clavicular; anteversão Cíngulo do membro superior: abaixamento, anteversão, levanta as costelas superiores Tórax: levanta o esterno e alarga o tórax (músculos auxiliares na inspiração extrema)
M. peitoral menor Nn. peitorais medial e lateral (plexo braquial, partes infra e supraclavicular)	Costelas II a V (próximo da junção osteocartilagínea)	Proc. coracoide da escápula	Cíngulo do membro superior: abaixa, eleva as costelas superiores quando os braços estão apoiados e o cíngulo peitoral fixo Tórax: alarga o tórax (músculo auxiliar na inspiração extrema)
M. subclávio N. subclávio (plexo braquial, parte supraclavicular)	Costela I (junção osteocartilagínea)	Clavícula (terço lateral)	Cíngulo do membro superior: abaixa (diminuto grau de eficácia), opõe-se à lateralização da clavícula em direção lateral
M. subescapular Nn. subescapular (plexo braquial, parte infraclavicular)	Face costal, fossa subescapular	Tubérculo menor e parte vizinha da crista do tubérculo menor (abaixo da origem, fica situada a bolsa subtendínea do músculo subescapular)	Articulação do ombro: rotação medial (interna), abdução no plano escapular (parte cranial), adução no plano escapular (parte caudal)

(*Continua*)

Quadro 8.4 Músculos do tronco. *(Continuação)*

Músculo/inervação	Origem	Inserção	Função
Músculos do cíngulo do membro superior e dorso			
M. trapézio N. acessório [XI] e ramo direito do plexo cervical	Parte descendente: escama do occipital (entre as linhas nucal suprema e superior), proc. espinhoso das vértebras cervicais superiores (lig. nucal) Parte transversa: proc. espinhoso das vértebras cervicais inferiores e vértebras torácicas superiores Parte ascendente: proc. espinhoso das vértebras torácicas médias e inferiores	Parte descendente: clavícula (terço acromial) Parte transversa: acrômio Parte ascendente: espinha da escápula	Cíngulo do membro superior: Parte descendente: mantém a articulação do ombro e o braço, levanta a escápula e a gira para cima Parte transversa: adução da escápula Parte ascendente: abaixa a escápula e rotação para baixo Coluna vertebral: pela ação bilateral das partes transversa e ascendente, aplaina a cifose da coluna vertebral torácica
M. levantador da escápula Ramo direito do plexo cervical e N. dorsal da escápula (plexo braquial, parte supraclavicular)	Tubérculos posteriores dos proc. transverso das vértebras C I a C IV	Ângulo superior e parte medial adjacente da escápula	No cíngulo do membro superior: levanta a escápula e rotação para cima
M. romboide maior N. dorsal da escápula (plexo braquial, parte supraclavicular)	Proc. espinhoso das quatro vértebras torácicas superiores	Margem medial da escápula (inferior à espinha da escápula)	No cíngulo do membro superior: com o M. romboide menor, adução e levantamento da escápula; juntamente com o M. serrátil anterior, fixa a escápula no tronco
M. romboide menor N. dorsal da escápula (plexo braquial, parte supraclavicular)	Proc. espinhoso das vértebras C VI e C VII	Margem medial da escápula (cranial à espinha da escápula)	No cíngulo do membro superior: com o M. romboide maior, adução e levantamento da escápula; juntamente com o M. serrátil anterior, fixa a escápula no tronco
M. serrátil anterior N. torácico longo (plexo braquial, parte supraclavicular)	Parte superior: costelas I e II (moderadamente convergentes) Parte média: costelas II a IV (convergentes) Parte inferior: costelas V a (VIII) IX (fortes convergentes); interdigitadas com os dentes de origem do músculo oblíquo externo do abdome	Parte superior: ângulo superior da escápula Parte média: margem medial da escápula Parte inferior: ângulo inferior da escápula	No cíngulo do membro superior: Todas as partes: abdução da escápula; juntamente com os Mm. romboides, aperta a escápula contra o tórax Parte superior: eleva Parte média: abaixa Parte inferior: abaixa, rotação para lateral (para elevação do braço acima da horizontal) Tórax: pela fixação da escápula eleva as costelas (inspiração)
M. latíssimo do dorso N. toracodorsal (plexo braquial, parte supraclavicular)	Proc. espinhoso das seis vértebras torácicas inferiores, das vértebras lombares (sobre a aponeurose toracolombar), face dorsal do sacro, lábio externo da crista ilíaca (terço posterior), costelas (IX) X a XII	Crista do tubérculo menor e sulco intertubercular do úmero	Articulação do ombro: adução, rotação medial, retroversão No cíngulo do membro superior: adução e abaixamento da escápula
M. serrátil posterior superior N. cervical [C6] até o N. torácico [T2]	Proc. espinhoso das vértebras C VI e C VII e das vértebras T I e T II	Costelas II a V (sempre lateral ao ângulo das costelas)	Eleva da costela II a V (inspiração)

(Continua)

Quadro 8.4 Músculos do tronco. (Continuação)

Músculo/inervação	Origem	Inserção	Função
M. serrátil posterior inferior Ramo anterior do N. torácico [T11] até o N. lombar [L2]	Proc. espinhoso das vértebras T XI a T XII e das vértebras L I e L II e aponeurose	Costelas IX a XII (margem inferior)	Abaixa da costela IX a XII (expiração); como antagonista da ação de tração do diafragma, também ativo na inspiração forçada
M. iliocostal do lombo, parte lombar Rr. posteriores dos Nn. lombares	Em comum com o M. longuíssimo do tórax, do proc. espinhoso das vértebras lombares, face dorsal do sacro, crista ilíaca (terço posterior), aponeurose toracolombar	Costelas V a XII (no ângulo da costela)	Ativo de um só lado: flexão lateral Em ambos os lados: extensão
M. iliocostal do lombo, parte torácica Rr. posteriores dos Nn. torácicos	Costelas XII a VII (medial ao ângulo da costela)	Costelas (VI) VII a I (no ângulo da costela)	Ativo de um só lado: flexão lateral Em ambos os lados: extensão
M. iliocostal do pescoço Rr. posteriores dos Nn. cervicais	Costelas VII a (IV) III (medial ao ângulo da costela)	Proc. transverso das vértebras C VI a (C IV) C III	Ativo de um só lado: flexão lateral Em ambos os lados: extensão
M. longuíssimo do tórax Rr. posteriores dos Nn. espinais	Em comum com o M. iliocostal do lombo, do proc. espinhoso das vértebras lombares, face posterior do sacro, vértebras L II e L I e processo transverso das vértebras T XII a T VI	Parte medial: vértebra L V, proc. acessório das vértebras L IV a L I, proc. transverso das vértebras torácicas Parte lateral: proc. costal das vértebras L IV a L I, aponeurose toracolombar (lâmina profunda), costelas XII a II (medial ao ângulo da costela)	Ativo de um só lado: flexão lateral Em ambos os lados: extensão
M. longuíssimo do pescoço Rr. posteriores dos Nn. espinais	Proc. transverso das vértebras T IV a T VI e das vértebras C VII a C III	Proc. transverso das vértebras C V a C II	Ativo de um só lado: flexão lateral Em ambos os lados: extensão
M. longuíssimo da cabeça Rr. posteriores dos Nn. espinais	Proc. transverso da vértebra T III até a vértebra C III	Proc. mastoide (margem posterior)	Ativo de um só lado: flexão lateral Em ambos os lados: extensão
Mm. intertransversários laterais do lombo Rr. posteriores e anteriores dos Nn. espinais	Tuberosidade ilíaca, proc. costal e acessório das vértebras L V a L I, proc. transverso da vértebra T XII	Proc. costal da vértebra L V, proc. transverso da vértebra T I	Ativo de um só lado: flexão lateral Em ambos os lados: extensão
Mm. intertransversários do tórax	Proc. acessório das vértebras T XII a T X	Proc. acessório e mamilar da vértebra L I até o proc. transverso da vértebra T XI	Ativo de um só lado: flexão lateral Em ambos os lados: extensão
Mm. intertransversários posteriores do pescoço	Proc. transverso das vértebras C VI a C I	Proc. transverso das vértebras C VII a C II	Ativo de um só lado: flexão lateral Em ambos os lados: extensão
Mm. intertransversários anteriores do pescoço	Proc. transverso das vértebras C VI a C I	Proc. transverso das vértebras C VII a C II	Ativo de um só lado: flexão lateral Em ambos os lados: extensão
M. esplênio do pescoço Rr. posteriores dos Nn. cervicais	Proc. espinhoso da vértebra T III até a vértebra C VII; lig. nucal (desde a vértebra C III)	Proc. mastoide, linha nucal superior	Ativo de um só lado: flexão lateral, rotação da parte cervical da coluna vertebral e cabeça para o mesmo lado Ativo em ambos os lados: extensão da parte cervical da coluna vertebral
M. esplênio da cabeça Rr. posteriores dos Nn. cervicais	Proc. espinhoso das vértebras C VI a C III, lig. supraespinal	Tubérculos posteriores do proc. transverso das vértebras (C III) C II a C I	Ativo de um só lado: flexão lateral, rotação da parte cervical da coluna vertebral e cabeça para o mesmo lado Ativo em ambos os lados: extensão da parte cervical da coluna vertebral

(Continua)

Quadro 8.4 Músculos do tronco. (*Continuação*)

Músculo/inervação	Origem	Inserção	Função
Mm. levantadores das costelas Rr. posteriores do N. cervical [C8] e Nn. torácicos	Proc. transverso da vértebra T XI até a vértebra C VII	Costelas XII a I (sempre laterais ao ângulo da costela)	Elevam as costelas; flexão lateral e rotação da coluna vertebral
Músculos da região glútea			
M. glúteo máximo N. glúteo inferior (plexo sacral)	Face glútea do ílio, face posterior do sacro e do cóccix	Abaixo do côndilo lateral da tíbia (sobre o trato iliotibial) e da tuberosidade glútea do fêmur	Articulação do quadril: Porção mais cranial: extensão, rotação lateral, abdução Porção mais caudal: extensão, rotação lateral, adução Articulação do joelho (sobre o trato iliotibial): extensão
M. glúteo médio N. glúteo superior (plexo sacral)	Face glútea do ílio (entre as linhas glúteas anterior e posterior)	Trocanter maior do fêmur (margem mais lateral)	Articulação do quadril: Porção mais ventral: abdução, flexão, rotação medial Porção mais dorsal: abdução, extensão, rotação lateral
M. glúteo mínimo N. glúteo superior (plexo sacral)	Face glútea do ílio (entre as linhas glúteas anterior e inferior)	Face anterior do trocanter maior do fêmur	Articulação do quadril: Parte mais ventral: abdução, flexão, rotação medial Parte mais dorsal: abdução, extensão, rotação lateral
M. piriforme N. isquiático e/ou N. do músculo piriforme (plexo sacral)	Face pélvica do sacro	Margem superior do trocanter maior do fêmur	Articulação do quadril: rotação lateral, extensão, adução
M. obturador interno N. do músculo obturador interno e Rr. musculares (plexo sacral)	Circunferência do forame obturado (face medial)	Trocanter maior do fêmur	Articulação do quadril: rotação lateral, adução, extensão
M. obturador externo N. obturatório (plexo lombar)	Circunferência do forame obturado (face lateral), membrana obturatória	Fossa trocantérica do fêmur	Articulação do quadril: rotação lateral, adução, flexão
M. gêmeo superior N. do músculo obturador interno e Rr. musculares (plexo sacral)	Espinha isquiática do osso do quadril	Fossa trocantérica do fêmur	Articulação do quadril: rotação lateral, adução, extensão
M. gêmeo inferior N. do músculo obturador interno e Rr. musculares (plexo sacral)	Túber isquiático	Fossa trocantérica do fêmur	Articulação do quadril: rotação lateral, adução, extensão
M. quadrado femoral N. do músculo quadrado da coxa (plexo sacral)	Túber isquiático (margem mais lateral)	Crista intertrocantérica do fêmur	Articulação do quadril: rotação lateral, adução, extensão

Capítulo 8 • Sistema Muscular 127

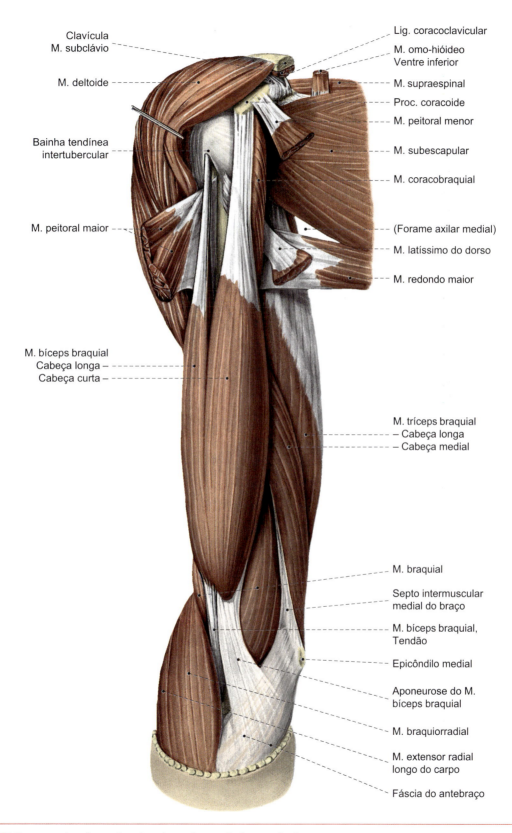

Figura 8.23 Vista anterior dos músculos do ombro e do braço direito.

128 Anatomia Humana | Texto e Atlas

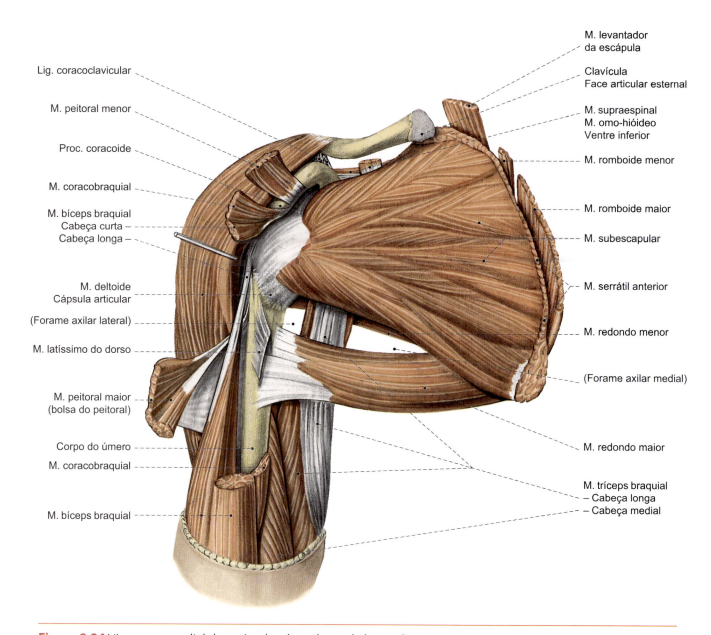

Figura 8.24 Vista anteromedial dos músculos do ombro e do braço direito.

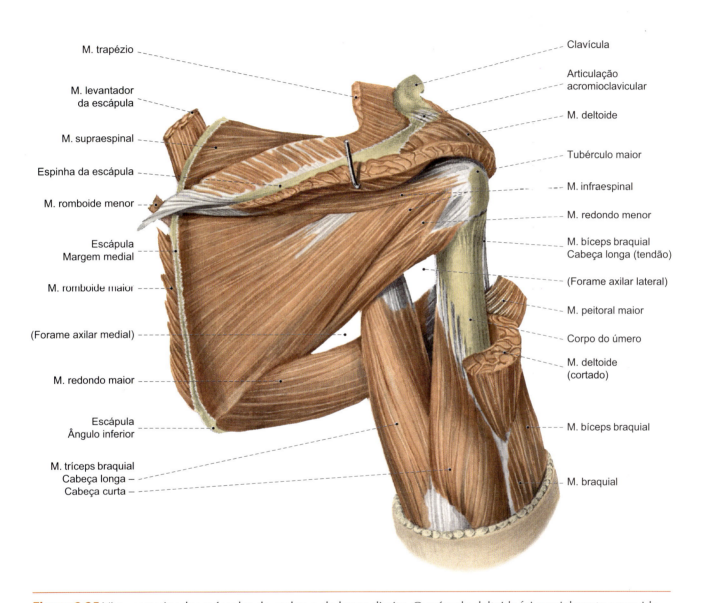

Figura 8.25 Vista posterior dos músculos do ombro e do braço direito. O músculo deltoide foi parcialmente removido.

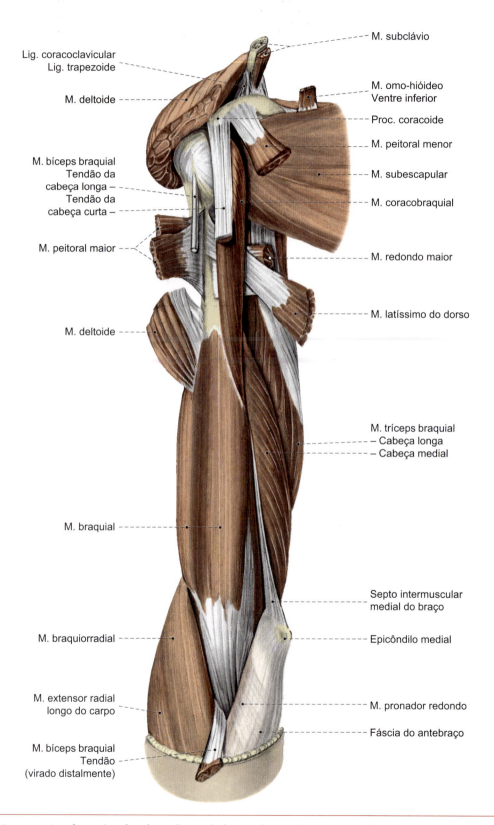

Figura 8.26 Vista anterior dos músculos do ombro e do braço direito. O músculo deltoide foi parcialmente removido.

Capítulo 8 • Sistema Muscular 131

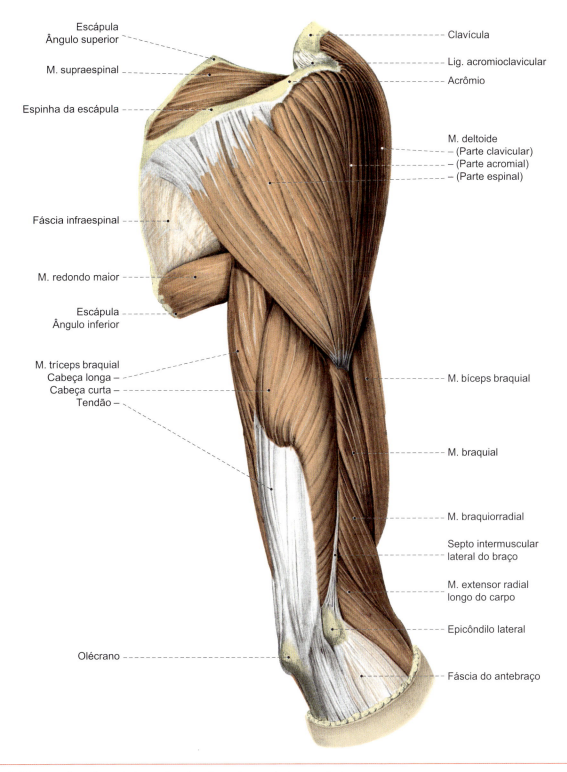

Figura 8.27 Vista dorsolateral dos músculos do ombro e do braço direito.

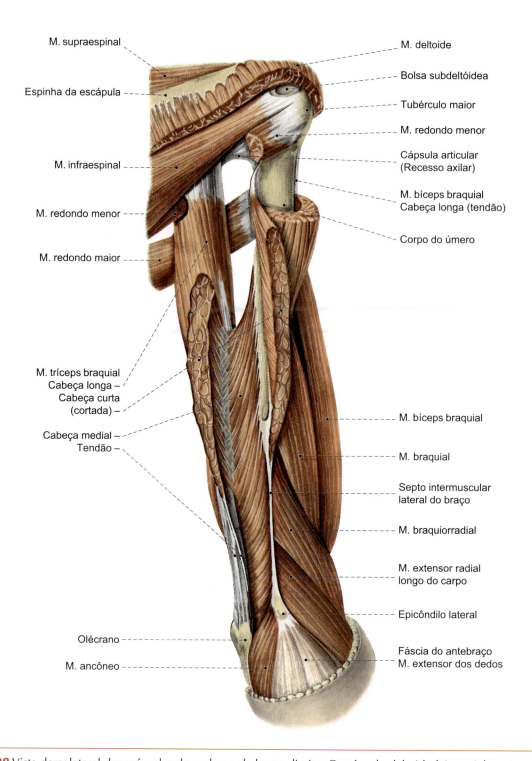

Figura 8.28 Vista dorsolateral dos músculos do ombro e do braço direito. O músculo deltoide foi parcialmente removido.

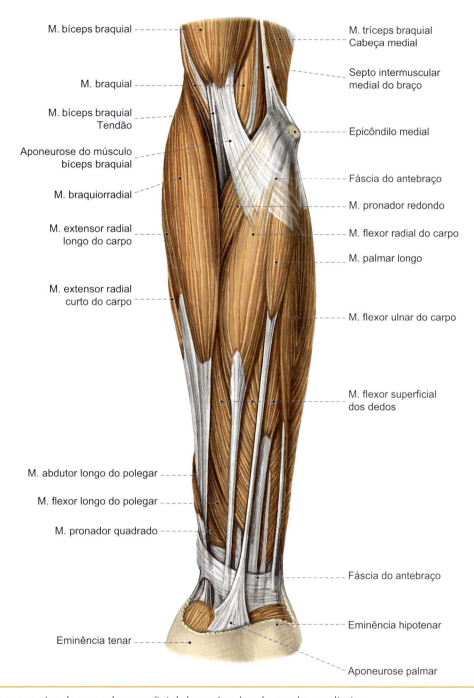

Figura 8.29 Vista anterior da camada superficial dos músculos do antebraço direito.

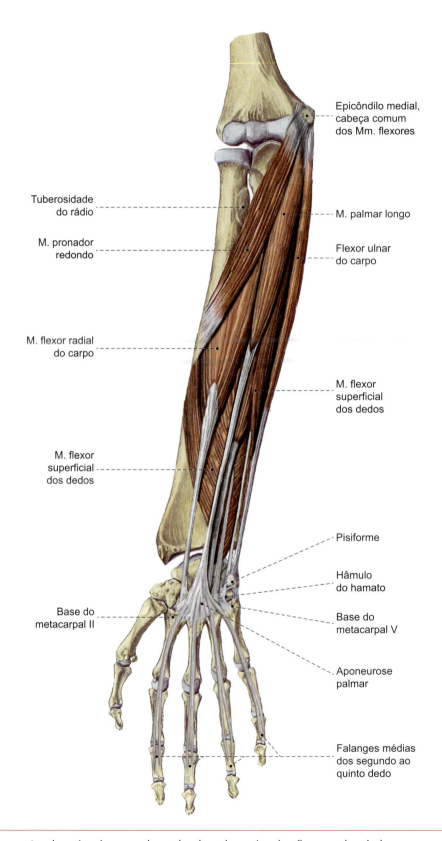

Figura 8.30 Vista anterior do músculo pronador redondo e dos músculos flexores dos dedos.

Capítulo 8 • Sistema Muscular 135

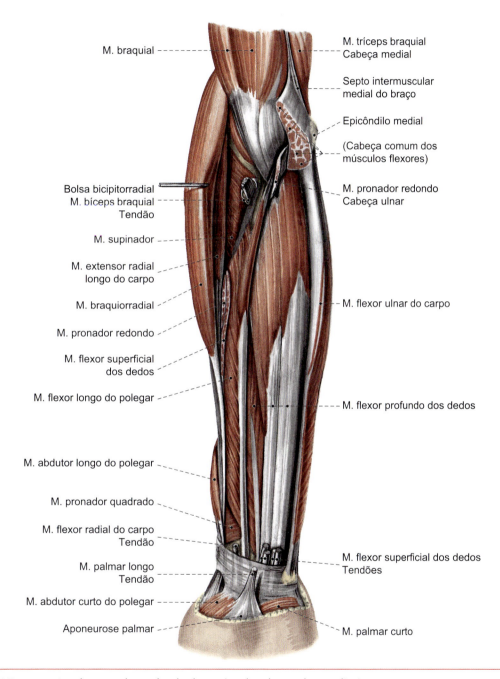

Figura 8.31 Vista anterior da camada profunda dos músculos do antebraço direito.

136 Anatomia Humana | Texto e Atlas

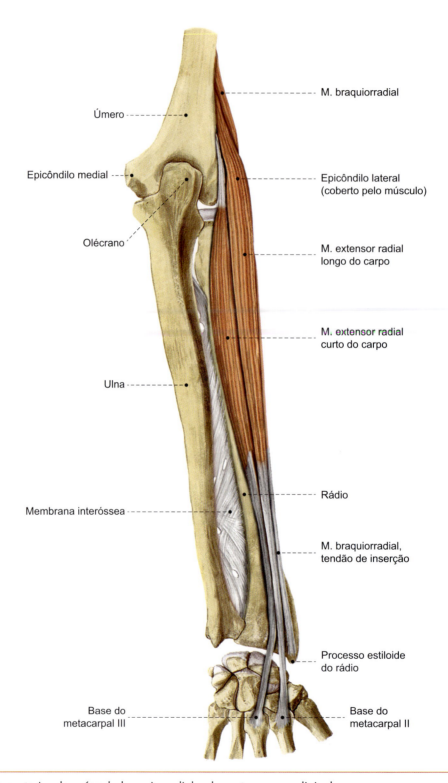

Figura 8.32 Vista posterior do músculo braquiorradial e dos extensores radiais do carpo.

Capítulo 8 • Sistema Muscular 137

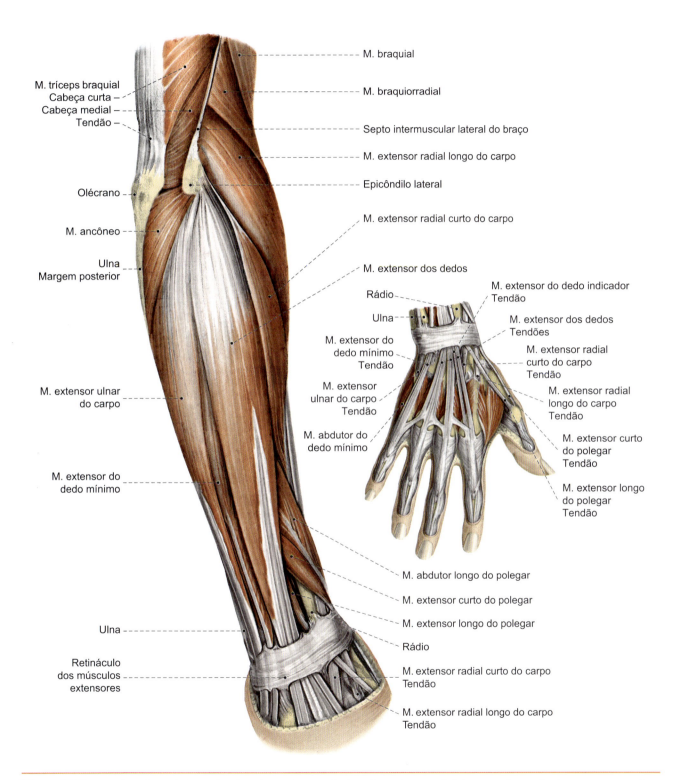

Figura 8.33 Vista dorsolateral dos músculos do antebraço direito. Camada superficial no antebraço ligeiramente pronado.

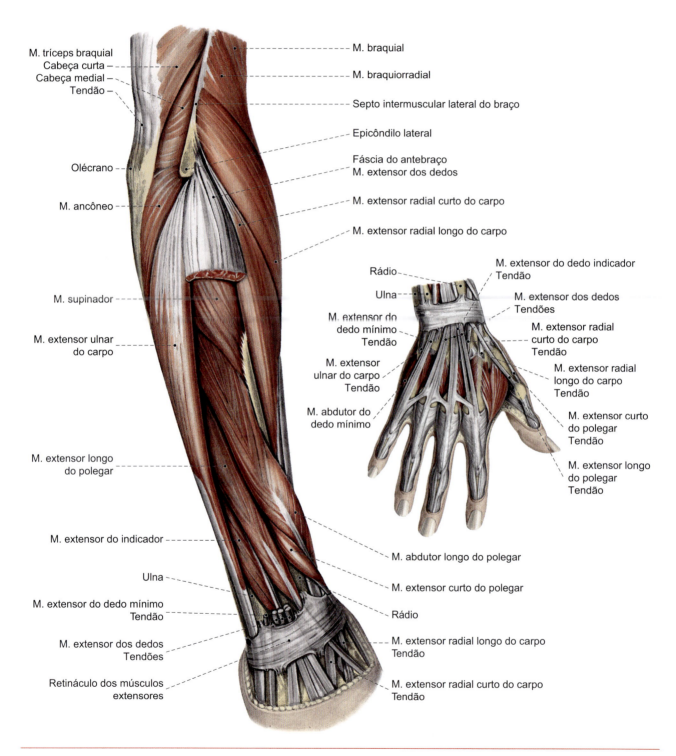

Figura 8.34 Vista dorsolateral dos músculos do antebraço direito. Camada profunda no antebraço ligeiramente pronado.

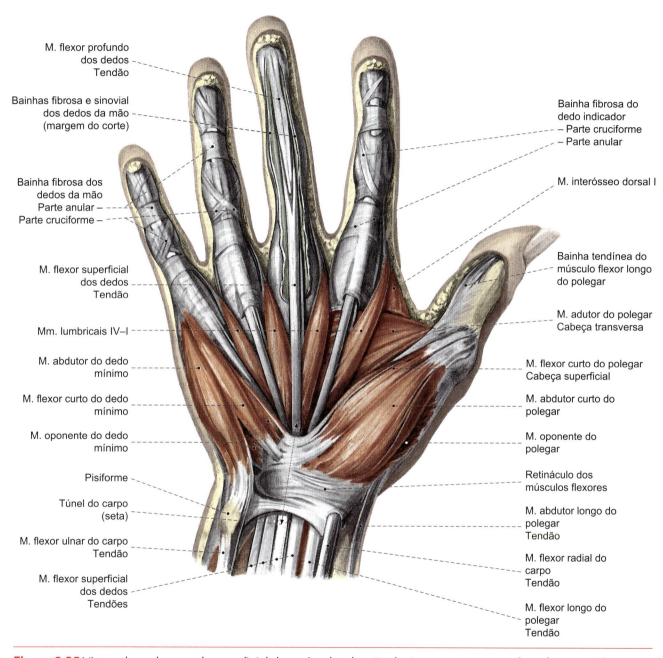

Figura 8.35 Vista palmar da camada superficial dos músculos da mão direita. A aponeurose palmar foi removida.

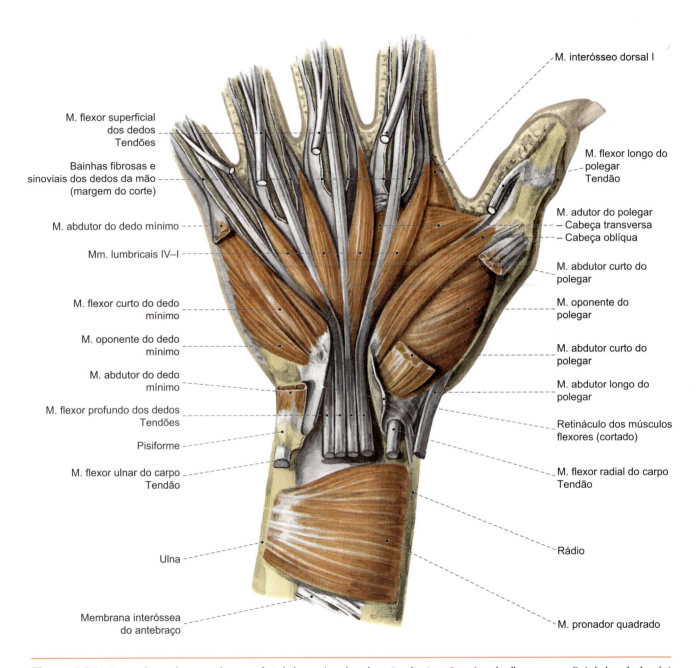

Figura 8.36 Vista palmar da camada superficial dos músculos da mão direita. O músculo flexor superficial dos dedos foi removido, e o túnel do carpo, aberto.

Capítulo 8 • Sistema Muscular 141

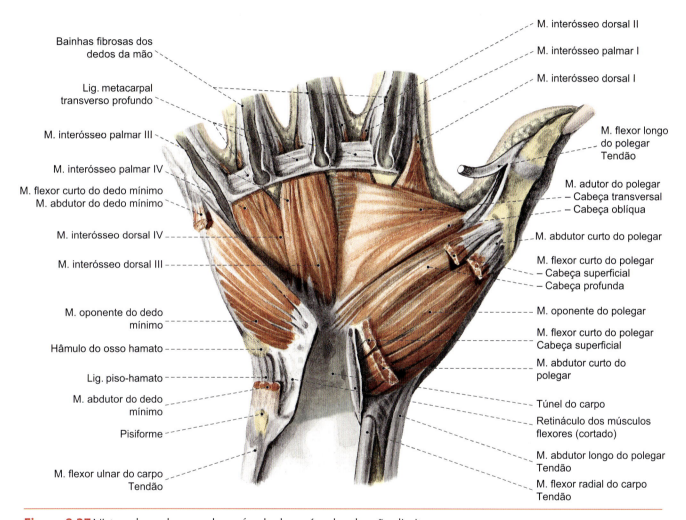

Figura 8.37 Vista palmar da camada profunda dos músculos da mão direita.

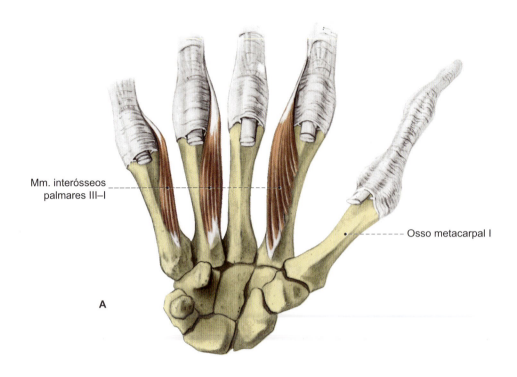

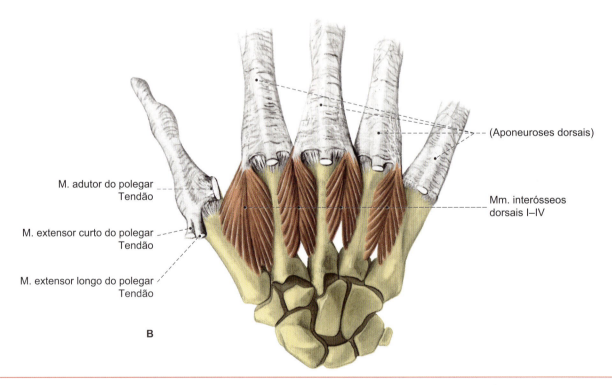

Figura 8.38 Músculos interósseos da mão direita. **A.** Vista palmar dos músculos interósseos palmares. **B.** Vista posterior dos músculos interósseos dorsais.

Quadro 8.5 Músculos dos membros superiores.

Músculo/inervação	Origem	Inserção	Função
Músculos do ombro			
M. deltoide N. axilar (plexo braquial, parte infraclavicular)	Parte clavicular: terço acromial da clavícula Parte acromial: acrômio Parte espinal: espinha da escápula	Tuberosidade do músculo deltoide do úmero	Articulação do ombro: Parte clavicular: adução, rotação medial (interna), anteversão Parte acromial: abdução até a horizontal Parte espinal: adução, rotação lateral (externa), retroversão Todas as partes: aguentam o peso do braço
M. supraespinal N. supraescapular (plexo braquial, parte supraclavicular)	Fossa supraespinal da escápula	Tubérculo maior do úmero	Articulação do ombro: abdução no plano escapular até a horizontal, rotação lateral (externa)
Infraespinal N. supraescapular (plexo braquial, parte supraclavicular)	Fossa infraespinal	Tubérculo maior do úmero, abaixo do supraespinal	Articulação do ombro: Parte cranial: rotação lateral (externa), abdução no plano escapular Parte caudal: rotação lateral (externa), adução no plano escapular
Redondo menor N. axilar (plexo braquial, parte infraclavicular)	Margem lateral da escápula	Tubérculo maior do úmero, abaixo do infraespinal	Articulação do ombro: rotação lateral (externa), adução no plano escapular
Redondo maior N. subescapular ou N. toracodorsal (plexo braquial, parte infraclavicular)	Margem lateral, da escápula, terço inferior	Crista do tubérculo menor do úmero	Articulação do ombro: rotação medial (interna), adução no plano escapular
Latíssimo do dorso N. toracodorsal (plexo braquial, parte infraclavicular)	Proc. espinhoso das seis vértebras torácicas inferiores, as vértebras lombares (sobre a fáscia toracolombar), face dorsal do osso sacro, crista ilíaca (terço dorsal), costelas IX, X e XII	Crista do tubérculo menor e sulco intertubercular do úmero	Articulação do ombro: adução, rotação medial (interna), retroversão Cíngulo do membro superior: adução e abaixamento da escápula
Músculos ventrais do braço			
M. bíceps braquial N. musculocutâneo (plexo braquial, parte infraclavicular)	Cabeça longa: tubérculo supraglenoidal do úmero e lábio glenoidal Cabeça curta: proc. coracoide da escápula	Tuberosidade do rádio e aponeurose do M. bíceps braquial	Articulação do ombro: Cabeça longa: abdução, anteversão, rotação medial (interna) Cabeça curta: adução, anteversão, rotação medial (interna) Ambas as partes: suportam o peso do braço Articulação do cotovelo: flexão, supinação
M. corabraquial N. musculocutâneo (plexo braquial, parte infraclavicular)	Proc. coracoide da escápula	Face anterior do úmero	Articulação do ombro: rotação medial (interna) adução, anteversão
M. braquial N. musculocutâneo (plexo braquial, parte infraclavicular)	Face anterior e medial do úmero (distal à tuberosidade deltóidea)	Tuberosidade da ulna e proc. coronoide	Articulação do cotovelo: flexão
Músculos posteriores do braço			
M. tríceps braquial N. radial (plexo braquial, parte infraclavicular)	Cabeça longa: tubérculo infraglenoidal e lábio glenoidal da escápula Cabeça medial: face posterior do úmero (acima do sulco do N. radial) Cabeça lateral: face posterior do úmero (abaixo do sulco do N. radial)	Face posterior do olécrano da ulna	Articulação do ombro: adução (somente a cabeça longa), (suporta o peso do braço) Articulação do cotovelo: extensão

(Continua)

Quadro 8.5 Músculos dos membros superiores. (Continuação)

Músculo/inervação	Origem	Inserção	Função
Músculos anteriores superficiais do antebraço			
M. pronador redondo N. mediano (plexo braquial, parte infraclavicular)	Cabeça umeral: epicôndilo medial do úmero Cabeça ulnar: face medial da ulna (distal ao proc. coronoide)	Face lateral e posterior do rádio (terço médio)	Articulação do cotovelo: Cabeça umeral: pronação, flexão Cabeça ulnar: pronação
M. flexor radial do carpo N. mediano (plexo braquial, parte infraclavicular)	Epicôndilo medial do úmero	Face palmar da base do metacarpal II	Articulação do cotovelo: flexão, pronação Articulação radiocarpal: flexão palmar, abdução pararradial
M. palmar longo N. mediano (plexo braquial, parte infraclavicular)	Cabeça umeroulnar: epicôndilo medial do úmero, proc. coronoide Cabeça radial: face anterior do rádio	Aponeurose palmar e parte distal do retináculo dos músculos flexores	Articulação do cotovelo: flexão Articulação radiocarpal: flexão palmar, extensão da aponeurose palmar
M. flexor superficial dos dedos N. mediano (plexo braquial, parte infraclavicular)	Cabeça umeroulnar: epicôndilo medial do úmero, proc. coronoide Cabeça radial: face anterior do rádio	Com quatro tendões longos nas bases das falanges médias do segundo ao quinto dedo	Articulação do cotovelo: flexão Articulação radiocarpal: flexão palmar, abdução paraulnar Articulação metacarpofalângica (II-V): flexão, adução Articulação interfalângica proximal (II-V): flexão
M. flexor ulnar do carpo N. ulnar (plexo braquial, parte infraclavicular)	Cabeça umeral: epicôndilo medial do úmero Cabeça ulnar: olécrano, margem posterior da ulna (dois terços superiores)	Pisiforme, base do metacarpal V e hamato	Articulação do cotovelo: flexão Articulação radiocarpal: flexão palmar, abdução paraulnar
Músculos ventrais profundos do antebraço			
M. flexor profundo dos dedos N. ulnar para a parte ulnar, N. mediano para a parte radial (plexo braquial, parte infraclavicular)	Face anterior e medial da ulna (dois terços proximais), membrana interóssea	Base da falante distal do 2º até o 5º dedo	Articulação radiocarpal: flexão palmar Articulação metacarpofalângica (II-V): flexão, adução Articulação interfalângica (II-V): flexão
M. flexor longo do polegar N. mediano (plexo braquial, parte infraclavicular)	Terço médio da face anterior do rádio e membrana interóssea	Base da falange distal do polegar	Articulação radiocarpal: flexão palmar Articulação carpometacarpal do polegar: adução, oposição Articulação interfalângica do polegar: flexão
M. pronador quadrado N. interósseo anterior (N. mediano, plexo braquial, parte infraclavicular)	Face anterior da ulna	Margem e face anteriores do rádio	Articulação radiulnar: pronação
Músculos laterais do antebraço			
M. braquiorradial N. radial (plexo braquial, parte infraclavicular)	Margem lateral do úmero	Proc. estiloide do rádio	Articulação do cotovelo: flexão, pronação ou supinação
M. extensor radial longo do carpo N. radial (plexo braquial, parte infraclavicular)	Crista supraepicondilar lateral do úmero (extremidade distal), epicôndilo lateral	Face dorsal da base do metacarpal II	Articulação do cotovelo: flexão, pronação ou supinação Articulação radiocarpal: dorsiflexão, abdução pararradial
M. extensor radial curto do carpo N. radial (plexo braquial, parte infraclavicular)	Epicôndilo lateral do úmero	Face dorsal da base do metacarpal III	Articulação do cotovelo: flexão, pronação Articulação radiocarpal: dorsiflexão, abdução pararradial

(Continua)

Quadro 8.5 Músculos dos membros superiores. (*Continuação*)

Músculo/inervação	Origem	Inserção	Função
Músculos posteriores superficiais do antebraço			
M. ancôneo N. radial (plexo braquial, parte infraclavicular)	Epicôndilo lateral do úmero, porção lateral da cabeça medial contígua ao M. tríceps braquial	Face posterior da ulna distal ao olécrano	Articulação do cotovelo: extensão
M. extensor dos dedos N. radial (plexo braquial, parte infraclavicular)	Epicôndilo lateral do úmero e fáscia do antebraço	Do 2º até o 5º dedo, na aponeurose dorsal	Articulação do cotovelo: extensão Articulação radiocarpal: dorsiflexão, abdução paraulnar Articulação metacarpofalângica (II-V)/articulação interfalângica (II-V): extensão
M. extensor do dedo mínimo N. radial (plexo braquial, parte infraclavicular)	Epicôndilo lateral do úmero e fáscia do antebraço	Aponeurose dorsal do 5º dedo	Articulação do cotovelo: extensão Articulação radiocarpal: dorsiflexão, abdução paraulnar Articulação metacarpofalângica (V)/articulação interfalângica (V): extensão
M. extensor ulnar do carpo N. radial (plexo braquial, parte infraclavicular)	Cabeça umeral: epicôndilo lateral do úmero Cabeça ulnar: face posterior da ulna	Face dorsal da base do metacarpal V	Articulação do cotovelo: extensão Articulação radiocarpal: dorsiflexão, abdução paraulnar
Músculos posteriores profundos do antebraço			
M. supinador N. radial (plexo braquial, parte infraclavicular)	Epicôndilo lateral do úmero	Face lateral do rádio, superiormente ao pronador redondo	Articulação do cotovelo: extensão Articulação radiocarpal: dorsiflexão, abdução paraulnar
M. extensor longo do polegar N. radial (plexo braquial, parte infraclavicular)	Face posterior da ulna e membrana interóssea	Falange distal do polegar	Articulação radiocarpal: dorsiflexão, abdução pararradial Articulação carpometacarpofalângica do polegar/articulação interfalângica do polegar: extensão
M. extensor do indicador N. radial (plexo braquial, parte infraclavicular)	Face posterior da ulna (terço distal) e membrana interóssea	Aponeurose dorsal do dedo indicador	Articulação radiocarpal: dorsiflexão, abdução pararradial Articulação metacarpofalângica (II): extensão, adução Articulação interfalângica (II): extensão
M. abdutor longo do polegar N. radial (plexo braquial, parte infraclavicular)	Face posterior da ulna, membrana interóssea, face posterior do rádio	Base do metacarpal I	Articulação radiulnar: supinação Articulação radiocarpal: flexão palmar, abdução pararradial Articulação carpometacarpal do polegar: extensão
M. extensor curto do polegar N. radial (plexo braquial, parte infraclavicular)	Face posterior do rádio, membrana interóssea	Base da falange proximal do polegar	Articulação radiocarpal: flexão palmar, abdução pararradial Articulação carpometacarpal do polegar: abdução, reposição Articulação interfalângica do polegar: extensão
Músculos da região palmar (hipotenar)			
M. palmar curto N. ulnar, R. superficial (plexo braquial, parte infraclavicular)	Margem medial da aponeurose palmar	Pele da eminência hipotenar	Estende a pele na região da eminência hipotenar
M. abdutor do dedo mínimo N. ulnar, R. profundo (plexo braquial, parte infraclavicular)	Osso pisiforme e retináculo dos músculos flexores	Aponeurose dorsal do 5º dedo	Articulação carpometacarpal (V): oposição Articulação metacarpofalângica (V): abdução Articulação interfalângica (V): extensão

(*Continua*)

Quadro 8.5 Músculos dos membros superiores. (Continuação)

Músculo/inervação	Origem	Inserção	Função
M. flexor curto do dedo mínimo N. ulnar, R. profundo (plexo braquial, parte infraclavicular)	Retináculo dos músculos flexores, hâmulo do hamato	Base da falange proximal do 5º dedo	Articulação carpometacarpal (V): oposição Articulação metacarpofalângica (V): flexão, abdução
M. oponente do dedo mínimo N. ulnar, R. profundo (plexo braquial, parte infraclavicular)	Retináculo dos Mm. flexores, hâmulo do hamato	Face medial do metacarpal V	Articulação carpometacarpal (V): oposição
Região tenar			
M. abdutor curto do polegar N. mediano (plexo braquial, parte infraclavicular)	Retináculo dos músculos flexores, tuberosidade do escafoide	Margem lateral da base da falange proximal do polegar e irradiação na aponeurose dorsal do polegar	Articulação carpometacarpal do polegar: abdução, oposição Articulação metacarpofalângica do polegar: flexão
M. flexor curto do polegar Cabeça superficial: N. mediano Cabeça profunda: N. ulnar, R. profundo (plexo braquial, parte infraclavicular)	Cabeça superficial: retináculo dos músculos flexores Cabeça profunda: ossos capitato, trapézio, trapezoide e base do metacarpal I	Margem da base da falange proximal do polegar e irradiação na aponeurose dorsal do polegar	Articulação carpometacarpal do polegar: oposição, adução Articulação metacarpofalângica do polegar: flexão
M. oponente do polegar N. mediano e N. ulnar (plexo braquial, parte infraclavicular)	Retináculo dos músculos flexores, tubérculo do trapézio	Margem lateral do metacarpal I	Articulação carpometacarpal do polegar: oposição, adução
M. adutor do polegar N. ulnar, R. profundo (plexo braquial, parte infraclavicular)	Cabeça oblíqua: capitato e base do metacarpal II Cabeça transversa: face palmar do metacarpal III	Margem medial da base da falange proximal do polegar e irradiação na aponeurose dorsal do polegar	Articulação carpometacarpal do polegar: adução, oposição Articulação metacarpofalângica do polegar: flexão
Músculos profundos da palma da mão			
Mm. lumbricais I-IV N. mediano (I, II); N. ulnar (III, IV) (plexo braquial, parte infraclavicular)	Para os dedos II e III, lateralmente ao tendão dos flexores profundos; para os dedos IV e V, lateral e medialmente aos respectivos tendões	Parte medial, da aponeurose dorsal dos dedos II a V	Articulação metacarpofalângica (II-V): flexão, abdução pararradial Articulação interfalângica (II-V): extensão
Mm. interósseos palmares I-III N. ulnar (plexo braquial, parte infraclavicular)	Medial ao metacarpal II, lateral aos metacarpais IV e V	Aponeurose dorsal dos dedos II, IV, V	Articulação metacarpofalângica (II, IV, V): flexão, adução (em relação ao dedo médio) Articulação interfalângica (II, IV, V): extensão
Mm. interósseos dorsais I-IV N. ulnar (plexo braquial, parte infraclavicular)	Lados virados, um para o outro, dos metacarpais I-V (duas cabeças)	Aponeurose dorsal dos dedos II a IV	Articulação metacarpofalângica (II-IV): flexão, abdução (em relação ao dedo médio) Articulação interfalângica (II-IV): extensão

Músculos dos membros inferiores

Os músculos dos membros inferiores são apresentados nas Figuras 8.39 a 8.51 e no Quadro 8.6.

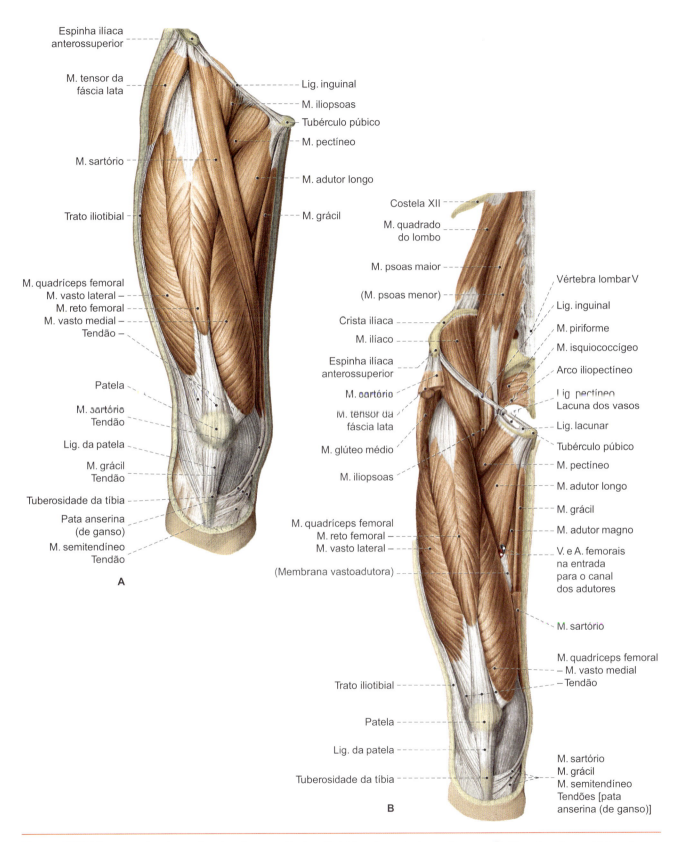

Figura 8.39 Vista anterior dos músculos da coxa direita. **A.** Músculos anteriores da coxa. **B.** Os músculos sartório e tensor da fáscia lata foram parcialmente removidos. Alguns músculos da pelve são mostrados adicionalmente. (*Continua*)

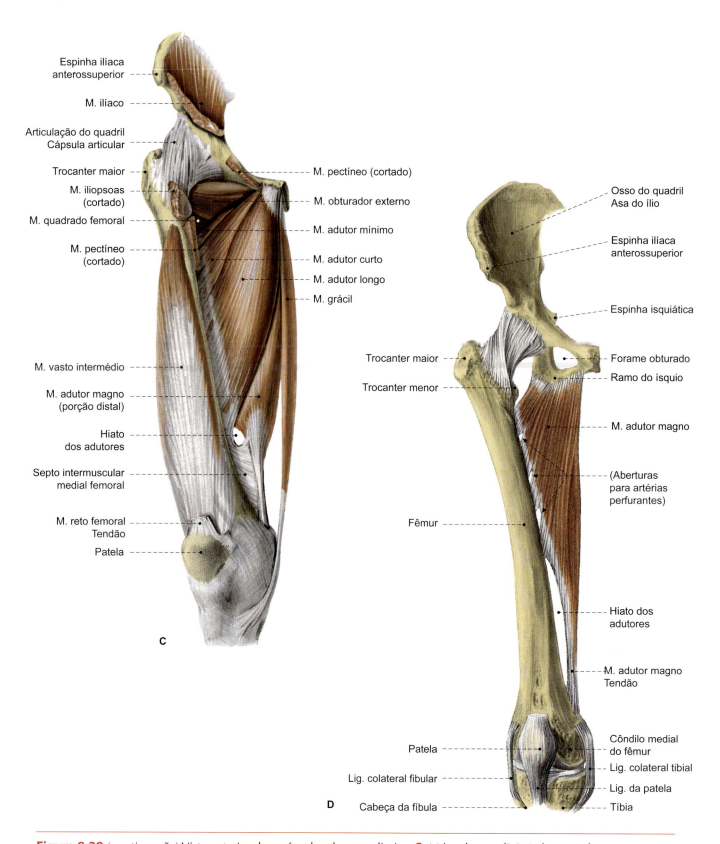

Figura 8.39 (*continuação*) Vista anterior dos músculos da coxa direita. **C.** Músculos mediais (adutores) da coxa e a parte profunda do M. quadríceps femoral. **D.** M. adutor magno.

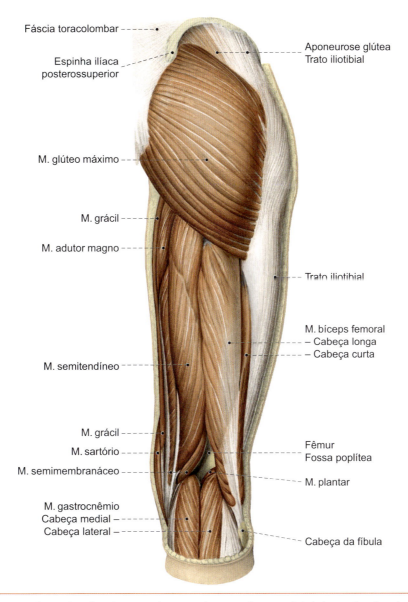

Figura 8.40 Vista posterior dos músculos da coxa direita e da camada superficial dos músculos do quadril.

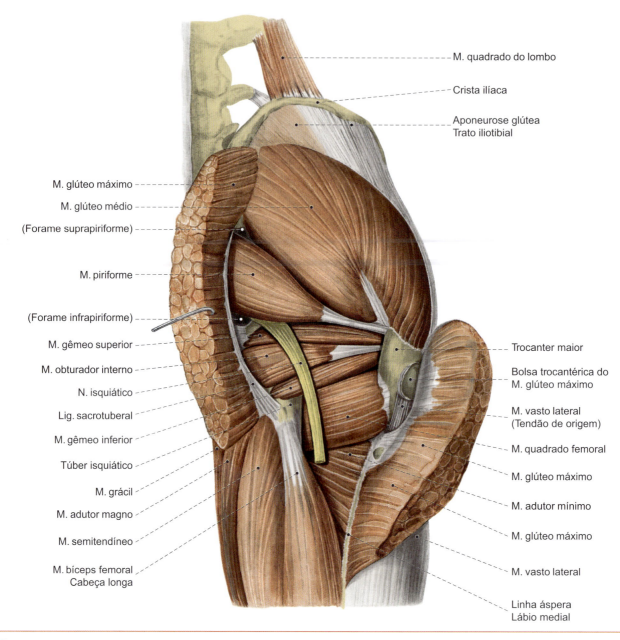

Figura 8.41 Vista posterior da camada profunda dos músculos do quadril direito. O músculo glúteo máximo foi transeccionado e rebatido.

Capítulo 8 • Sistema Muscular 151

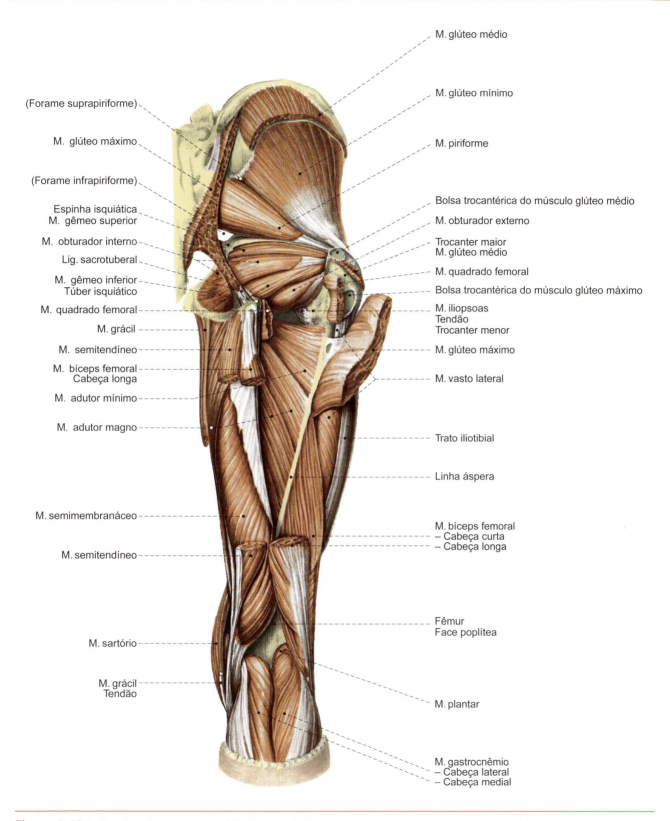

Figura 8.42 Músculos da coxa e quadril direitos (30%). Camada muscular profunda. Os músculos superficiais foram parcialmente removidos. Vista dorsal.

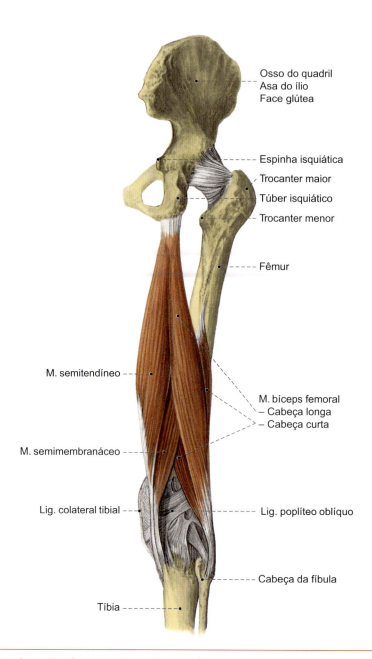

Figura 8.43 Vista posterior dos músculos posteriores da coxa direita.

Capítulo 8 • Sistema Muscular 153

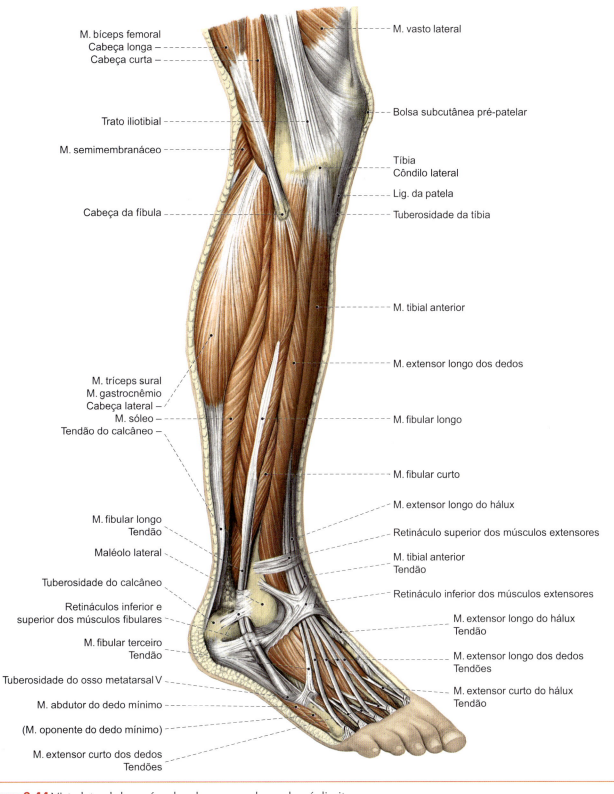

Figura 8.44 Vista lateral dos músculos da perna e dorso do pé direito.

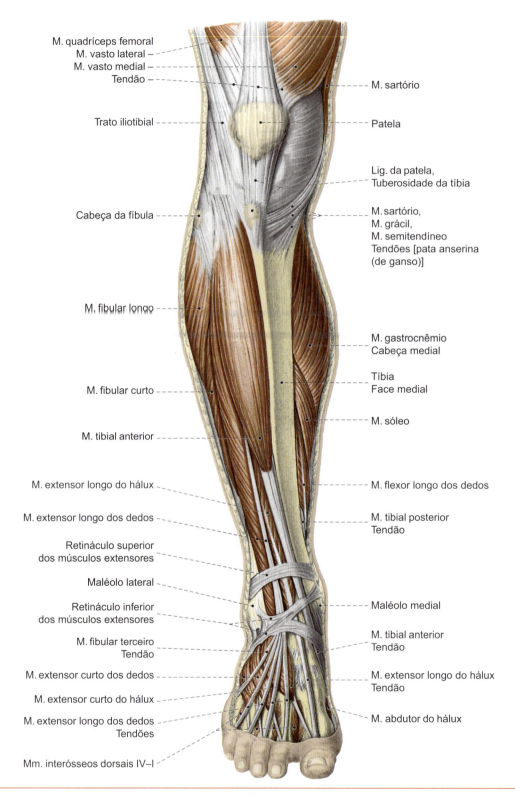

Figura 8.45 Vista anterior dos músculos da perna e dorso do pé direito.

Capítulo 8 • Sistema Muscular 155

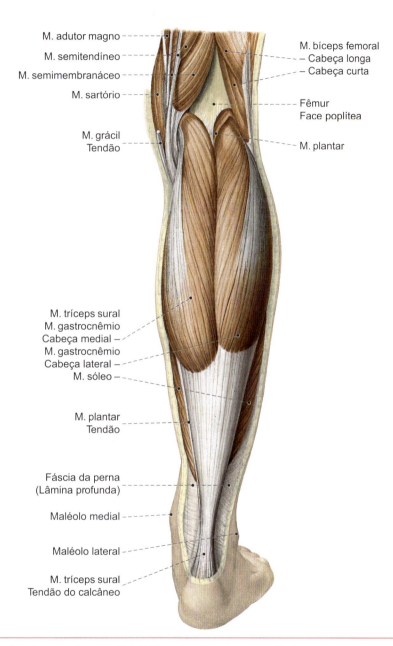

Figura 8.46 Vista posterior da camada superficial dos músculos da perna direita.

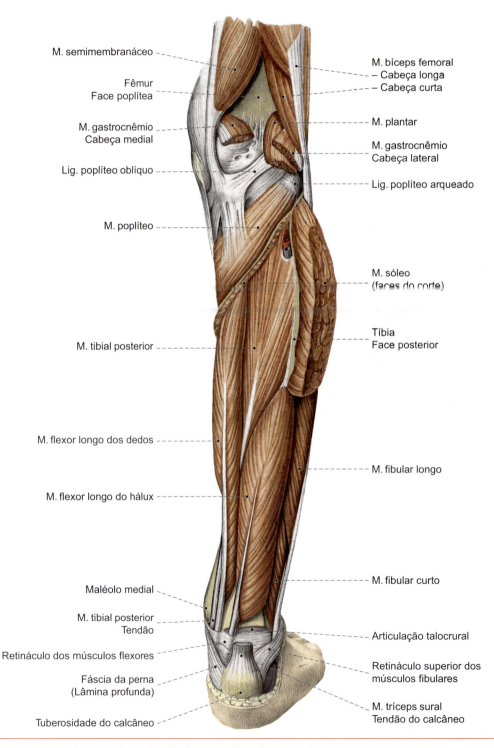

Figura 8.47 Vista posterior da camada profunda dos músculos da perna direita.

Capítulo 8 • Sistema Muscular 157

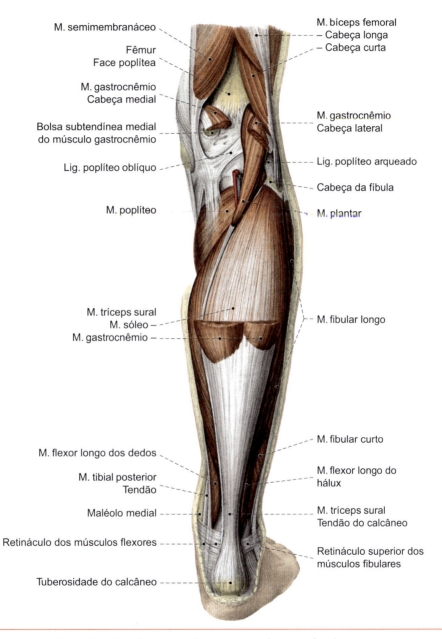

Figura 8.48 Vista posterior dos músculos da perna direita (camada superficial após remoção parcial do músculo gastrocnêmio).

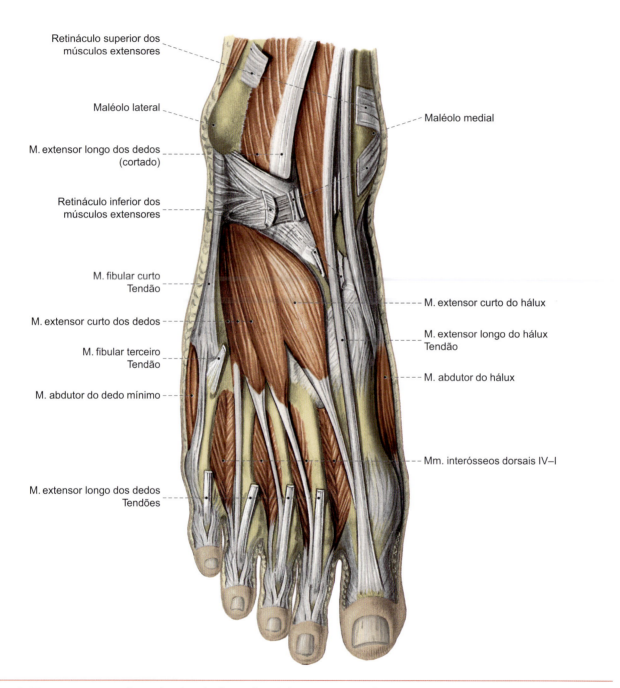

Figura 8.49 Vista posterior dos músculos do dorso do pé direito. O músculo extensor longo dos dedos e os retináculos dos músculos extensores foram parcialmente removidos.

Capítulo 8 • Sistema Muscular 159

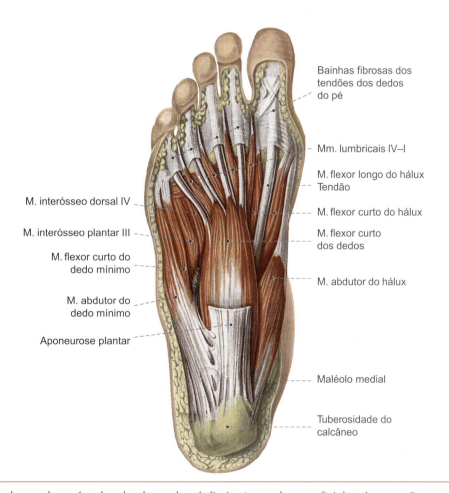

Figura 8.50 Vista plantar dos músculos da planta do pé direito (camada superficial após remoção parcial da aponeurose plantar).

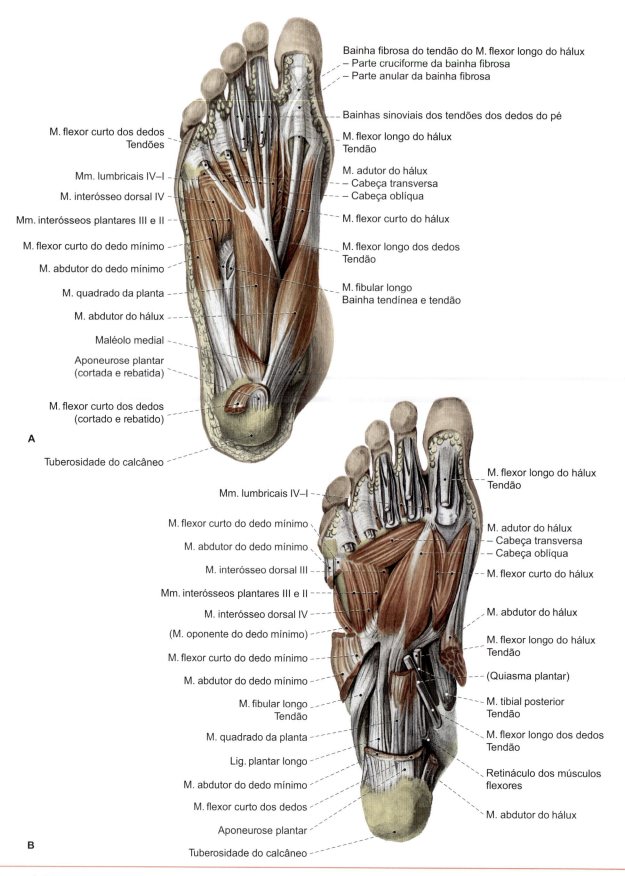

Figura 8.51 Vista plantar dos músculos da planta do pé direito. **A.** Camada profunda após remoção parcial da aponeurose plantar e do músculo flexor curto dos dedos. **B.** Camada mais profunda após extensa remoção dos músculos das camadas superficial e profunda.

Quadro 8.6 Músculos dos membros inferiores.

Músculo/inervação	Origem	Inserção	Função
Músculos anteriores da coxa			
M. quadríceps femoral N. femoral (plexo lombar)	M. reto femoral, cabeça reta: espinha ilíaca anteroinferior M. reto femoral, cabeça reflexa: margem superior do acetábulo M. vasto medial: margem medial da linha áspera do fêmur (dois terços inferiores) M. vasto lateral: trocanter maior e margem lateral da linha áspera do fêmur M. vasto intermédio: faces anterior e lateral do corpo do fêmur	Patela (margem proximal e margem lateral), tuberosidade da tíbia (sobre o ligamento da patela), extremidade proximal da tíbia	Articulação do quadril (só o M. reto da coxa): flexão Articulação do joelho: extensão
M. sartório N. femoral (plexo lombar)	Espinha ilíaca anterossuperior	Tuberosidade da tíbia (face medial)	Articulação do quadril: flexão, rotação lateral, abdução Articulação do joelho: flexão, rotação medial
Músculo lateral da coxa			
M. tensor da fáscia lata N. glúteo superior (plexo lombar)	Espinha ilíaca anterossuperior	Extremidade lateral da tíbia (sobre o trato iliotibial abaixo do côndilo lateral)	Articulação do quadril: flexão, abdução, rotação medial Articulação do joelho: estabilização da posição estendida
Músculos mediais da coxa			
Músculo grácil N. obturatório (plexo lombar)	Corpo e ramo inferior do púbis	Face medial da extremidade proximal da tíbia (medial à tuberosidade da tíbia)	Articulação do quadril: adução, flexão, rotação lateral Articulação do joelho: flexão, rotação medial
Músculo pectíneo N. femoral e N. obturatório (plexo lombar)	Linha pectínea do púbis	Linha pectínea do fêmur	Articulação do quadril: adução, rotação lateral, flexão
M. adutor curto N. obturatório (plexo lombar)	Ramo inferior do púbis	Lábio medial da linha áspera do fêmur (terço proximal)	Articulação do quadril: adução, flexão, rotação lateral
M. adutor longo N. obturatório (plexo lombar)	Púbis (abaixo da crista púbica até a sínfise)	Lábio medial da linha áspera (terço médio)	Articulação do quadril: adução, flexão, rotação lateral (os feixes mais anteriores, rotação medial)
M. adutor magno N. obturatório (plexo lombar) e N. isquiático (parte tibial – plexo sacral)	Ramo inferior do púbis, ramo e tuberosidade do ísquio (margem medial)	Lábio medial da linha áspera (dois terços proximais) e tubérculo dos adutores do fêmur	Articulação do quadril: adução, rotação lateral, flexão (parte mais anterior), extensão (parte mais posterior)
Músculos posteriores da coxa			
M. bíceps femoral Cabeça longa: N. isquiático, porção tibial (plexo sacral) Cabeça curta: N. isquiático, porção fibular (plexo sacral)	Cabeça longa: túber isquiático (unido ao M. semitendíneo) Cabeça curta: margem lateral da linha áspera (terço médio)	Cabeça da fíbula (separado em volta do ligamento colateral fibular) irradia-se na fáscia da perna	Articulação do quadril: extensão, adução, rotação lateral Articulação do joelho: flexão, rotação lateral
M. semitendíneo N. isquiático, porção tibial (plexo sacral)	Túber isquiático (unido à cabeça longa do M. bíceps femoral)	Tuberosidade da tíbia (face medial)	Articulação do quadril: extensão, adução, rotação medial Articulação do joelho: flexão, rotação medial

(Continua)

Quadro 8.6 Músculos dos membros inferiores. (*Continuação*)

Músculo/inervação	Origem	Inserção	Função
M. semimembranáceo N. isquiático, porção tibial (plexo sacral)	Túber isquiático	Extremidade proximal da tíbia (abaixa do côndilo medial), parte inferior da cápsula do joelho, ligamento poplíteo oblíquo	Articulação do quadril: extensão, adução, rotação medial Articulação do joelho: flexão, rotação medial
Músculos anteriores da perna			
M. tibial anterior N. fibular profundo (N. isquiático)	Extremidade proximal da tíbia (abaixo do côndilo lateral), face lateral da tíbia (dois terços proximais), membrana interóssea da perna	Base do metatarsal I (margem medial), cuneiforme medial (face plantar)	Articulação talocrural: dorsiflexão Articulação talocalcaneonavicular: supinação
M. extensor longo do hálux N. fibular profundo (N. isquiático)	Face medial da fíbula (dois terços distais), membrana interóssea da perna	Base da falange distal do hálux I	Articulação talocrural: dorsiflexão Articulação talocalcaneonavicular: supinação Articulação do hálux: extensão
M. extensor longo dos dedos N. fibular profundo (N. isquiático)	Extremidade proximal da tíbia (abaixo do côndilo lateral), margem anterior da fíbula, membrana interóssea da perna	Aponeurose dorsal dos dedos II a V, na base das falanges média e distal	Articulação talocrural: dorsiflexão Articulação talocalcaneonavicular: pronação Articulação do hálux: extensão
M. fibular terceiro N. fibular profundo (N. isquiático) (inconstante)	Fascículo do M. extensor longo dos dedos	Base do metatarsal V	Articulação talocrural: dorsiflexão Articulação talocalcaneonavicular: pronação Articulação do hálux: extensão
Músculos laterais da perna			
M. fibular longo N. fibular profundo (N. isquiático)	Cabeça da fíbula, face lateral e margem posterior da fíbula (dois terços proximais)	Tuberosidade do metatarsal I (II), cuneiforme medial	Articulação talocrural: flexão plantar Articulação talocalcaneonavicular: pronação
M. fibular curto N. fibular profundo (N. isquiático)	Face lateral da fíbula (metade distal)	Tuberosidade do metatarsal V, tiras tendíneas para o dedo mínimo	Articulação talocrural: flexão plantar Articulação talocalcaneonavicular: pronação
Músculos posteriores superficiais da perna			
M. tríceps sural N. tibial (N. isquiático)	M. gastrocnêmio, cabeça medial: face poplítea do fêmur (proximal ao côndilo medial) M. gastrocnêmio, cabeça lateral: face poplítea do fêmur (proximal ao côndilo lateral) M. sóleo: cabeça da fíbula, face posterior e margem posterior da fíbula (terço proximal), face posterior tibial	Tuberosidade do calcâneo no tendão do calcâneo	Articulação do joelho (só o M. gastrocnêmio e o M. plantar): flexão Articulação talocrural: flexão plantar Articulação talocalcaneonavicular: supinação
M. plantar N. tibial (N. isquiático)	Crista supracondilar lateral do fêmur (proximal ao côndilo lateral)	Tuberosidade do calcâneo, medialmente ao tendão do calcâneo	Flexão plantar
Músculos posteriores profundos da perna			
M. poplíteo N. tibial (N. isquiático)	Epicôndilo lateral do fêmur, fossa poplítea	Face posterior da tíbia acima da linha do músculo sóleo	Articulação do joelho: rotação medial, flexão
M. tibial posterior N. tibial (N. isquiático)	Membrana interóssea, face posterior e proximal da tíbia e da fíbula	Tuberosidade do navicular, cuneiformes (faces plantares), bases dos metatarsais II-IV	Articulação talocrural: flexão plantar Articulação talocalcaneonavicular: supinação

(*Continua*)

Quadro 8.6 Músculos dos membros inferiores. (Continuação)

Músculo/inervação	Origem	Inserção	Função
M. flexor longo dos dedos N. tibial (N. isquiático)	Face posterior da tíbia (distal à linha do músculo sóleo)	Falanges distais do 2º ao 5º dedo	Articulação talocrural: flexão plantar Articulação talocalcaneonavicular: supinação Articulações interfalângicas: flexão
M. flexor longo do hálux N. tibial (N. isquiático)	Face posterior da fíbula (dois terços distais), membrana interóssea	Falange distal do hálux	Articulação talocrural: flexão plantar Articulação talocalcaneonavicular: supinação Articulações interfalângicas: flexão
Músculos do dorso do pé			
M. extensor curto dos dedos N. plantar profundo (N. fibular comum)	Calcâneo (faces dorsal e lateral)	Aponeurose dorsal do 2º ao 4º dedo	Articulação interfalângica: extensão
M. extensor curto do hálux N. plantar profundo (N. fibular comum)	Calcâneo (face dorsal)	Falange proximal do hálux	Articulação metatarsofalângica do hálux: extensão
Músculos da porção plantar			
M. abdutor do dedo mínimo N. plantar lateral (N. tibial)	Da tuberosidade do calcâneo, aponeurose plantar	Base da falange proximal do 5º dedo	Articulação metatarsofalângica do 5º dedo: abdução, flexão, oposição
M. flexor curto do dedo mínimo N. plantar medial (N. tibial)	Base do metatarsal V	Falange proximal do 5º dedo	Articulação metatarsofalângica do 5º dedo: abdução, flexão, oposição
M. oponente do dedo mínimo N. plantar medial (N. tibial) (músculo inconstante)	Base do metatarsal V	Metatarsal V (margem lateral)	Articulação metatarsofalângica do 5º dedo: abdução, flexão, oposição
M. abdutor do hálux N. plantar medial (N. tibial)	Proc. medial da tuberosidade do calcâneo	Base da falange proximal do hálux (lado medial)	Articulação metatarsofalângica do hálux: abdução, flexão
M. flexor curto do hálux N. plantar medial (N. tibial)	Cuneiforme lateral e cuboide	Cabeça medial: medialmente na base da falange proximal do hálux Cabeça lateral: lateralmente na base da falange proximal do hálux	Articulação interfalângica do hálux: flexão
M. adutor do hálux N. plantar lateral (N. tibial)	Cabeça oblíqua: cuboide, cuneiforme lateral, II, III, IV metatarsais Cabeça transversa: cápsulas da articulação metatarsofalângica do pé do 3º ao 5º dedo	Base da falange proximal do hálux	Articulação interfalângica do hálux: adução do 2º dedo, flexão
M. flexor curto dos dedos N. plantar medial (N. tibial)	Tuberosidade do calcâneo (face plantar)	Falange média do 2º ao 4º dedo	Articulação metatarsofalângica do pé: flexão Articulações interfalângicas: flexão
M. quadrado plantar N. plantar lateral (N. tibial) (também conhecido como M. flexor acessório)	Calcâneo (face plantar), lig. plantar longo	Tendões do M. flexor longo dos dedos	Alteração da direção de tração do M. flexor longo dos dedos
Mm. lumbricais do pé I-IV Nn. plantares mediais (I) e laterais (II-IV) (N. tibial)	M. lumbrical do pé I: tendão do M. flexor longo dos dedos para o 2º dedo (lado medial) Mm. lumbricais do pé II-IV: tendões do M. flexor longo dos dedos para o 3º ao 5º dedo (lados lateral e medial)	Falange proximal do 2º ao 5º dedo (lado medial)	Articulações interfalângicas dos dedos: flexão

(Continua)

Quadro 8.6 Músculos dos membros inferiores. (*Continuação*)

Músculo/inervação	Origem	Inserção	Função
Mm. interósseos plantares I-III N. plantar lateral (N. tibial)	Metatarsais III-V (face plantar)	Base da falange proximal do 3º ao 5º dedo (lado medial)	Articulações interfalângicas dos dedos: flexão, adução do 2º dedo
Mm. interósseos dorsais do pé I-IV N. plantar lateral (N. tibial)	Das faces laterais opostas dos metatarsais I-V (por duas cabeças), lig. plantar longo	M. interósseo dorsal I: base da falange proximal do 2º dedo (lado medial) Mm. interósseos dorsais II-IV: base da falange proximal do 3º ao 4º dedo (lado lateral); irradiação na aponeurose extensora	Articulações interfalângicas dos dedos: flexão, adução do 3º e do 4º dedo para lateral, do 2º dedo para medial Articulações interfalângicas dos dedos: extensão

Anatomia aplicada à clínica

Maior e menor músculos do corpo
O maior músculo do corpo humano é o M. glúteo máximo, que dá suporte ao tronco e à parte superior do corpo.

Os menores músculos do corpo humano estão localizados na orelha interna: M. tensor do tímpano e M. estapédio.

Músculo mais longo do corpo
O músculo mais longo do corpo é o M. sartório, que é suprido pelo nervo femoral.

Mialgia
A dor muscular pode ser um sinal de uso excessivo da musculatura (p. ex., prática de exercícios físicos) ou um sintoma de uma condição clínica. A mialgia pode ser aguda ou crônica. Não raro, a mialgia é o principal sintoma de muitas infecções, inclusive dengue e gripe. Também tem sua origem em medicamentos como estatinas (prescritas para dislipidemias). Além disso, glicocorticoides e antimicrobianos podem causar miopatias, e a interrupção abrupta de seu uso pode desencadear mialgia. Exemplos de mialgia crônica são: mialgia crônica, fibromialgia, esclerose múltipla, artrite reumatoide e depressão.

Sinal de Popeye
Sinal clínico encontrado em pacientes que sofreram ruptura da cabeça longa do músculo bíceps braquial. Trata-se de protrusão evidente na parte distal do braço; a flexão ativa do cotovelo exacerba esse sinal. Ocorre com frequência em pessoas com mais de 50 anos em decorrência das alterações degenerativas da articulação do ombro e dos músculos, de ligamentos e de tendões.

Síndrome do piriforme
A síndrome do piriforme é decorrente da compressão do nervo isquiático pelo músculo piriforme e se caracteriza por lombalgia e dor nos glúteos e na parte posterior superior da coxa. A dor se intensifica quando a pessoa se senta e cruza a perna. Uma situação que favorece o aparecimento dessa condição é a prática de exercícios para os músculos glúteos.

Tendinite
A tendinite consiste em inflamação de um tendão tipicamente associada a lesão aguda e acompanhada de dor e edema. É preciso lembrar que os tendões ligam os músculos aos ossos e são responsáveis pelos movimentos articulares. Em caso de tendinite, os músculos e os tendões são lesionados por esforço repetitivo. Um exemplo é o cotovelo de tenista (epicondilite lateral), no qual o paciente apresenta inflamação e microlacerações dos tendões que conectam os músculos do antebraço na parte lateral do cotovelo. Além de tenistas, pintores, bombeiros hidráulicos e carpinteiros também são propensos a apresentar esse tipo de lesão.

Distrofia muscular de Duchenne
Trata-se da distrofia muscular mais comum; sua incidência é 1 em 3.500 a 5.000 homens (é extremamente rara nas mulheres em decorrência do padrão de herança recessivo ligado ao cromossomo X).

A manifestação característica é a fraqueza muscular progressiva, com substituição dos músculos por gordura que começa nos primeiros anos de vida. Tipicamente, os músculos do tronco e proximais dos membros inferiores são acometidos primeiro, mas ocorre evolução inevitável para os músculos dos membros superiores. Os pacientes também apresentam alterações extramusculares, como miocardiopatia dilatada, anomalias da condução cardíaca, doença pulmonar restritiva e déficit intelectual. O exame de imagem preferido para detectar a distrofia é a ressonância magnética.

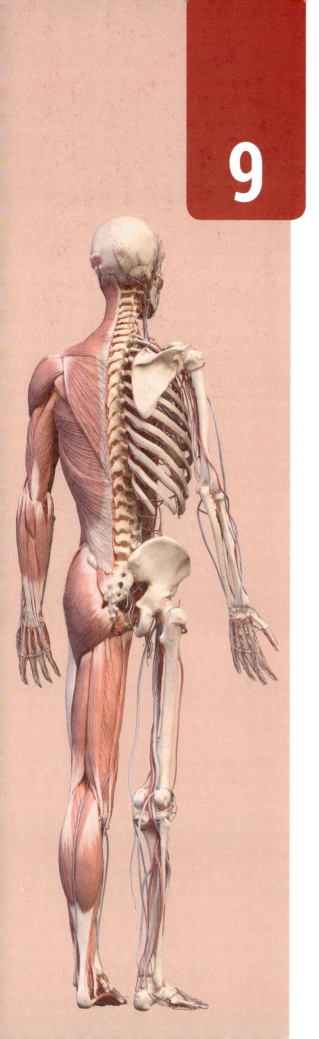

9 Sistema Nervoso

Paulo Ricardo R. Larosa

Introdução

O sistema nervoso coordena e integra as funções do corpo, armazena todas as informações e capacita o organismo a se adaptar às mudanças dos meios interno e externo, além de criar uma realidade sensorial e elaborar as respostas ao meio.

Aspectos embriológicos

Para melhor entendimento sobre o sistema nervoso, é necessária uma breve revisão da formação embriológica desse complexo sistema.

O sistema nervoso é um dos primeiros a começar sua formação, já a partir da gastrulação (13º dia da gestação), por meio de um grupo de células do ectoderma que aos poucos invade o mesoderma, formando, no seu interior, um tubo celular denominado "tubo neural". Este tem desenvolvimento e crescimento celular irregulares, produzindo três dilatações assimétricas (vesículas primitivas) na região cefálica: prosencéfalo, mesencéfalo e rombencéfalo. A porção caudal continua com sua forma tubular.

Com o desenvolvimento, aproximadamente na 8ª semana, o prosencéfalo dá origem a duas outras partes, o telencéfalo e o diencéfalo. O mesencéfalo continua seu desenvolvimento com pouca alteração, enquanto o rombencéfalo dá origem às partes do metencéfalo e mielencéfalo. A porção tubular passa a formar a medula primitiva.

O telencéfalo e o diencéfalo dão origem ao cérebro e ao tálamo; o mesencéfalo permanece com a mesma denominação; o metencéfalo formará o cerebelo e a ponte; e o mielencéfalo originará a medula oblonga ou bulbo.

Essa divisão pode ser observada didaticamente na **Figura 9.1**.

Células do sistema nervoso

A menor unidade morfofuncional do sistema nervoso é o neurônio, célula especializada na transmissão de impulsos nervosos. Existem tipos diferentes de neurônios; porém, pode-se considerar que eles são formados pelos dendritos que recebem impulsos de outras células; pelo corpo ou pericário, que é o centro metabólico do neurônio e onde é processado o impulso nervoso; e pelo axônio, que é o prolongamento que conduz o impulso nervoso (**Figura 9.2**).

Funcionalmente, os neurônios podem ser classificados em três tipos:

- **Neurônios aferentes ou sensitivos:** são aqueles que transmitem o impulso vindo da periferia para a parte central do sistema nervoso
- **Neurônios eferentes ou motores:** transmitem o impulso da parte central do sistema nervoso em direção à periferia
- **Interneurônios ou neurônios de associação:** fazem a conexão entre os neurônios na parte central do sistema nervoso, ou seja, ligam um neurônio a outro.

A transmissão do impulso nervoso de um neurônio para outro é feita por meio da sinapse.

Outras células formam ainda o sistema nervoso, servindo para dar sustentação funcional ao neurônio, cada uma com uma função definida, e compondo as células da glia. Algumas células da glia são encontradas na parte central do sistema nervoso. São elas:

- **Astrócitos:** têm a função de sustentação e isolamento do neurônio
- **Oligodendrócitos:** formam a bainha de mielina que reveste os neurônios da parte central do sistema nervoso
- **Microgliócitos:** têm função de defesa do neurônio
- **Células ependimárias:** localizadas nos ventrículos, estão associadas à produção do líquido cerebrospinal (cefalorraquidiano).

Outras células da glia encontram-se na parte periférica do sistema nervoso. São elas:

- **Células satélites:** envolvem o corpo do neurônio sensitivo
- **Células de Schwann:** circundam os axônios, formando a bainha de mielina, e participam no processo de regeneração da fibra nervosa.

Funcionalmente, o sistema nervoso pode ser dividido em: somático, que controla a vida de relação com o meio externo; e visceral, que controla o equilíbrio interno, ou seja, a homeostase. Para ambas as situações, existem as fibras aferentes e eferentes. As fibras eferentes que participam do sistema nervoso visceral formam a porção chamada "sistema nervoso autônomo" (ver adiante).

O sistema nervoso é dividido anatomicamente em duas partes: a parte central, formada pelo encéfalo e pela medula espinal; e a parte periférica, formada por nervos, terminações nervosas e gânglios.

Parte central do sistema nervoso

A parte central do sistema nervoso é formada pelo encéfalo, que apresenta o cérebro (tálamo), o tronco encefálico (mesencéfalo, ponte e bulbo) e o cerebelo, e pela medula espinal (**Figuras 9.3** a **9.6**). As principais funções são: integrar e coordenar a entrada e saída dos sinais neurais e executar funções mentais superiores, como aprender, pensar e memorizar.

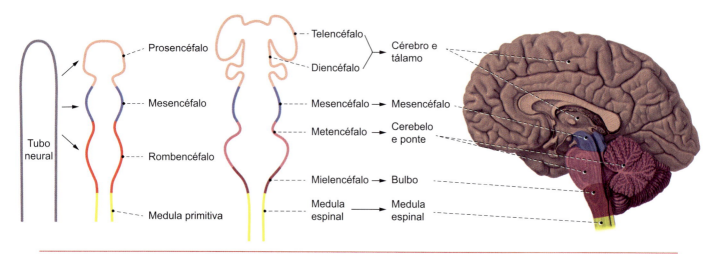

Figura 9.1 Esquema didático do desenvolvimento embriológico do tubo neural.

Capítulo 9 • Sistema Nervoso 169

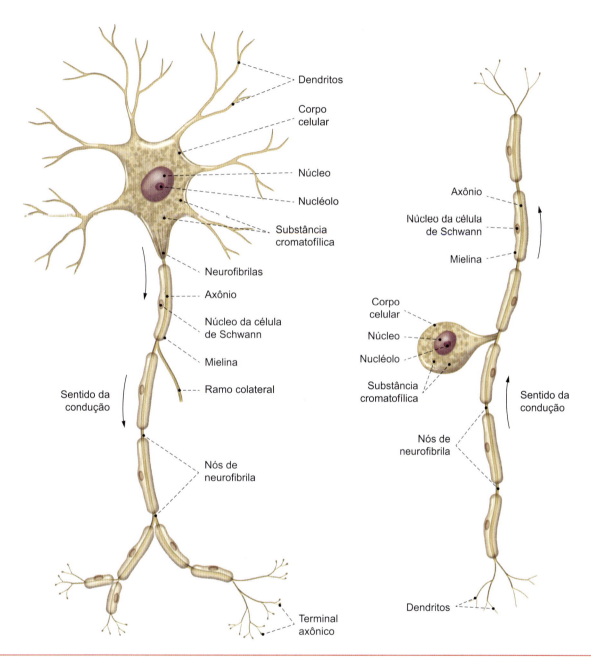

Figura 9.2 Neurônio e suas estruturas.

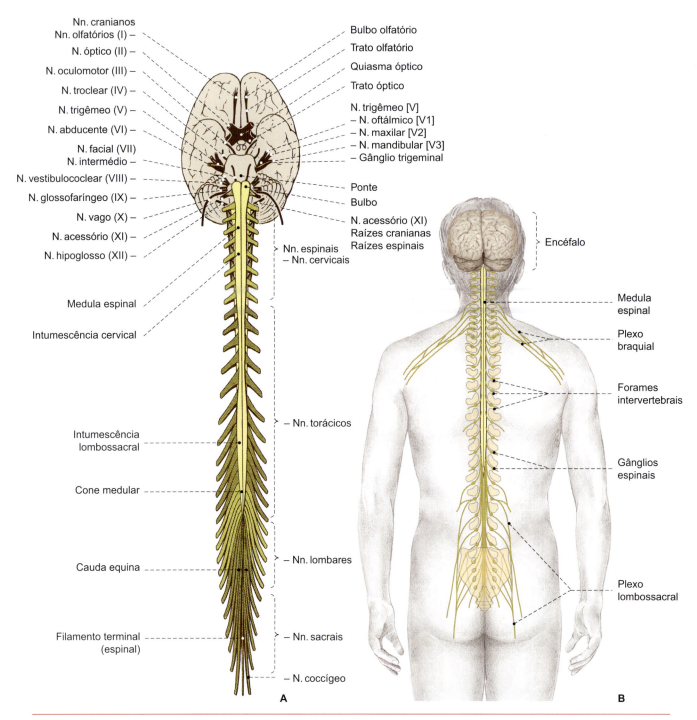

Figura 9.3 A. Vista anterior do encéfalo e da medula espinal, com ênfase na emergência dos 12 pares cranianos. **B.** Vista posterior de parte do sistema nervoso.

Capítulo 9 • Sistema Nervoso 171

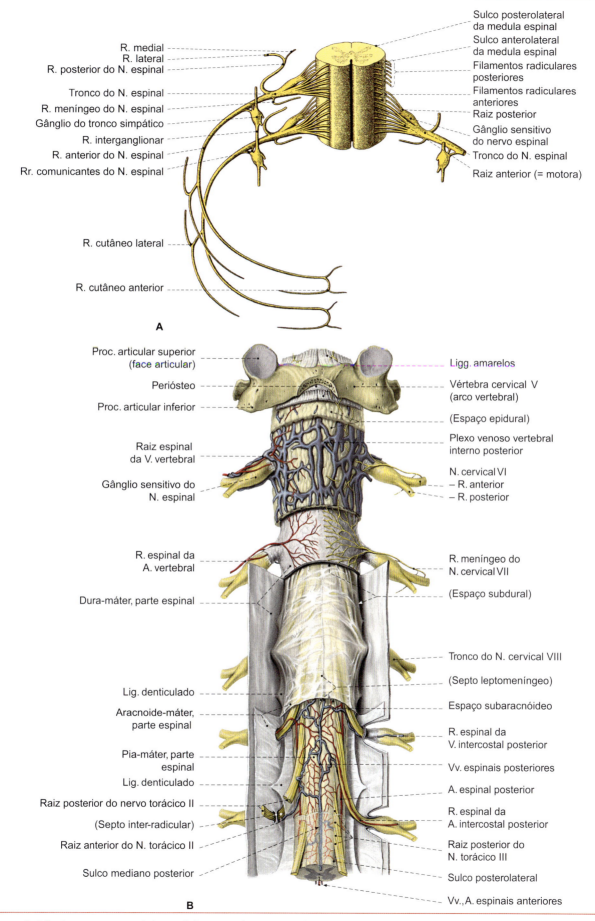

Figura 9.4 A. Corte transversal da medula espinal com vista da formação de um nervo espinal. **B.** Vista anterior da medula espinal, com seus revestimentos.

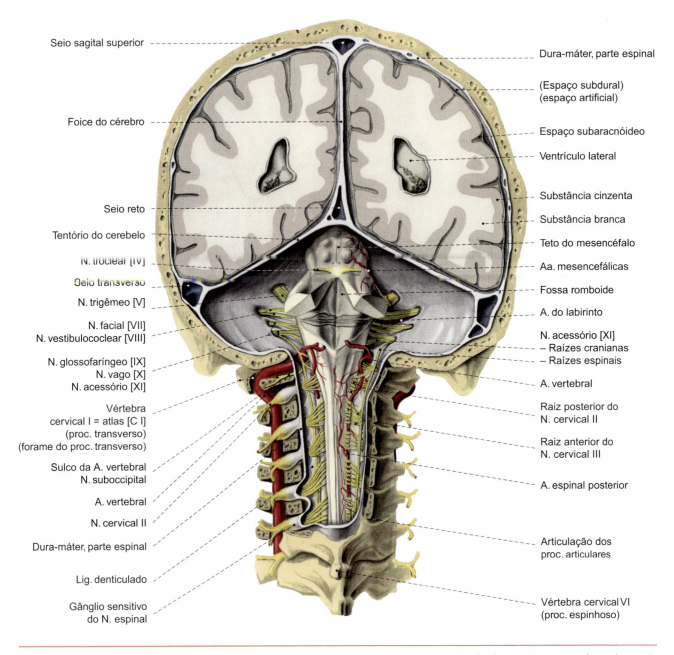

Figura 9.5 Vista posterior do tronco encefálico, da região cervical da medula espinal e da dura-máter. Corte frontal através da cabeça e do pescoço. O canal vertebral está aberto por trás.

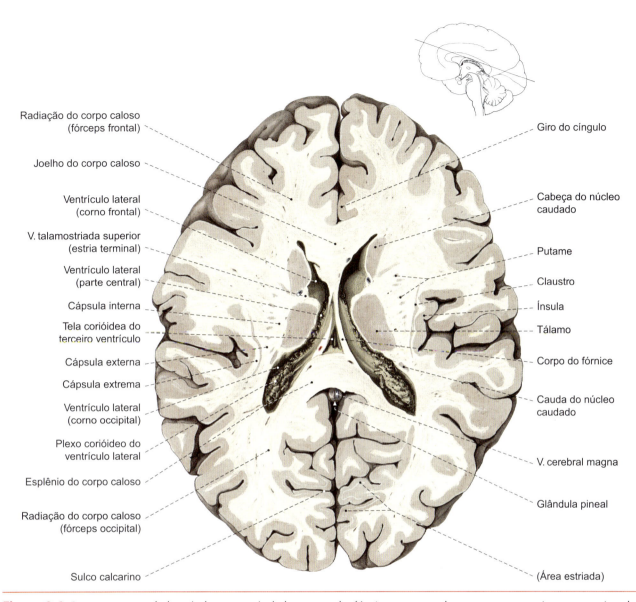

Figura 9.6 Corte transversal do cérebro, no nível do corpo do fórnice, mostrando os cornos anterior e posterior dos ventrículos laterais.

Encéfalo

O encéfalo está envolvido pelos ossos do crânio; e a medula espinal, pela coluna vertebral, sendo ambos revestidos pelas meninges. A parte central do sistema nervoso é formada perifericamente pelo córtex, a substância cinzenta, que é composto por corpos de neurônios e neuróglia; e, internamente, pela substância branca, composta por dendritos, axônios e neuróglias. Essa organização inverte-se na medula espinal, onde se observam a substância branca na periferia e a substância cinzenta na porção central.

No encéfalo, encontra-se a emergência dos 12 pares de nervos cranianos.

Meninges

As meninges são membranas de tecido conjuntivo que revestem a parte central do sistema nervoso e são constituídas por três camadas: dura-máter (camada mais externa), aracnoide-máter (camada média) e pia-máter (camada mais interna) (Figura 9.7).

Entre a dura-máter e a aracnoide-máter, existe o espaço subdural, preenchido por um pequeno volume de líquido.

Entre a aracnoide-máter e a pia-máter, encontra-se o espaço subaracnoide, onde corre o líquido cerebrospinal, também conhecido como líquido cefalorraquidiano.

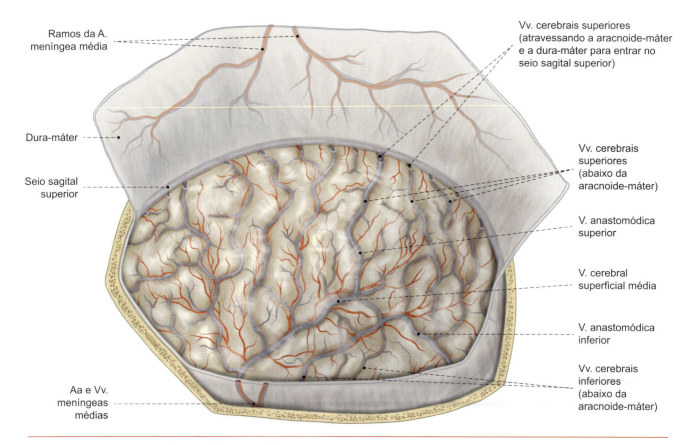

Figura 9.7 Vista superior do encéfalo, com rebatimento da dura-máter.

Cérebro

É a maior parte do encéfalo. É formado pelos hemisférios cerebrais e o diencéfalo. Está dividido em dois lados, os hemisférios direito e esquerdo.

No seu interior, podem ser observados os ventrículos laterais, enquanto no diencéfalo está o 3º ventrículo. Os ventrículos são cavidades ocupadas pelo líquido cerebrospinal.

Hemisférios cerebrais

O hemisfério direito tem as funções específicas da inteligência, da noção artística e da argumentação. O hemisfério esquerdo é responsável pelas habilidades verbais, pelo raciocínio lógico e pela capacidade de ler e escrever.

Cada hemisfério é dividido em cinco partes chamadas de lobos, relacionadas com funções específicas. Os lobos são denominados, de acordo com a sua relação com os ossos do crânio, em frontal, parietais, temporais, occipital e um lobo interno, o insular (**Figuras 9.8** a **9.12**).

Diencéfalo

O diencéfalo é formado por: epitálamo, onde se observa a glândula pineal; tálamo, o responsável por redirecionar os impulsos sensitivos e sensoriais, menos o olfatório; hipotálamo, onde fica a hipófise, responsável pelas funções das vísceras, pela parte emocional e instintiva; e partes do subtálamo e metatálamo.

Tronco encefálico

O tronco encefálico é formado pelo mesencéfalo, que apresenta o aqueduto do mesencéfalo, que conduz o líquido cerebrospinal dos ventrículos laterais e do 3º ventrículo para o 4º ventrículo; pela ponte, que regula os ritmos respiratórios e onde se encontram os núcleos dos nervos cranianos V, VI, VII e VIII; e pelo bulbo, que é centro cardíaco, centro vasomotor, centro respiratório e de reflexos de vômitos, tosse, espirro e deglutição (**Figuras 9.13** e **9.14**).

Cerebelo

Com dois hemisférios, é a segunda maior massa do encéfalo, localizada na parte posterior e inferior do endocrânio. Atua mantendo o tônus muscular, a coordenação do movimento muscular e o controle do equilíbrio (**Figura 9.15**).

Medula espinal

É uma estrutura cilíndrica que se localiza no canal vertebral, desde a base do crânio até a região lombar superior da coluna vertebral (L 2). Após a região da L 2, as raízes nervosas advindas da medula seguem juntas, formando filamentos que, unidos, são chamados "cauda equina". O último filamento chega até a região coccígea, onde é chamado "filamento terminal".

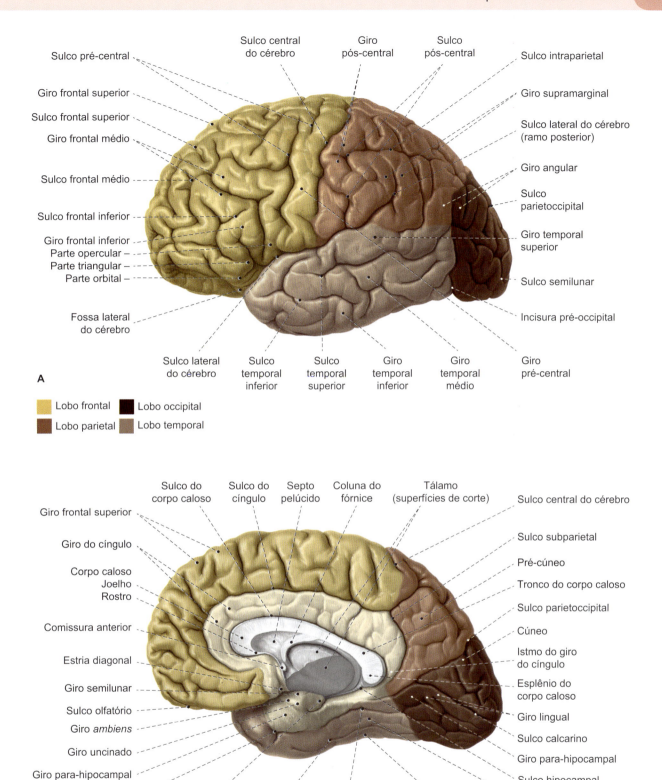

Figura 9.8 A. Vista lateral do hemisfério cerebral esquerdo, onde é possível identificar os sulcos, os giros e os lobos cerebrais. **B.** Vista medial do hemisfério direito, onde, além dos sulcos e giros, observam-se também o corpo caloso e parte do diencéfalo. (*A* e *B*, adaptadas de Martinez *et al.*, 2014.) (*Continua*)

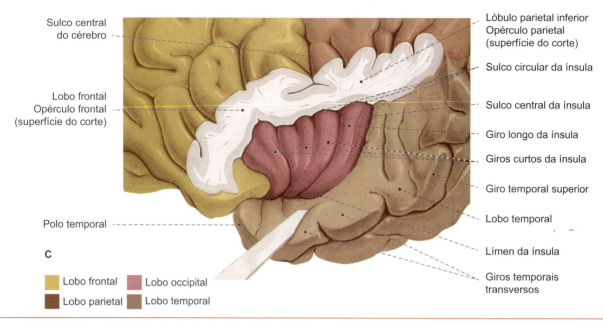

Figura 9.8 (*continuação*) **C.** Vista lateral esquerda da ínsula. Observe que partes dos lobos frontal, parietal e temporal do hemisfério esquerdo foram removidas.

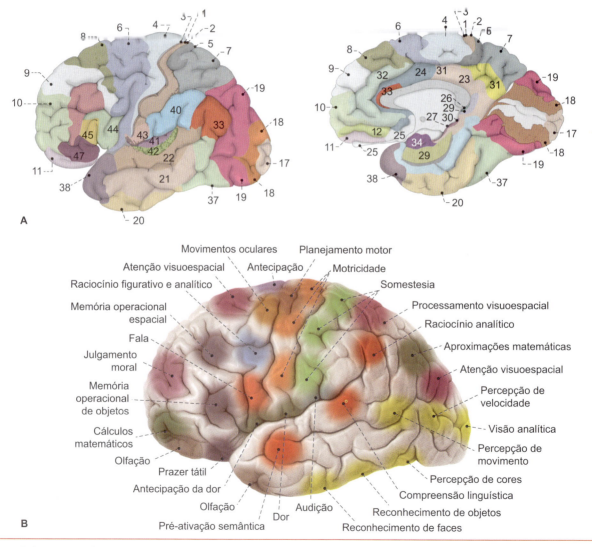

Figura 9.9 Divisão do córtex cerebral por Brodmann em 52 áreas citoarquitetônicas (**A**) e em áreas funcionais (**B**), segundo sua ativação utilizando métodos de imagem. (Reproduzida de Martinez *et al.*, 2014.)

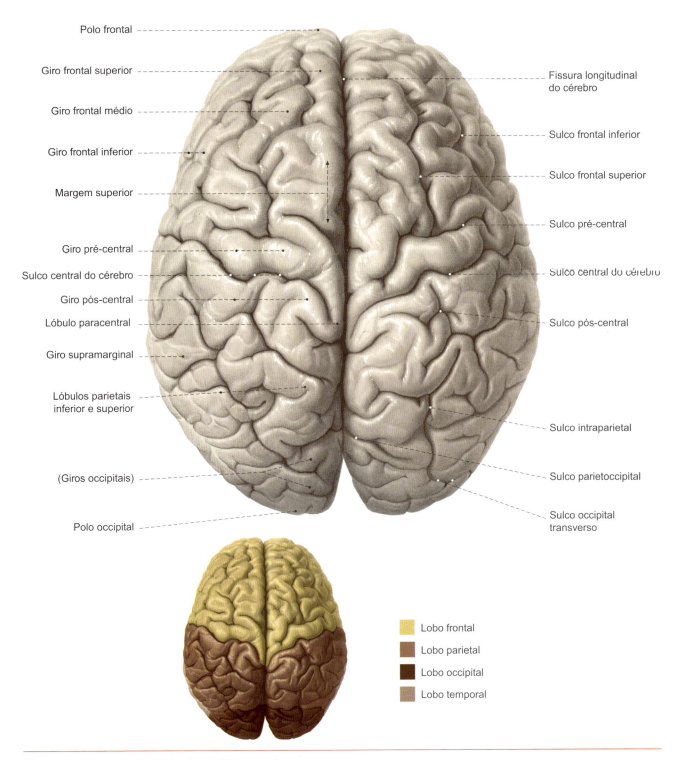

Figura 9.10 Vista parietal dos hemisférios cerebrais.

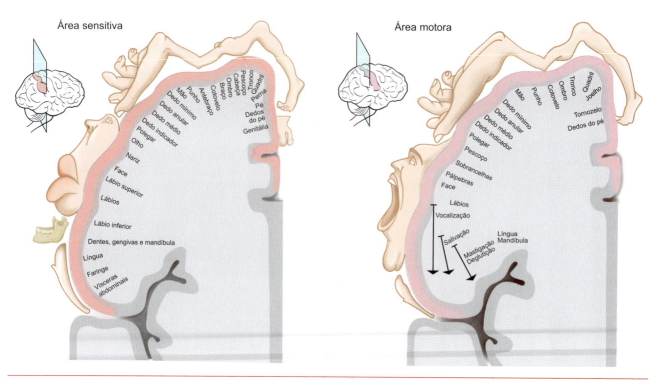

Figura 9.11 Secção coronal do hemisfério cerebral direito no nível de corte indicado no inserto. Observa-se a representação da superfície corporal nos córtices somestésico primário e motor primário. (Reproduzida de Martinez et al., 2014.)

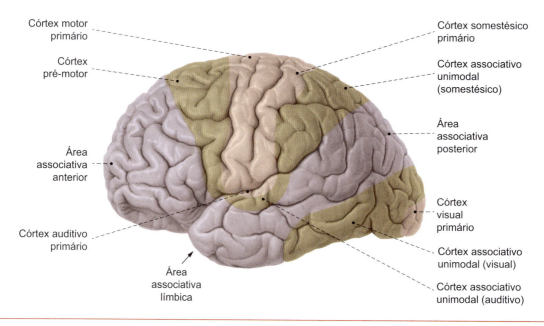

Figura 9.12 Divisão funcional do córtex em áreas sensitivas, motoras e associativas (integrativas). Observe que essa divisão, diferentemente das demais, não respeita limites anatômicos, como giros e sulcos. (Reproduzida de Martinez et al., 2014.)

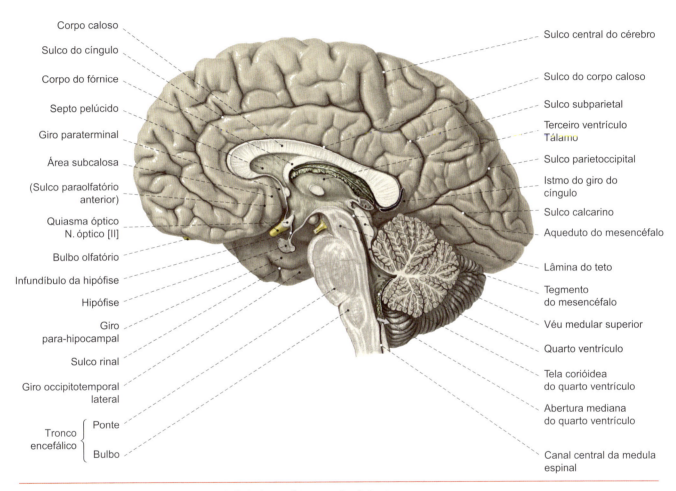

Figura 9.13 Corte mediano, vista medial do hemisfério cerebral direito.

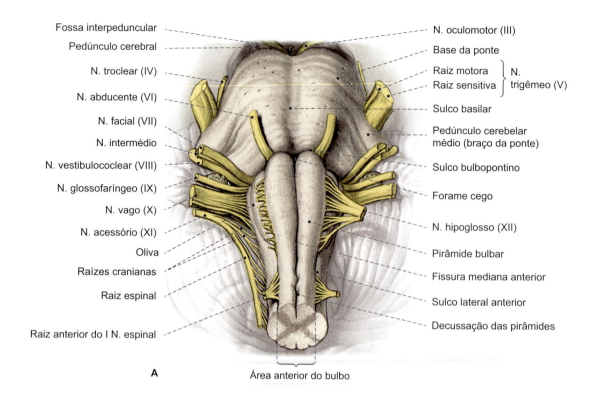

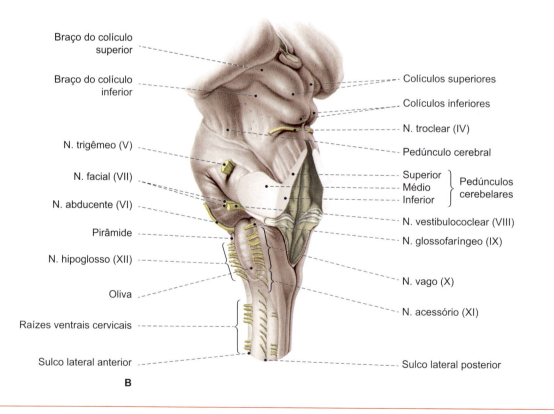

Figura 9.14 A. Vista anterior do tronco encefálico, na qual se notam as estruturas anatômicas e a emergência aparente no encéfalo dos nervos cranianos III a XII. (Reproduzida de Martinez *et al.*, 2014.) **B.** Vista lateral do tronco encefálico, na qual são observadas as estruturas anatômicas e a emergência aparente no encéfalo dos nervos cranianos IV a XII. (Reproduzida de Martinez *et al.*, 2014.)

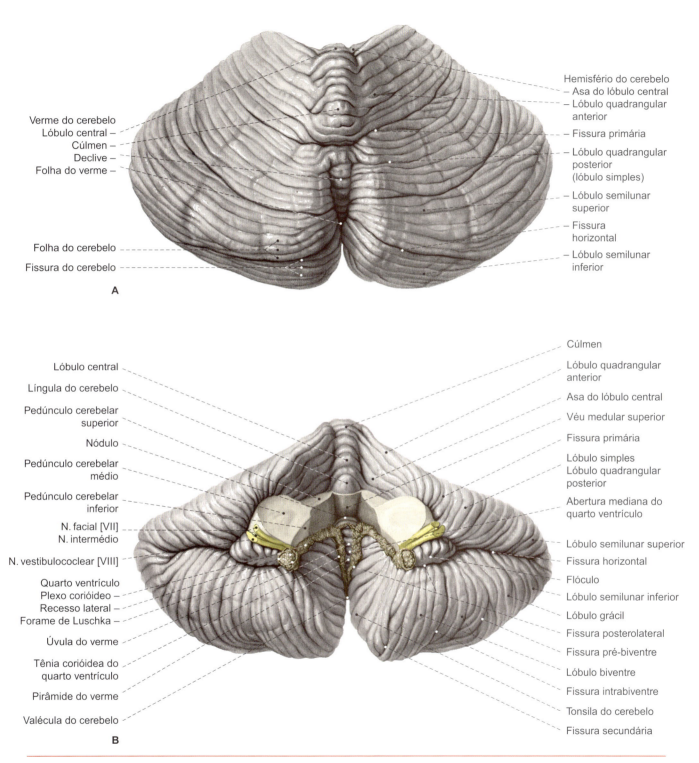

Figura 9.15 Cerebelo. **A.** Vista occipitoparietal. **B.** Vista anterior. Os pedúnculos cerebelares foram cortados transversalmente. (*Continua*)

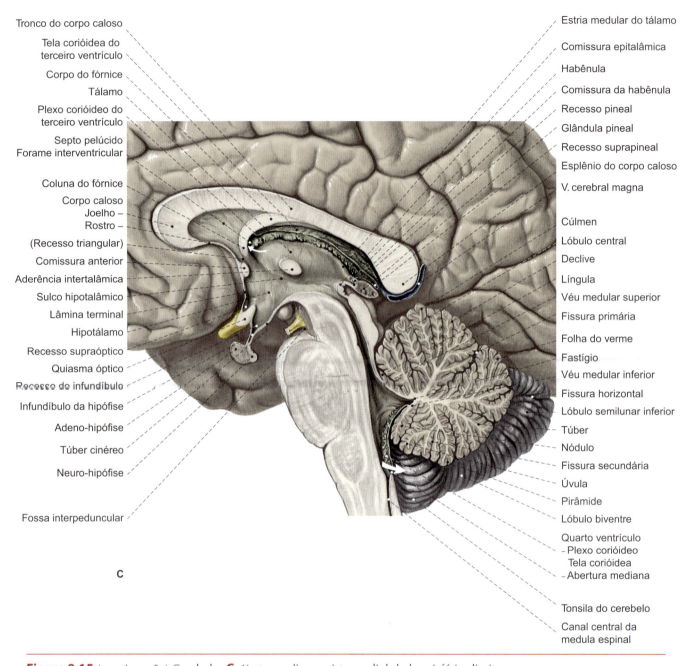

Figura 9.15 (*continuação*) Cerebelo. **C.** Corte mediano, vista medial do hemisfério direito.

Dentro da medula espinal existe uma massa de substância cinzenta no formato da letra H, circundada pela substância branca. A medula espinal está dividida em colunas, as quais consistem em corpos celulares de neurônios. Os corpos celulares nas duas colunas dorsais (posteriores) são sensitivos, e os corpos celulares nas duas colunas ventrais (anteriores) exercem atividade motora reflexa e voluntária. A substância branca envolve as colunas.

Ao longo de toda a medula, encontra-se a emergência dos 31 pares de nervos espinais (Figura 9.16).

Parte periférica do sistema nervoso

A parte periférica do sistema nervoso é composta por: nervos cranianos (12 pares) e nervos espinais (31 pares); gânglios, que são corpos de neurônios fora da parte central do sistema nervoso; e terminações nervosas.

Os nervos são estruturas formadas por feixes de fibras nervosas, que se apresentam revestidas por um tecido conjuntivo, o que lhes dá uma coloração clara, e servem para ligar a parte central do sistema nervoso à parte periférica.

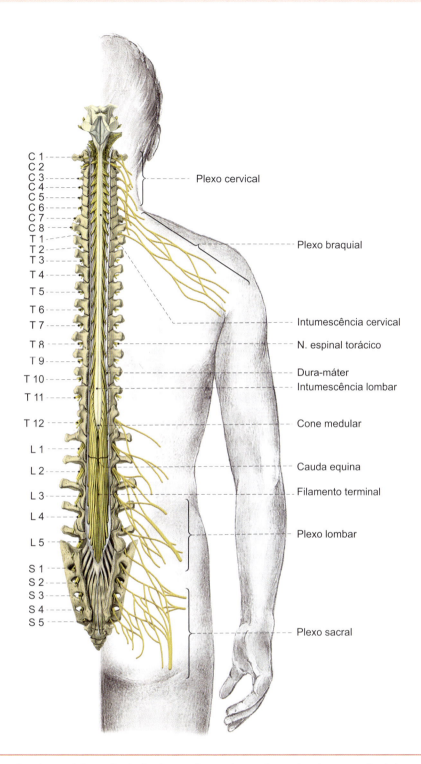

Figura 9.16 Vista posterior da medula espinal, da dura-máter e da cauda equina (parte espinal do canal vertebral).

Os nervos podem ser formados por fibras que conduzem impulsos nervosos que se originam na parte central do sistema nervoso e seguem em direção à parte periférica, denominados "nervos eferentes" ou "motores", ou podem ser formados por fibras que conduzem impulsos nervosos no sentido inverso, ou seja, da parte periférica do sistema nervoso para a parte central, denominados nervos aferentes ou sensitivos. Existem ainda nervos que são formados por fibras eferentes e aferentes, denominados nervos mistos.

Nervos cranianos

Os 12 pares de nervos cranianos transmitem mensagens motoras (eferentes) e/ou sensitivas (aferentes), de acordo com sua função, ligando o encéfalo à periferia, ou vice-versa (**Figura 9.17**).

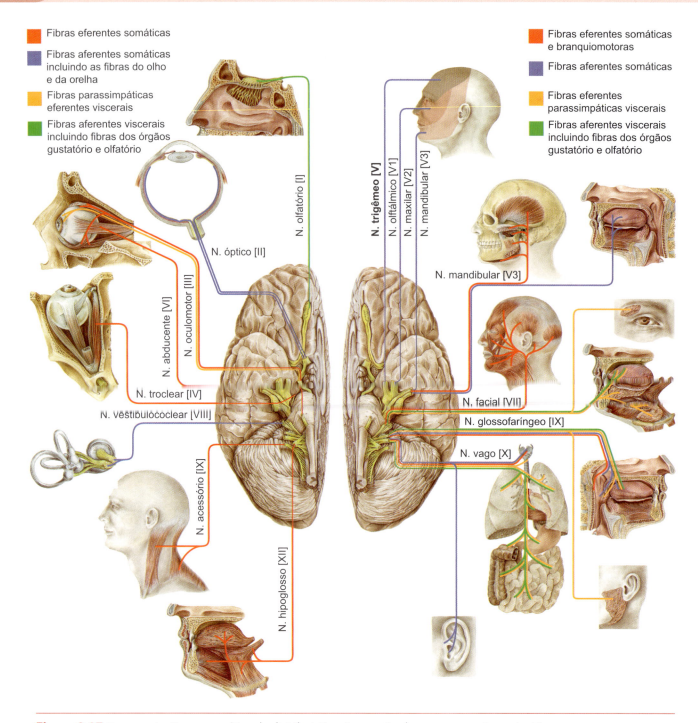

Figura 9.17 Representação esquemática da distribuição e inervação dos nervos cranianos I a XI.

Nervos espinais

Esses pares de nervos emergem da medula e, após a junção de suas raízes anterior (motora) e posterior (sensitiva), exteriorizam entre os forames intervertebrais. São denominados pela letra inicial correspondente à vértebra inferior a ele. Sendo assim, há 8 pares de nervos cervicais (C), 12 torácicos (T), 5 lombares (L), 5 sacrais (S) e 1 coccígeo (Cc), somando 31 pares de nervos espinais. Cada nervo é formado por fibras aferentes (sensitivas) e eferentes (motoras), sendo, portanto, todos os pares nervos mistos (**Figuras 9.18** e **9.19**).

Os nervos espinais apresentam dois ramos, um ramo dorsal que se dirige dorsalmente para inervar pele e músculos da região occipital, nuca e tronco, e outro ramo ventral mais calibroso que segue ventralmente para inervar a pele e os músculos da região anterolateral do pescoço e do tronco (**Figuras 9.20** a **9.27**).

Nas regiões cervical e lombossacral, esses ramos ventrais se anastomosam, trocam fibras, formando o que denominamos "plexos".

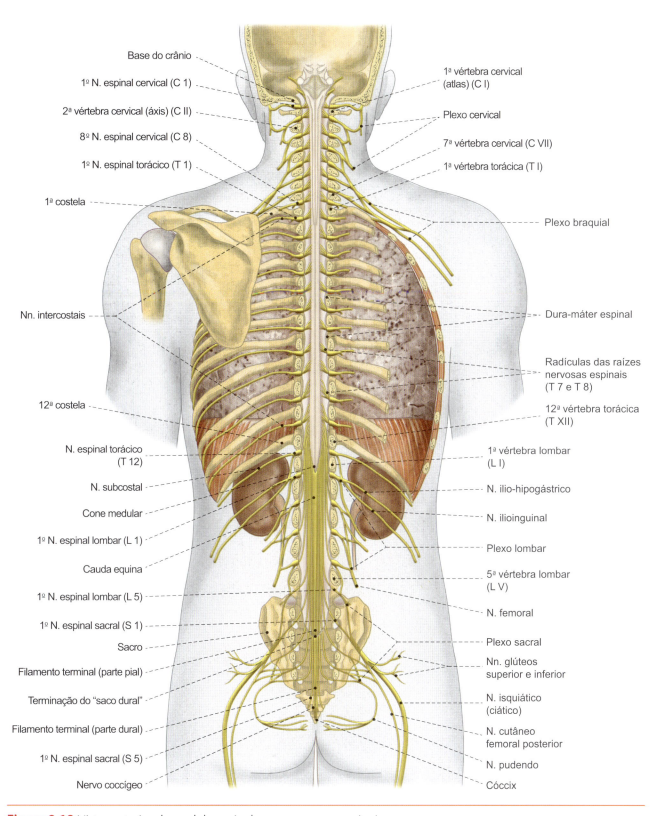

Figura 9.18 Vista posterior da medula espinal, com os nervos espinais.

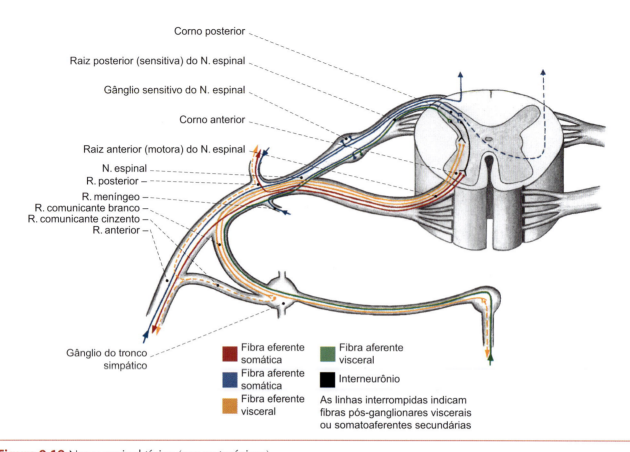

Figura 9.19 Nervo espinal típico (nervos torácicos).

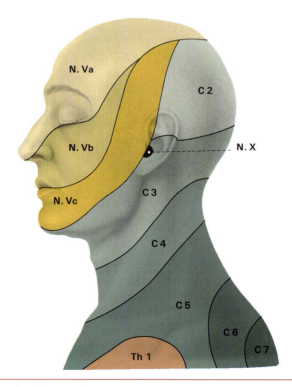

Figura 9.20 Inervação segmentar da cabeça e do pescoço (30%).

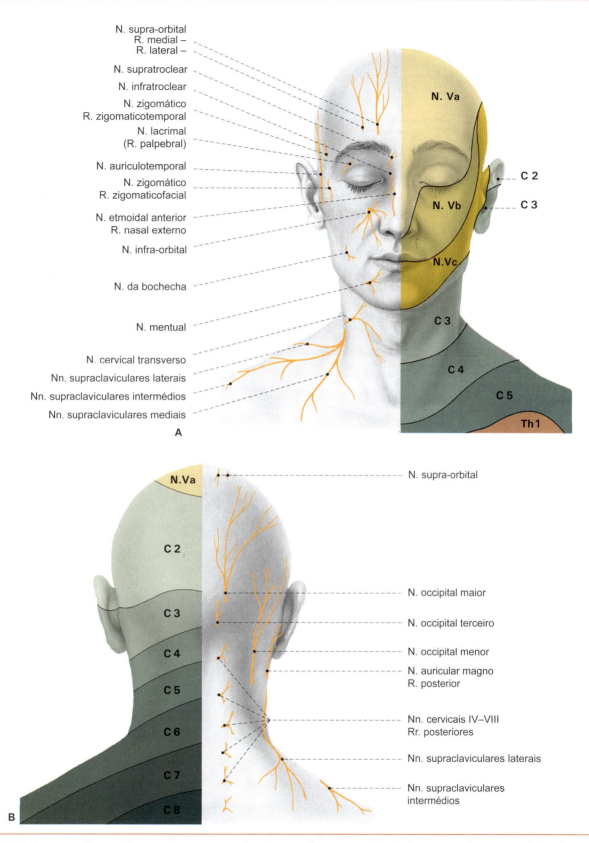

Figura 9.21 Nervos cutâneos e inervação segmentar da cabeça e do pescoço (30%). Representação esquemática. **A.** Vista frontal. **B.** Vista dorsal.

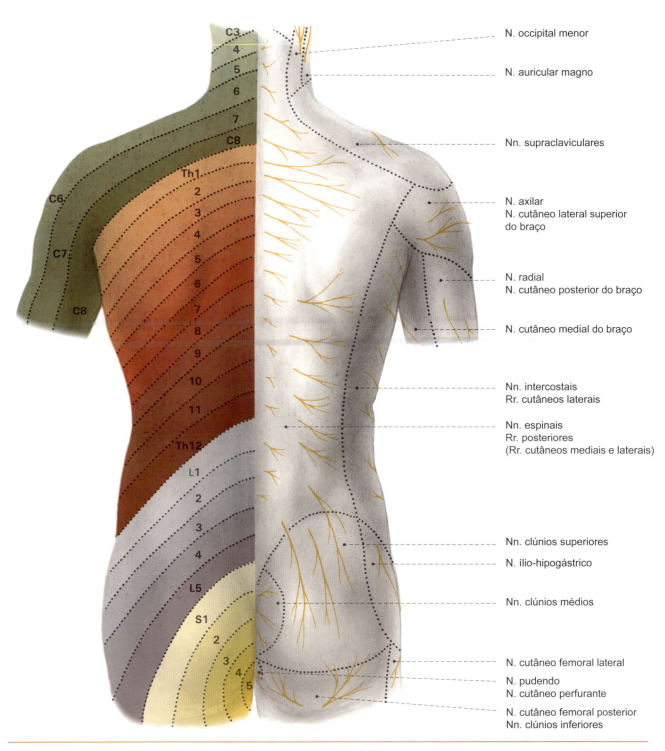

Figura 9.22 Nervos cutâneos e inervação segmentar na face dorsal do tronco (25%). Representação esquemática.

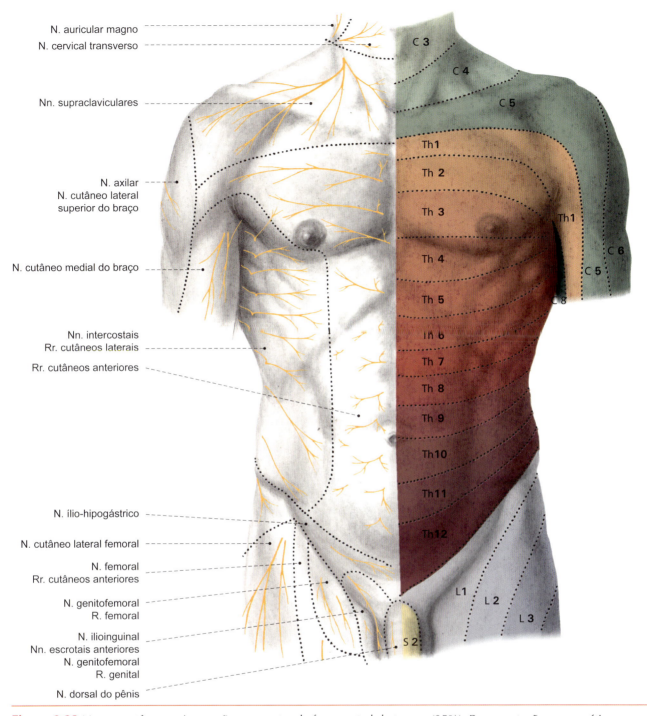

Figura 9.23 Nervos cutâneos e inervação segmentar da face ventral do tronco (25%). Representação esquemática.

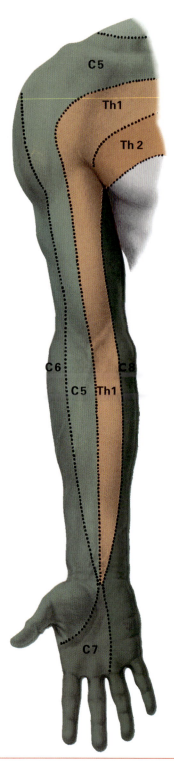

Figura 9.24 Inervação cutânea e segmentar do membro superior direito (25%). Representação esquemática, vista ventral. Inervação segmentar (dermátomos).

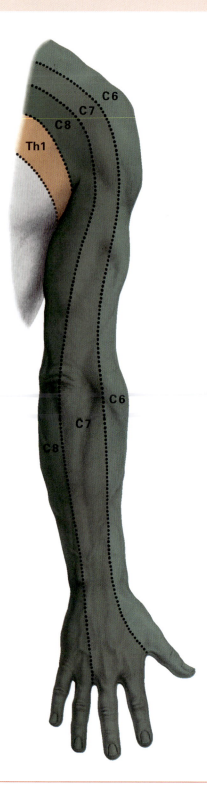

Figura 9.25 Inervação cutânea e segmentar do membro superior direito (25%). Representação esquemática, vista dorsal. Inervação segmentar (dermátomos).

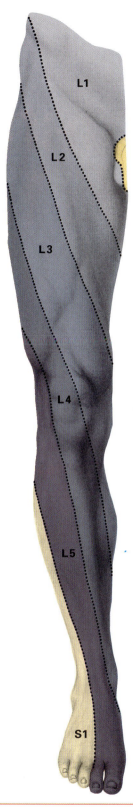

Figura 9.26 Inervação cutânea e segmentar do membro direito (20%). Representação esquemática, vista ventral. Inervação segmentar (dermátomos).

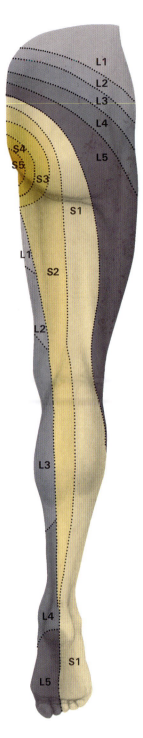

Figura 9.27 Inervação cutânea e segmentar do membro inferior direito (20%). Representação esquemática, vista dorsal. Inervação segmentar (dermátomos).

Plexo braquial

Formado pelos ramos ventrais das raízes nervosas de C5 até T1, passam entre os músculos escalenos anterior e médio para alcançarem a região do pescoço. As raízes de C5 e C6 se unem para formar o tronco superior, a raiz de C7, isoladamente, forma o tronco médio, enquanto as raízes de C8 e T1 se unem para formar o tronco inferior. Todos esses troncos emitem fibras anteriores e posteriores que irão formar os fascículos.

Esses fascículos, devido à sua relação com a artéria axilar, são denominados fascículos posterior, lateral e medial.

As fibras dos três troncos (superior, médio e inferior) que se dirigem para a região posterior se unem para formar o fascículo posterior.

As fibras anteriores de C5, C6 (tronco superior) e C7 (tronco médio) se unem para formar o fascículo lateral.

As fibras anteriores de C8 e T1 (tronco inferior) se unem para formar o fascículo medial.

Esses fascículos, por sua vez, emitem fibras nervosas que irão formar os ramos colaterais e os ramos terminais (**Figuras 9.28 a 9.36**).

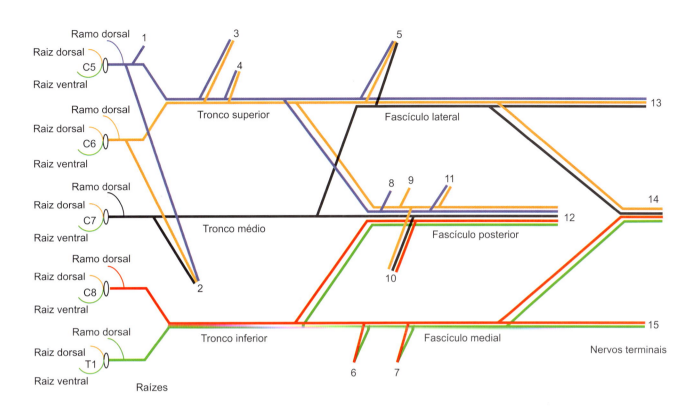

NERVOS	ÁREA DE AÇÃO
1- N. DORSAL DA ESCÁPULA (C5)	MM. ROMBOIDES MAIOR E MENOR
2- N. TORÁCICO LONGO (C5, C6, C7)	M. SERRÁTIL ANTERIOR
3- N. SUPRAESCAPULAR (C5, C6)	MM. SUPRA E INFRA ESPINAL
4- N. SUBCLÁVIO (C5, C6)	M. SUBCLÁVIO
5- N. PEITORAL LATERAL (C5, C6, C7)	M. PEITORAL MAIOR
6- N. PEITORAL MEDIAL (C8,T1)	MM. PEITORAL MAIOR E MENOR
7- NN. CUTÂNEOS MEDIAL DO BRAÇO E ANTEBRAÇO (C8, T1)	PELE DA REGIÃO MEDIAL DO BRAÇO E ANTEBRAÇO
8- N. SUBESCAPULAR SUPERIOR (C5)	M. SUBESCAPULAR
9- N. SUBESCAPULAR INFERIOR (C6)	M. SUBESCAPULAR E M. REDONDO MAIOR
10- N. TORACODORSAL (C6, C7, C8)	M. LATÍSSIMO DO DORSO
11- N. AXILAR (C5,C6)	M. REDONDO MENOR, M. DELTOIDE, PELE DA REGIÃO SUPERIOR E LATERAL DO BRAÇO
12- N. RADIAL (C5, C6, C7, C8, T1) (SE DIVIDE EM N. RADIAL SUPERFICIAL E N. RADIAL PROFUNDO)	MM. POSTERIORES DO BRAÇO E ANTEBRAÇO (EXTENSORES), PELE DA REGIÃO POSTERIOR E INFERIOR LATERAL DO BRAÇO, POSTERIOR DO ANTEBRAÇO, DORSO DA MÃO E LATERAL DO 4º DEDO
13- N. MÚSCULOCUTÂNEO (C5, C6, C7) (N. CUTÂNEO LATERAL DO ANTEBRAÇO)	MM. DA REGIÃO ANTERIOR DO BRAÇO, PELE DA PARTE LATERAL DO ANTEBRAÇO
14- N. MEDIANO (C6, C7, C8, T1) (C5 EVENTUALMENTE)	MM. DA REGIÃO ANTERIOR DO ANTEBRAÇO (EXCETO O M. FLEXOR ULNAR DO CARPO), MM. INTRÍNSECOS DA MÃO NA METADE TENAR E PELE DA PALMA DA MÃO
15- N. ULNAR (C8, T1) (C7 EVENTUALMENTE)	M. FLEXOR ULNAR DO CARPO E M. FLEXOR PROFUNDO DOS DEDOS, MM. INTRÍNSECOS DA MÃO, PELE E REGIÃO MEDIAL DE MÃO)

Figura 9.28 Esquema do plexo braquial.

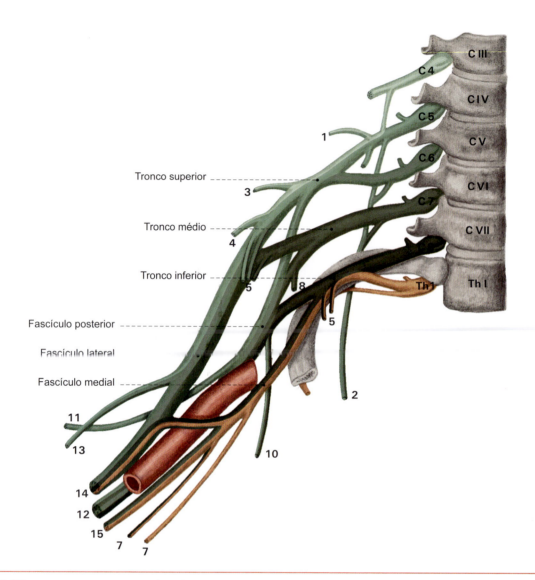

Figura 9.29 Inervação segmentar e plexo braquial. Esquema de distribuição do plexo braquial.

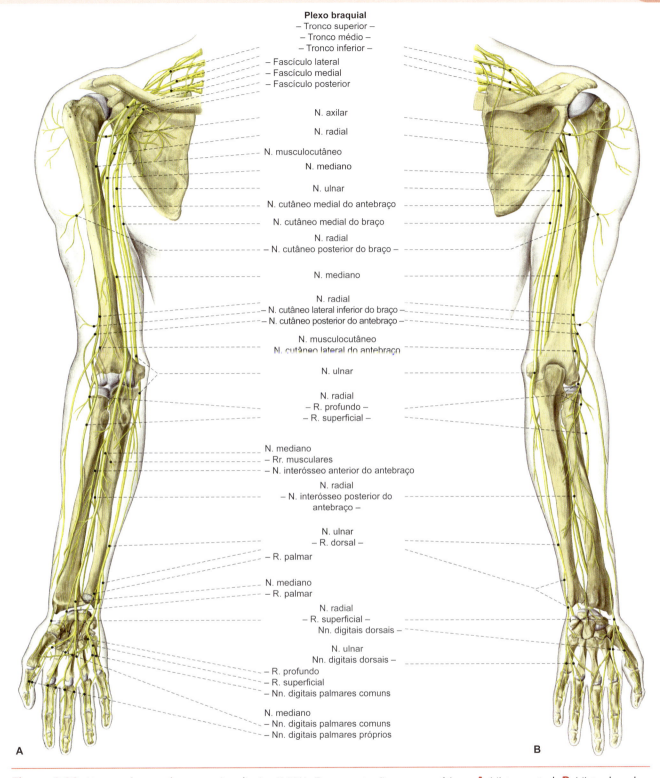

Figura 9.30 Nervos do membro superior direito (30%). Representações esquemáticas. **A.** Vista ventral. **B.** Vista dorsal.

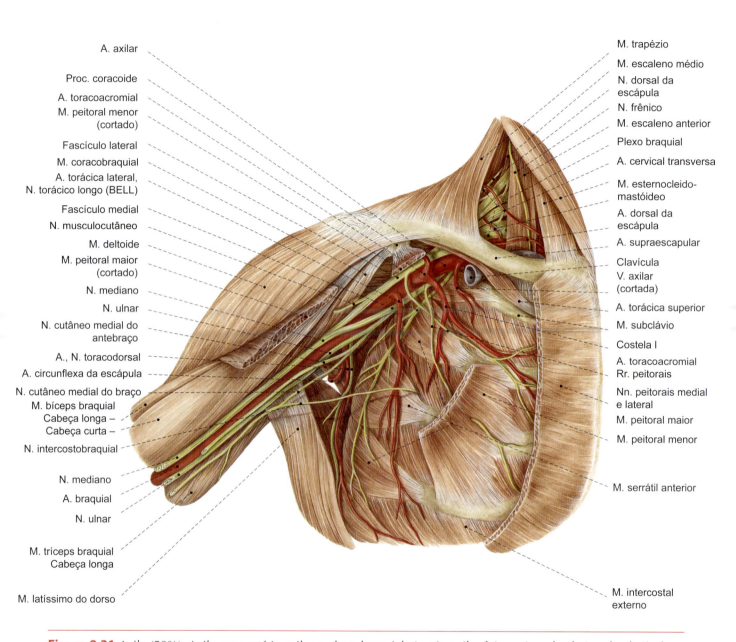

Figura 9.31 Axila (50%). Axila com artéria axilar e plexo braquial. A veia axilar foi seccionada abaixo da clavícula; o músculo omo-hióideo foi omitido. Vista ventral.

Capítulo 9 • Sistema Nervoso 197

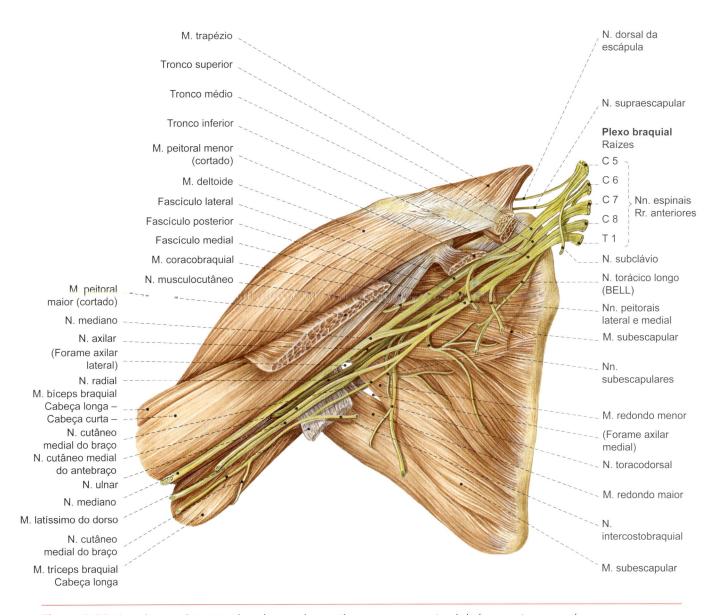

Figura 9.32 Plexo braquial (50%). Plexo braquial na axila e na parte proximal do braço, vista ventral.

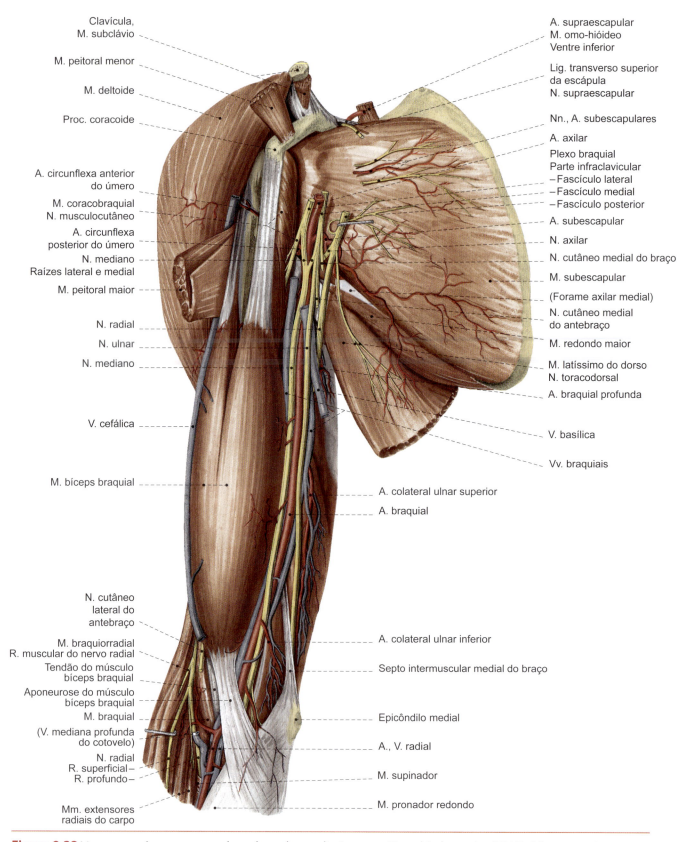

Figura 9.33 Vasos sanguíneos e nervos do ombro e braço direitos e região cubital anterior (50%). Vista ventral.

Capítulo 9 • Sistema Nervoso 199

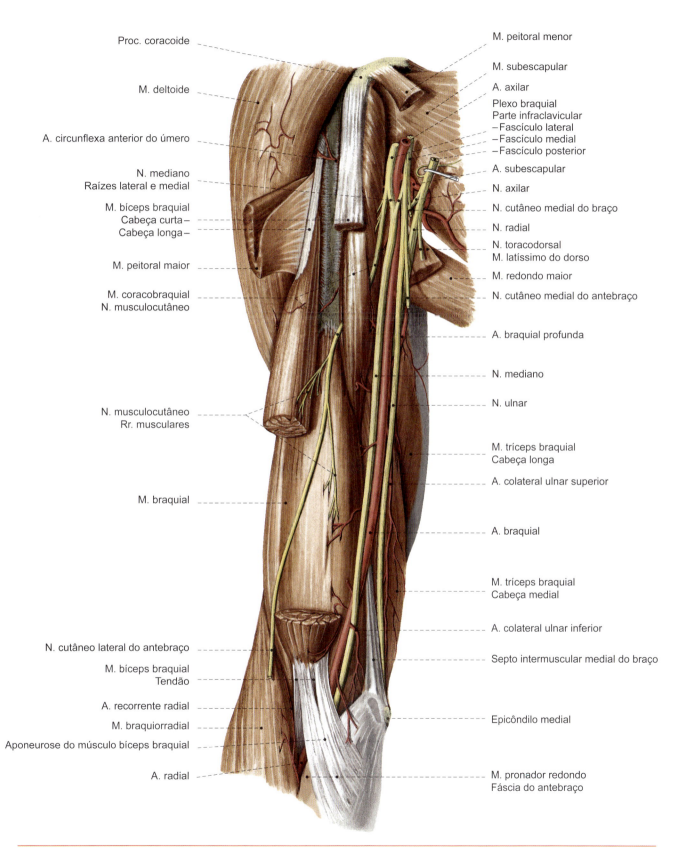

Figura 9.34 Artérias e nervos do braço e região cubital anterior direitos (50%). O M. bíceps braquial foi parcialmente removido. Vista ventral.

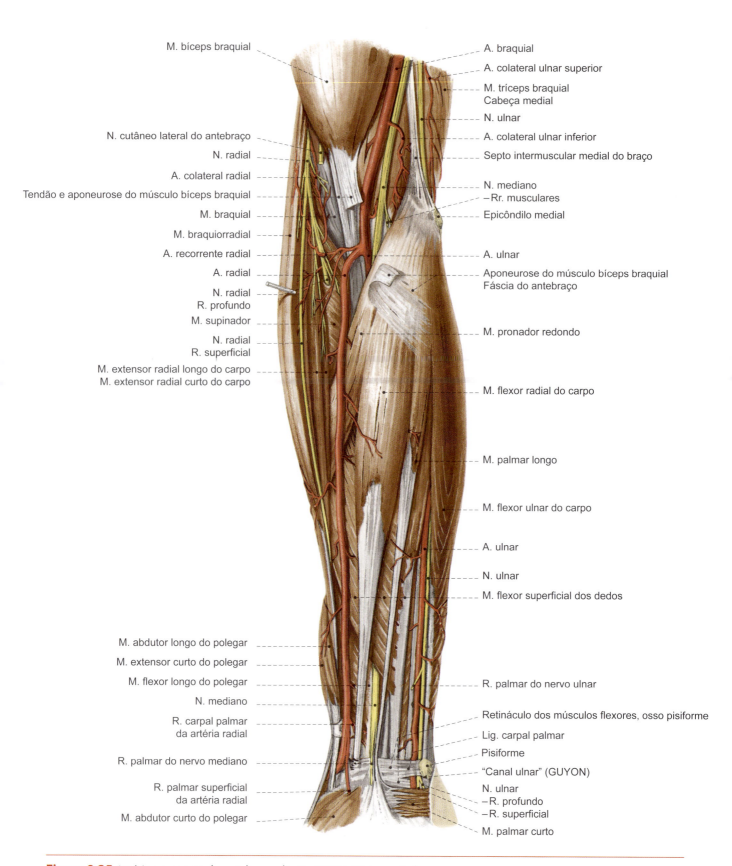

Figura 9.35 Artérias e nervos do antebraço direito (50%). Vista ventral.

Capítulo 9 • Sistema Nervoso 201

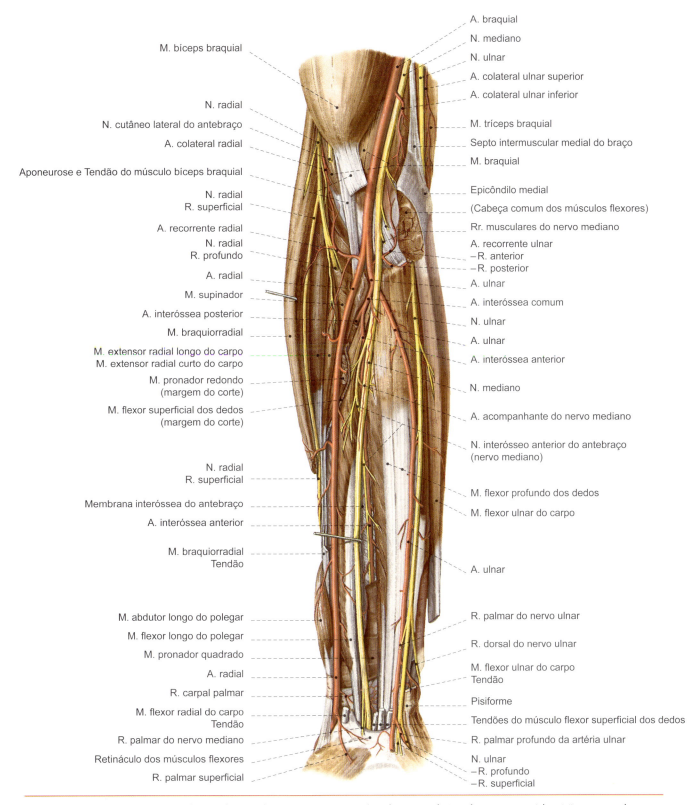

Figura 9.36 Artérias e nervos do antebraço direito (50%). Os músculos superficiais foram removidos. Vista ventral.

PLEXO LOMBOSSACRAL

Formado pelos ramos anteriores de L1 a S4, eventualmente com participação de T12 (n. subcostal), junto à massa do músculo psoas maior, emite ramos anteriores a esse músculo (n. genitofemoral), medialmente a ele (n. obturatório) e lateralmente a este (n. ilio-hipogástrico, n. ilioinguinal, n. femoral e n. cutâneo femoral lateral). Sua raiz L4 une-se à raiz do L5 para formar o tronco lombossacral que participa da composição do plexo sacral, daí serem descritos conjuntamente (Figuras 9.37 a 9.43).

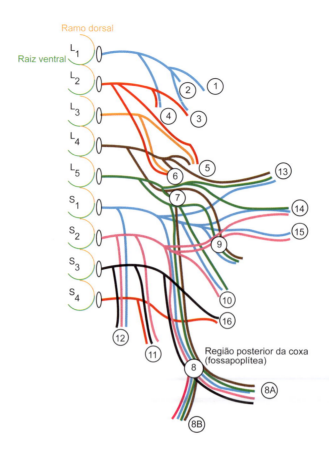

NERVOS	ÁREA DE AÇÃO
1- N. ILIO-HIPOGÁSTRICO (L1)	MM. OBLÍQUO INTERNO E TRANSVERSO DO ABDOME, PELE DA REGIÃO PÚBICA E PARTE POSTEROLATERAL DA REGIÃO GLÚTEA
2- N. ILIOINGUINAL (L1)	MM. OBLÍQUO INTERNO E TRANSVERSO DO ABDOME, PELE DA REGIÃO DO PUDENDO E PARTE SUPERIOR E MEDIAL DA COXA
3- N. GENITOFEMORAL (L1, L2) (DIVIDE-SE EM RAMO GENITAL E RAMO FEMORAL)	R. GENITAL: M. DO CREMÁSTER E PELE DA REGIÃO GENITAL ANTERIOR R. FEMORAL: PELE DA REGIÃO ANTEROSSUPERIOR DA COXA
4- N. CUTÂNEO FEMORAL LATERAL (L1, L2)	PELE DA REGIÃO ANTEROLATERAL DA COXA
5- N. OBTURATÓRIO (L2, L3, L4)	MM. OBTURADOR EXTERNO, ADUTOR LONGO, ADUTOR CURTO E GRÁCIL. PELE DA REGIÃO MEDIAL DA COXA
6- N. FEMORAL (L2, L3, L4) (N. SAFENO *)	MM. ILÍACO, PECTÍNEO, SARTÓRIO E O QUADRÍCEPS FEMORAL PELE DA REGIÃO ANTEROMEDIAL DA COXA * PELE DA REGIÃO ANTEROMEDIAL DA PERNA
7- TRONCO LOMBOSSACRAL (L4, L5)	
8- N. ISQUIÁTICO (CIÁTICO) (L4, L5, S1, S2, S3) 8 A- N. TIBIAL (N. PLANTAR MEDIAL/N. PLANTAR LATERAL) 8 B- N. FIBULAR COMUM (N. FIBULAR SUPERFICIAL/ N. FIBULAR PROFUNDO)	MM. DA REGIÃO POSTERIOR DA COXA E MM. DA PERNA E PÉ (VER ESPECIFICAÇÕES NA TABELA 8.6) PELE DA REGIÃO ANTEROLATERAL DA PERNA E DO PÉ
9- N. GLÚTEO SUPERIOR (L4, L5, S1)	MM. GLÚTEO MÉDIO E MÍNIMO E M. TENSOR DA FÁSCIA LATA
10- N. GÚTEO INFERIOR (L5, S1, S2)	M. GLÚTEO MÁXIMO
11- N. PUDENDO (S2, S3, S4)	PELE E MM. ESQUELÉTICOS DA REGIÃO DO PERÍNEO
12- N. CUTÂNEO FEMORAL POSTERIOR (S1, S2, S3)	PELE DA REGIÃO GENITAL EXTERNA
13- N. PARA O MM. QUADRADO FEMORAL (L4, L5, S1)	M. QUADRADO FEMORAL
14- N. PARA O MM. OBTURADOR INTERNO (L5, S1, S2)	M. OBTURADOR INTERNO
15- N. PARA O MM. PIRIFORME (S1, S2)	M. PIRIFORME
16- N. PARA OS MM. LEVANTADOR DO ÂNUS E COCCÍGEO (N. ANOCOCCÍGEO) (S3, S4)	M. LEVANTADOR DO ÂNUS E M. COCCÍGEO

Figura 9.37 Esquema do plexo lombossacral.

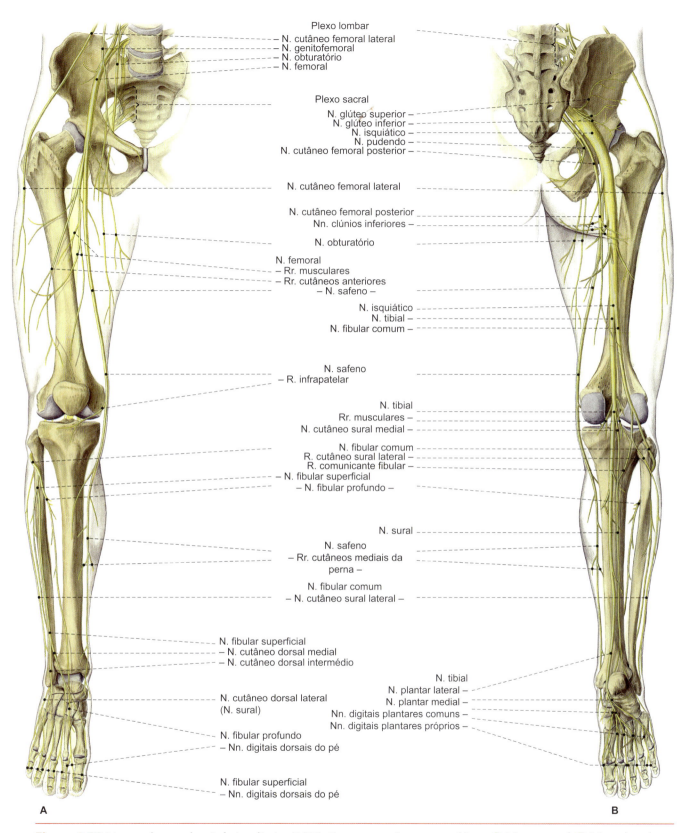

Figura 9.38 Nervos do membro inferior direito (20%). Representações esquemáticas. **A.** Vista ventral. **B.** Vista dorsal.

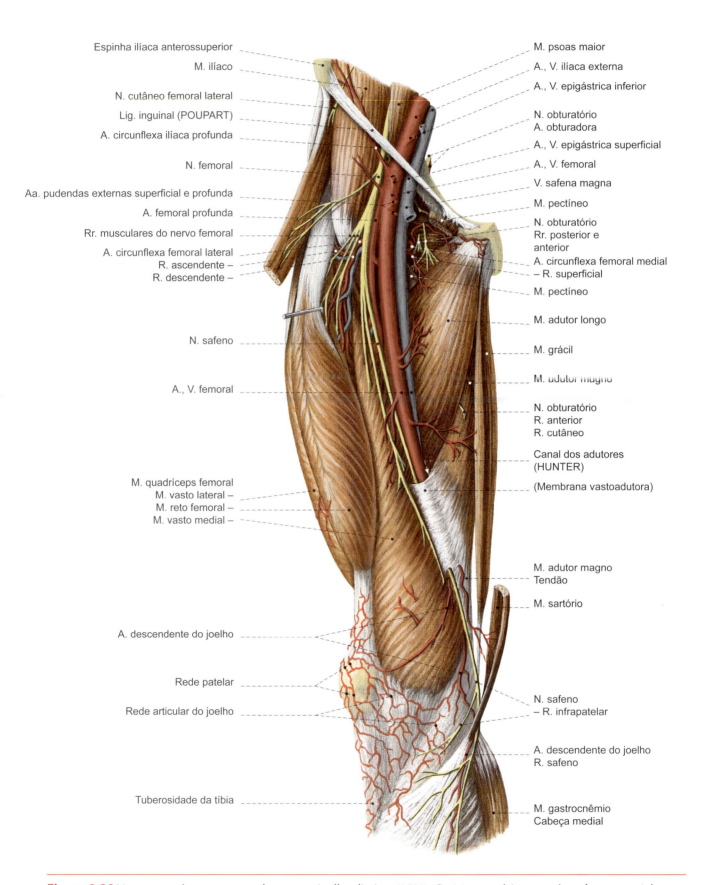

Figura 9.39 Vasos sanguíneos e nervos da perna e joelho direitos (30%). Os Mm. sartório e pectíneo foram parcialmente removidos. Vista ventral.

Capítulo 9 • Sistema Nervoso 205

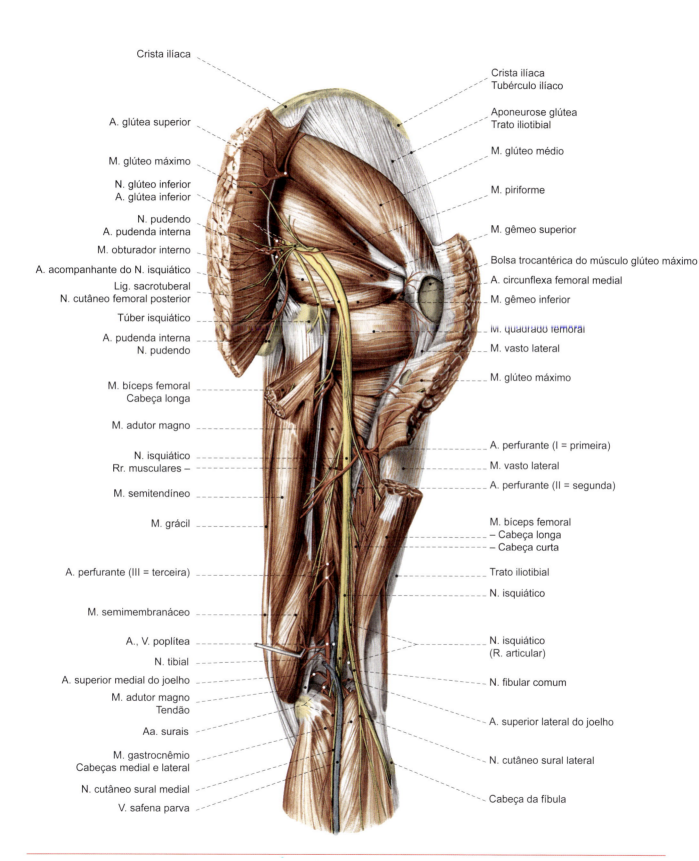

Figura 9.40 Vasos sanguíneos e nervos das nádegas, coxa e fossa poplítea do lado direito do corpo (30%). O M. glúteo máximo e a cabeça longa do M. bíceps femoral foram transeccionados. Vista dorsal.

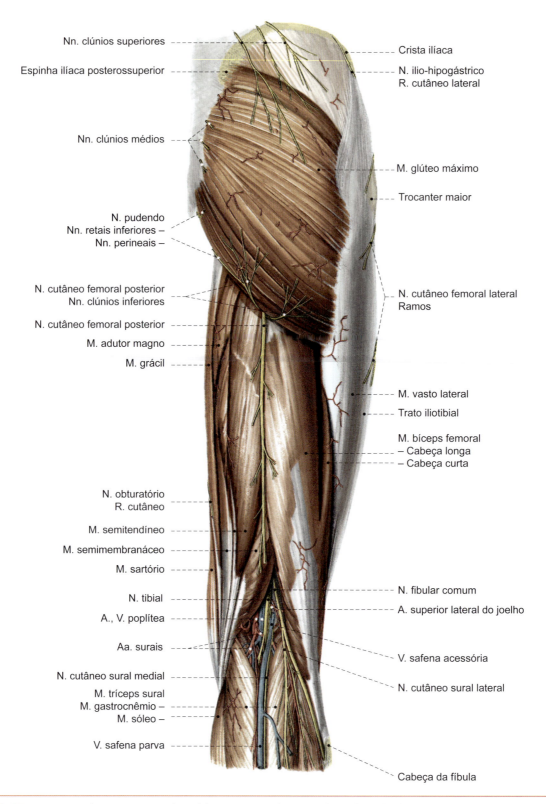

Figura 9.41 Vasos sanguíneos e nervos das nádegas, coxa e fossa poplítea do lado direito do corpo (30%). As fáscias lata e da perna foram removidas.

Capítulo 9 • Sistema Nervoso 207

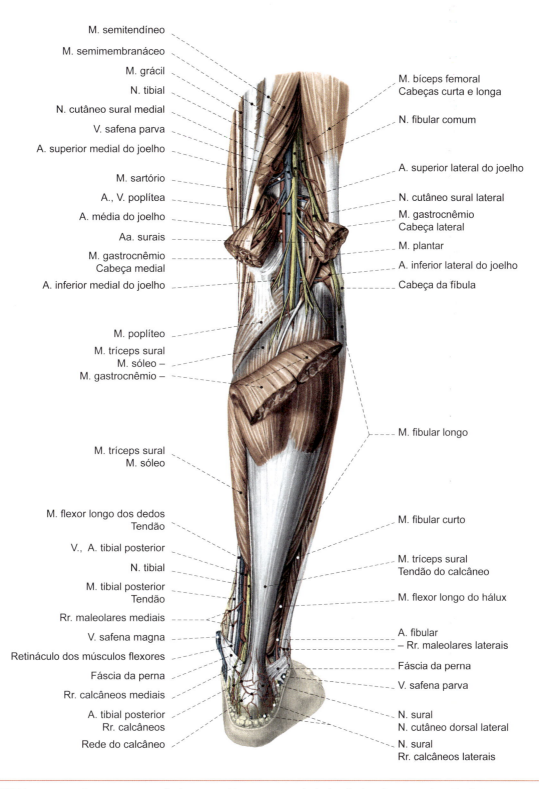

Figura 9.42 Vasos sanguíneos e nervos da fossa poplítea e perna do lado direito do corpo (30%). O M. gastrocnêmio foi transeccionado. Vista dorsal.

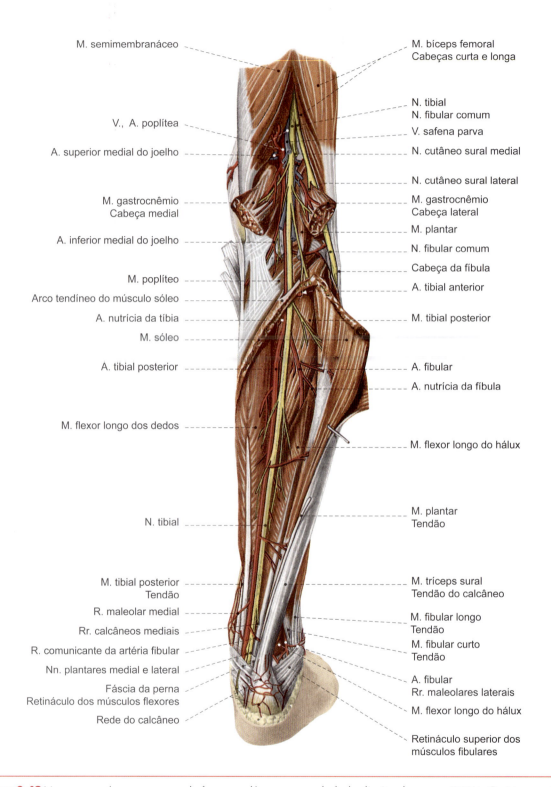

Figura 9.43 Vasos sanguíneos e nervos da fossa poplítea e perna do lado direito do corpo (30%). Os Mm. gastrocnêmio e sóleo foram transeccionados; as veias profundas da perna foram removidas. Vista dorsal.

Dermátomos

Dermátomos são áreas de pele que enviam sinais para o encéfalo via nervos espinais. Esses sinais dão origem a sensações de temperatura, pressão e dor. Os nervos espinais saem da coluna vertebral em pares. Existem 31 pares de nervos espinais, e 30 deles têm dermátomos correspondentes (a exceção é o nervo espinal C1).

Alguns dermátomos se superpõem em parte, e sua disposição exata pode variar de uma pessoa para outra (Figura 9.44).

Nervos cervicais e seus dermátomos
- **C2:** mandíbula, parte posterossuperior da cabeça
- **C3:** a parte posterior da cabeça e a parte superior do pescoço
- **C4:** a parte inferior do pescoço e a parte superior dos ombros
- **C5:** a parte superior dos ombros e as duas clavículas
- **C6:** a parte superior dos antebraços e os polegares e os dedos indicadores
- **C7:** a parte superior do dorso, a face posterior dos braços e os dedos médios
- **C8:** a parte superior do dorso, a face interna dos braços e os quarto e quinto dedos das mãos.

Nervos torácicos e seus dermátomos
- **T1:** a parte superior do tórax e do dorso e a parte superior do antebraço
- **T2, T3 e T4:** a parte superior do tórax e do dorso
- **T5, T6 e T7:** a parte média do tórax e do dorso
- **T8 e T9:** a parte superior do abdome e a parte média do dorso
- **T10:** a linha mediana do abdome e do dorso
- **T11 e T12:** a parte inferior do abdome e a parte média do dorso.

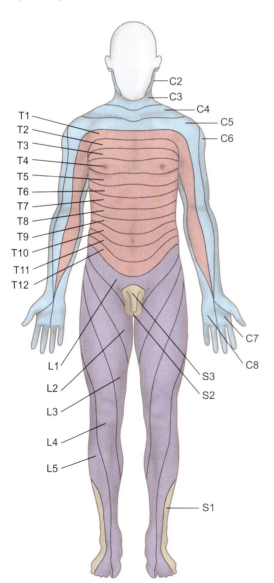
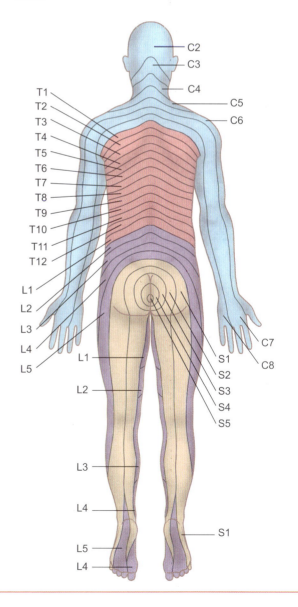

Figura 9.44 Inserção e distribuição dos dermátomos.

Nervos lombares e seus dermátomos
- **L1:** região inguinal, parte superior do quadril e região lombar
- **L2:** região lombar, quadril e parte superior da face interna das coxas
- **L3:** região lombar, face interna das coxas e das pernas (logo abaixo dos joelhos)
- **L4:** face posterior dos joelhos, face interna das pernas e calcanhares
- **L5:** a parte superior dos pés e a face anterior das pernas.

Nervos sacrais e seus dermátomos
- **S1:** região lombar, nádegas, face posterior das pernas e face lateral dos quarto e quinto dedos dos pés
- **S2:** nádegas, órgãos genitais, face posterior das pernas e calcanhares
- **S3:** nádegas e órgãos genitais
- **S4 e S5:** nádegas.

Nervos coccígeos e seu dermátomo
O dermátomo correspondente aos nervos coccígeos está localizado nas nádegas, na área em torno do cóccix.

Terminações nervosas
As terminações nervosas são estruturas encontradas na extremidade periférica dos nervos, de complexidade variada, porém de alta especificidade.

Elas podem ser de dois tipos: terminações nervosas aferentes (sensitivas), que são os receptores; e terminações nervosas eferentes (motoras), os efetuadores.

Divisão autônoma do sistema nervoso
É uma parte do sistema nervoso que tem a função de manter a homeostase, o equilíbrio do corpo. Ela inerva todos os órgãos viscerais, as glândulas e o músculo estriado cardíaco, e é formada basicamente por fibras eferentes viscerais. Está dividida em partes simpática e parassimpática.

Parte simpática
Atua em situações de luta ou fuga, causando também vasoconstrição periférica; aumento da pressão arterial, do fluxo sanguíneo nos músculos e das frequências cardíaca e respiratória; dilatação das pupilas e sudorese. É responsável ainda pela ejaculação.

A parte simpática da divisão autônoma do sistema nervoso distribui-se no interior da medula espinal, do 1º segmento torácico (T 1) até o 2º segmento lombar (L 2), formando, nessa região da medula espinal, uma coluna lateral entre as colunas anterior e posterior.

As fibras nervosas da parte simpática alcançam todos os seus órgãos-alvo por meio do tronco simpático, uma cadeia de gânglios interligados por fibras nervosas localizadas em ambos os lados da coluna vertebral.

Parte parassimpática
A parte parassimpática da divisão autônoma do sistema nervoso modula várias vísceras e provoca diminuição da frequência cardíaca, constrição do músculo liso brônquico, constrição das pupilas, aumento da salivação, aumento do peristaltismo e relaxamento de esfíncter urinário. É responsável também pela ereção do pênis.

A parte parassimpática do sistema nervoso está localizada no tronco encefálico e na região sacral da medula espinal de S 2, S 3 e S 4.

As fibras nervosas da parte craniana alcançam seus órgãos-alvo através dos nervos cranianos III, VII, IX e X, enquanto as da parte sacral acompanham fibras dos nervos espinais da mesma região.

O sistema nervoso simpático tem a norepinefrina como seu maior mediador sináptico, enquanto a parte parassimpática apresenta a acetilcolina em suas sinapses.

Anatomia aplicada à clínica

Reflexos

Reflexos são respostas involuntárias, ou seja, automáticas e controladas por arco reflexo, sem participação do encéfalo. Existem muitos tipos diferentes de reflexo, porém o mais básico é denominado "reflexo simples". Um reflexo simples apresenta apenas um espaço (sinapse) por meio do qual a informação na medula espinal é passada entre dois neurônios – é monossináptico. Um exemplo é o reflexo patelar.

Herpes-zóster

Trata-se de uma infecção causada pelo vírus varicela-zóster (o mesmo que provoca catapora ou varicela).

Após a recuperação da varicela, o vírus pode permanecer no corpo e ser posteriormente reativado. Tipicamente, ocorre uma erupção cutânea no tórax, ao longo de um dos dermátomos torácicos. As lesões cutâneas são precedidas por dor, prurido ou formigamento no local.

Algumas condições aumentam o risco de apresentar herpes-zóster, câncer (sobretudo leucemia e linfoma), infecção pelo HIV, receptores de transplante de medula óssea ou órgão sólido e uso de medicamentos imunossupressores.

Lombociatalgia

O nervo isquiático é o maior e o mais longo nervo do corpo, indo da coluna vertebral até o calcanhar. Trata-se de um nervo misto, com fibras motoras e sensitivas, que supre uma parte significativa da pele e dos músculos da coxa, da perna e do pé.

Lombociatalgia consiste em dor que começa na região lombar e acompanha o trajeto do nervo isquiático. Com frequência, é acompanhada por parestesia (formigamento) e perda de força na perna ou no pé. As principais causas são hérnia de disco intervertebral na região lombar e estenose do canal vertebral.

Covid-19 e o sistema nervoso

Muitas pessoas infectadas pelo SARS-CoV-2 não apresentam sintomas relacionados com as divisões central e periférica do sistema nervoso ou apresentam sintomas leves a moderados. Todavia, muitos pacientes internados por causa de covid-19 apresentam mialgia, cefaleia, tontura e alteração do olfato e do paladar. Há relatos de condições inflamatórias do sistema nervoso (p. ex., síndrome de Guillain-Barré, mielite transversa e leucoencefalopatia necrotizante aguda) após a infecção pelo SARS-CoV-2.

Doença da vaca louca

Os primeiros casos dessa doença surgiram no Reino Unido em 1996. Trata-se de um transtorno neurodegenerativo. Na verdade, é a variante da doença de Creutzfeldt-Jakob (DCJv) causada por príons (partícula proteinácea infectante), que é transmitida aos seres humanos pela ingestão de carne bovina contaminada. Os príons se acumulam no encéfalo e destroem as células cerebrais. A evolução é rápida e quase sempre fatal (a morte ocorre no ano seguinte ao aparecimento da doença). Acomete predominantemente pessoas jovens, com menos de 30 anos.

Síndrome do túnel do carpo

Trata-se da compressão do nervo mediano na área onde atravessa a região do carpo. É a neuropatia de maior incidência no membro superior; manifesta-se como dor noturna em forma de queimação, parestesia e atrofia tenar. A causa mais comum é lesão por esforço repetitivo (LER) em ambiente laboral, por exemplo, digitação.

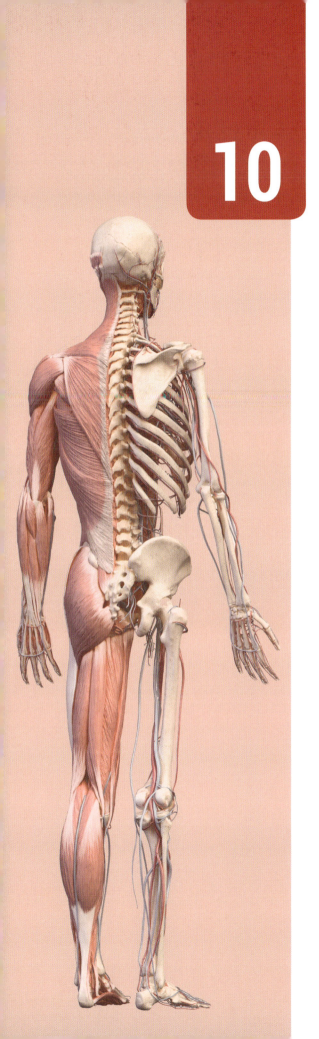

10 Sistema Sensorial

Paulo Ricardo R. Larosa

Introdução

O sistema sensorial possibilita a interação do homem com o ambiente. O ser humano tem cinco sentidos, cada um relacionado com um órgão específico: tato (pele), olfato (nariz), gustação (língua), visão (olhos) e audição (orelhas). Em cada órgão do sentido existem:

- **Receptores externos:** responsáveis por receber a informação sensitiva do órgão
- **Transmissores:** responsáveis por transportar essa informação até o sistema nervoso por meio das fibras nervosas
- **Receptores internos:** localizados no sistema nervoso, onde o cérebro recebe as informações e as transforma em sensações.

Tato

A pele e a tela subcutânea apresentam terminações nervosas específicas para os dois tipos de tato, o protopático (grosseiro) e o epicrítico (fino).

As terminações nervosas livres não apresentam especialização na região de transdução e são encontradas em todas as partes do corpo, não apenas na pele. Detectam estímulos mecânicos grosseiros (tato protopático, dor e temperatura).

Já os corpúsculos táteis (Meissner) são receptores localizados nas papilas dérmicas da pele glabra. Encontram-se em grande número nas pontas dos dedos das mãos, nas mãos, nas pálpebras, na ponta da língua, nos lábios, nas papilas mamárias, nas regiões plantares, no clitóris e na extremidade do pênis.

Os discos de Merkel acompanham a distribuição dos corpúsculos táteis. Os discos estão agrupados em uma cúpula que se projeta para a epiderme. São muito sensíveis e efetivos na localização de estímulos na pele e na determinação de textura.

Os corpúsculos receptores de pressão (Pacini) são receptores de pressão encontrados na derme e na tela subcutânea, nos dedos das mãos, nas mamas, bem como no tecido conjuntivo das articulações, do periósteo e do mesentério. São receptores de adaptação rápida às deformações teciduais e, portanto, ótimos detectores de vibração mecânica.

O órgão terminal do pelo inerva a base do folículo piloso e entram em atividade quando o pelo é inclinado e, assim, detectam o contato inicial com o objeto, bem como o seu movimento sobre a pele.

Os orpusculos para tato e pressão (Ruffini) estão localizados na parte mais profunda da pele, nos leitos ungueais, nos ligamentos periodontais e nas cápsulas articulares. Esses receptores são sensíveis à distensão e à pressão aplicadas na pele e nas cápsulas articulares.

Os corpúsculos de Krause são terminações nervosas situadas na papila dérmica da derme, nas articulações, na conjuntiva, no peritônio, nas regiões genitais e no tecido subendotelial das cavidades oral e nasal. Sua função é discutida.

Existem também, terminações nervosas livres que detectam os estímulos de cócegas e prurido. Essa sensação pode ser evocada apenas a partir da superfície cutânea.

Terminações nervosas livres para temperatura também se encontram por toda a superfície do corpo.

Olfato

Os seres humanos conseguem reconhecer cerca de 10 mil odores diferentes. O nariz contém 10 milhões a 100 milhões de receptores de odores em uma região denominada "epitélio olfatório" (uma área de 5 cm^2) que ocupa a parte superior da cavidade nasal. O epitélio olfatório recobre a face inferior da lâmina cribriforme do osso etmoide e se estende ao longo da concha nasal superior. De cada lado do nariz, aproximadamente 40 fascículos de axônios das células receptoras olfatórias atravessam os forames na lâmina cribriforme e formam os nervos olfatórios (NC I) direito e esquerdo.

Gustação

A maioria dos quase 10 mil botões gustativos estão localizados na língua, mas existem alguns no palato mole, na faringe e na epiglote. Na língua, os receptores apresentam-se nas papilas linguais e apenas cinco sabores primários podem ser diferenciados: azedo, doce, amargo, salgado e umami (Figura 10.1).

Visão

Os olhos contêm cerca de 70% de todos os receptores sensoriais. A formação da imagem inicia-se quando as estruturas oculares refratam os raios de luz. A córnea, o humor aquoso, a lente e o humor vítreo refratam a luz, focalizando-a sobre a fóvea central, onde a imagem invertida se forma. Na retina, os bastonetes e cones viram a imagem, transformando-a em impulsos nervosos que chegam até o nervo óptico (Figura 10.2).

Existem também as estruturas oculares acessórias: músculos extrínsecos do bulbo do olho, supercílio, pálpebras, cílios e aparelho lacrimal (Figuras 10.3 a 10.5).

Audição

A orelha é dividida em partes externa, média e interna. A orelha externa capta as ondas sonoras e as canaliza. A orelha média direciona essas vibrações sonoras para a janela do labirinto. Os ossículos da audição (estribo, bigorna, martelo) estão localizados na orelha média. Na orelha interna estão localizados os receptores de equilíbrio e audição (Figura 10.6).

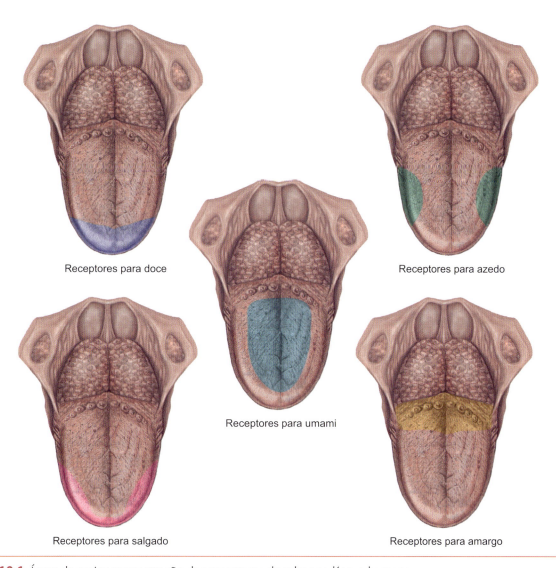

Figura 10.1 Áreas de maior concentração dos receptores de sabor na língua humana.

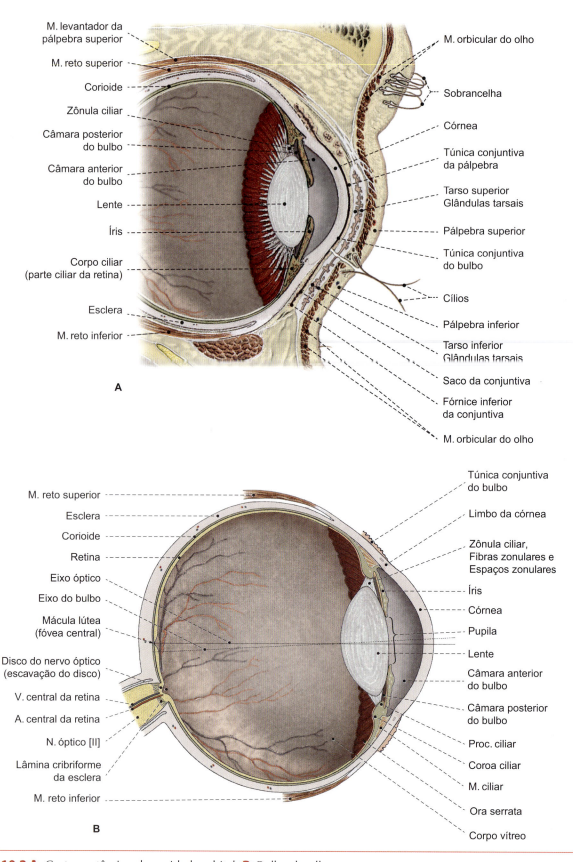

Figura 10.2 A. Corte anatômico da cavidade orbital. **B.** Bulbo do olho.

Capítulo 10 • Sistema Sensorial 217

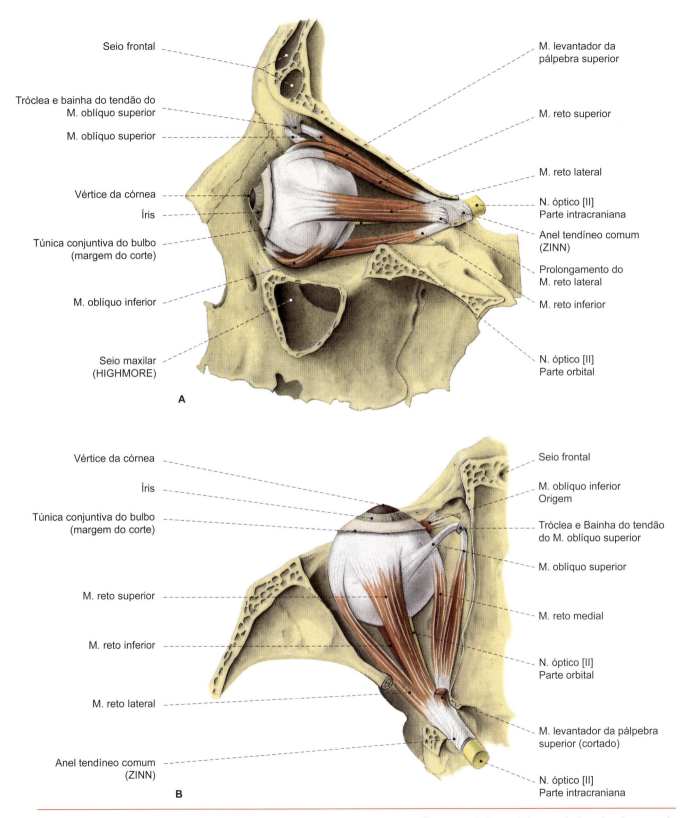

Figura 10.3 Músculos extrínsecos do bulbo do olho esquerdo (100%). **A.** A parede lateral da cavidade orbital esquerda foi removida. Vista lateral esquerda do bulbo do olho esquerdo. **B.** O teto da cavidade orbital foi removido. Vista superior do bulbo do olho esquerdo.

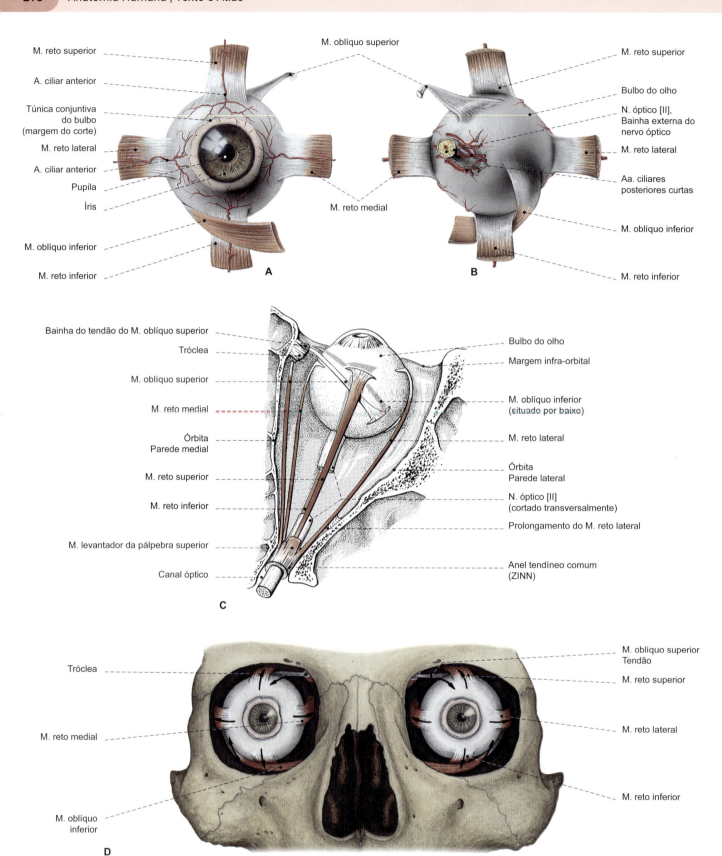

Figura 10.4 Músculos extrínsecos do bulbo do olho. **A.** Vista frontal do bulbo do olho direito (125%). **B.** Vista posterior do bulbo do olho direito (125%). **C.** Vista superior da cavidade orbital direita (100%), representação esquemática. **D.** Vista frontal das cavidades orbitais ósseas e ambos os bulbos dos olhos com as inserções musculares (80%). As setas indicam os movimentos dos bulbos dos olhos pela contração dos músculos.

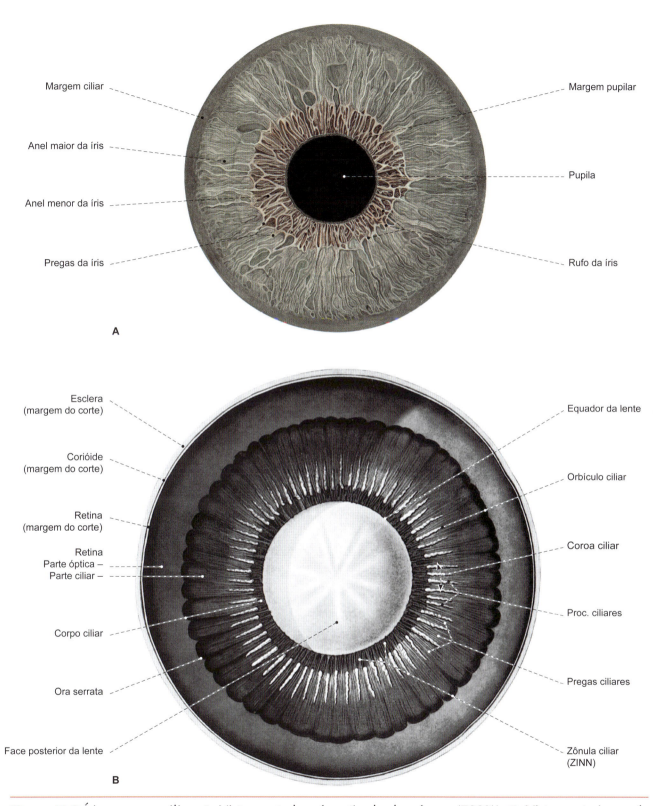

Figura 10.5 Íris e corpo ciliar. **A.** Vista ventral após retirada da córnea (700%). **B.** Vista posterior após remoção do corpo vítreo (400%).

Anatomia aplicada à clínica

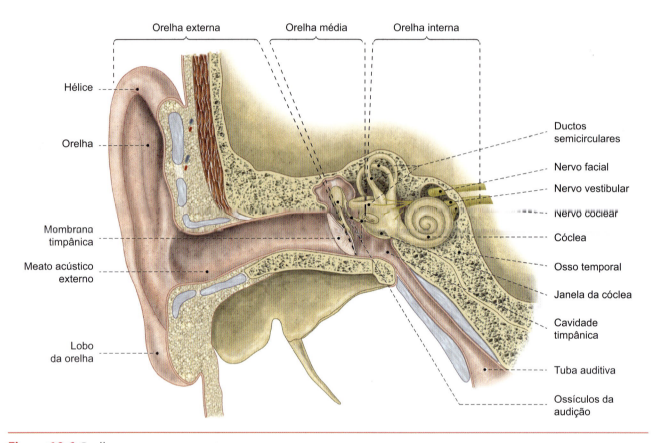

Figura 10.6 Orelhas e seus componentes.

Anatomia aplicada à clínica

Anosmia

Trata-se da incapacidade de perceber odores; pode ser temporária ou permanente e adquirida ou congênita. Existem muitas causas:

- Distúrbios inflamatórios e obstrutivos (50 a 70% dos casos); são exemplos: rinossinusite, rinite, pólipos nasais
- Traumatismo cranioencefálico
- Envelhecimento e processos neurodegenerativos
- Condições congênitas, como a síndrome de Kallmann e a síndrome de Turner
- Processos infecciosos. Anosmia é um sintoma precoce comum de covid-19.
- Uso de substâncias tóxicas, como tabaco e cocaína
- Uso de medicamentos como betabloqueadores, agentes antitireóideos di-hidropiridina, inibidores da enzima conversora de angiotensina (anti-hipertensivos).

Acusia

A perda da acuidade auditiva (acusia) pode ser do tipo condutiva, sensorineural ou mista.

A perda auditiva condutiva consiste no comprometimento da transmissão do som nas regiões externa e média da orelha. São exemplos: perfuração da membrana timpânica, malformações da orelha, obstrução por cerume, otite e otosclerose.

A perda auditiva sensorineural é causada por lesão na orelha interna e geralmente é irreversível. Pode ser provocada por exposição a sons muito altos ou por períodos prolongados, envelhecimento, medicamentos ototóxicos (antibióticos aminoglicosídeos, diuréticos de alça, agentes quimioterápicos), meningite, caxumba e doença de Ménière.

A perda auditiva mista consiste em uma combinação de fatores condutivos e sensorineurais. As causas incluem otosclerose e traumatismo cranioencefálico.

Alterações do paladar

Vale lembrar que hipogeusia é a capacidade reduzida de saborear alimentos (doces, azedos, amargos ou salgados); já a ageusia é a perda total do paladar, e disgeusia é a modificação do sabor dos alimentos sólidos e líquidos.

Alguns medicamentos modificam ou inibem o paladar, por exemplo, alguns inibidores da enzima conversora da angiotensina (anti-hipertensivos), antifúngicos, quimioterápicos, inibidores da protease (usados no tratamento da infecção pelo HIV) e medicamentos para tireoide.

A causa atual mais comum de redução do paladar é a covid-19.

Alterações da acuidade visual

Várias condições podem reduzir a acuidade visual em pessoas de todos os grupos etários. Segundo a Organização Mundial da Saúde (OMS), 60 a 80% dos casos de cegueira no mundo podem ser evitados ou tratados.

A degeneração macular relacionada com a idade (DMRI) é a principal causa de cegueira em pessoas com mais de 50 anos.

Glaucoma é uma doença que acomete o nervo óptico e, com frequência, é causada pela elevação da pressão intraocular.

Retinopatia diabética ocorre em pessoas com diabetes melito, sobretudo quando o controle da glicemia não é satisfatório.

Descolamento da retina pode ser causado por traumatismo, processos inflamatórios e algumas doenças (p. ex., diabetes melito).

Catarata é, habitualmente, causada pelo envelhecimento. A lente do olho (conhecida como cristalino na prática clínica) se torna mais opaca e interfere na passagem da luz para a retina.

Por fim, algumas doenças infecciosas comprometem a retina, por exemplo, toxoplasmose, toxocaríase, doença de Lyme, aids e infecção por herpes-vírus.

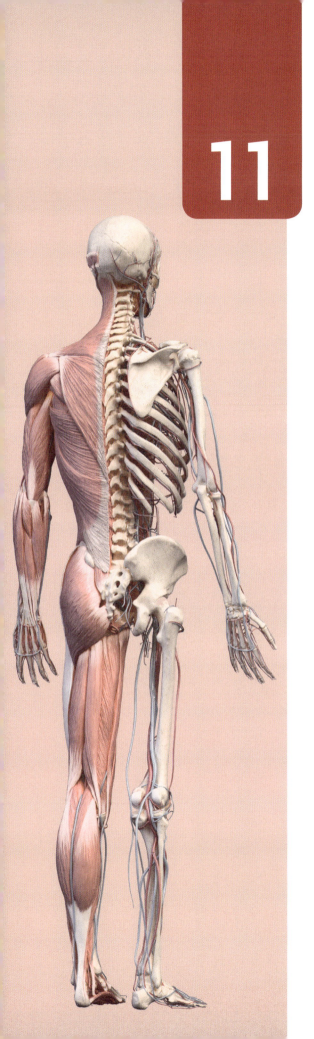

11 Sistema Endócrino

Paulo Ricardo R. Larosa

Introdução

O sistema endócrino é formado por glândulas que secretam hormônios. Os hormônios são substâncias químicas com funções específicas no organismo humano.

Glândulas do sistema endócrino

As principais glândulas endócrinas são: tireoide, hipófise, pâncreas, paratireoides, suprarrenais, timo, glândula pineal e gônadas.

Tireoide

Situada abaixo da laringe, a glândula tireoide produz os hormônios triiodotironina (T3), tiroxina (T4) e calcitonina (Figura 11.1).

Paratireoides

As glândulas paratireoides situam-se na superfície posterior da tireoide e produzem o paratormônio (PTH) (Figura 11.2).

Hipófise

Também denominada "glândula pituitária", situa-se na sela turca. É dividida em: adeno-hipófise (localizada anteriormente), que produz hormônio do crescimento (GH), hormônio tireoestimulante (TSH), hormônio adrenocorticotrófico (ACTH), hormônio foliculoestimulante (FSH),

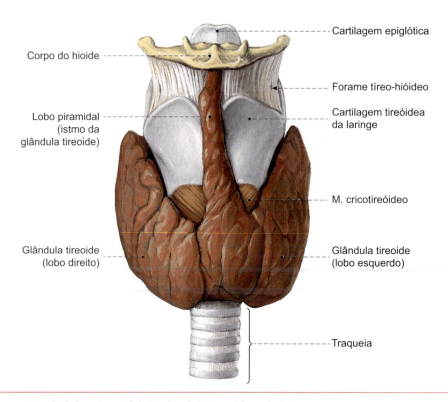

Figura 11.1 Vista anterior do lobo piramidal da glândula tireoide e da laringe.

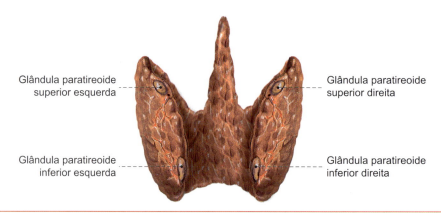

Figura 11.2 Glândulas paratireoides. Vista posterior da glândula tireoide.

hormônio luteinizante (LH) e prolactina (PRL); e neuro-hipófise (localizada posteriormente), que produz hormônio antidiurético (ADH), vasopressina e ocitocina (Figuras 11.3 e 11.4).

Pâncreas

O pâncreas situa-se na parte superior esquerda da cavidade abdominal, posteriormente ao estômago, e sua parte medial – a cabeça – acomoda-se na curvatura do duodeno e produz glucagon, insulina e somatostatina (Figura 11.5).

Suprarrenais

As glândulas suprarrenais situam-se superiormente aos rins e são divididas em: córtex, que produz aldosterona, cortisol, cortisona, corticosterona, androgênio e estrogênio; e medula, que produz catecolaminas (Figura 11.3).

Timo

O timo é um órgão linfático primário, produtor de linfócitos, timosina e timopoetina. Está localizado no mediastino, posteriormente ao osso esterno, entre a glândula tireoide (superiormente) e a quarta cartilagem costal (inferiormente); consiste em dois lobos conectados por um istmo. O timo é irrigado pela artéria torácica e pelas artérias tireóideas (superior e inferior) e inervado pelo tronco simpático e pelo nervo vago (NC X) (Figura 11.3).

Glândula pineal

Localizada na parte posterior do terceiro ventrículo, a glândula pineal é um órgão neuroendócrino secretório pequeno (100 a 150 mg) e muito vascularizado. Está localizada na linha mediana do encéfalo, externamente à barreira hematencefálica. A principal inervação é simpática, proveniente de gânglios cervicais superiores. A principal função da glândula pineal é receber e transmitir informações sobre o ciclo claro-escuro (fotoperíodo) do ambiente e, consequentemente, secreta melatonina de modo cíclico à noite (período de escuridão).

Vale mencionar que a glândula pineal apresenta, habitualmente, algum grau de calcificação com a idade, constituindo um bom marcador nos exames de imagem (Figura 11.3).

Gônadas

Nas mulheres, são os ovários, situados ao lado do útero; produzem estrogênio e progesterona. Nos homens, são os testículos, situados no escroto; produzem testosterona (Figura 11.3).

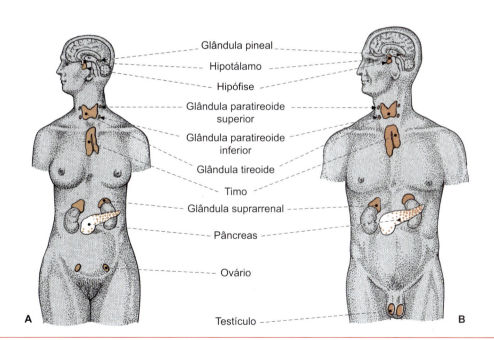

Figura 11.3 Vista anterior das glândulas endócrinas femininas (**A**) e masculinas (**B**).

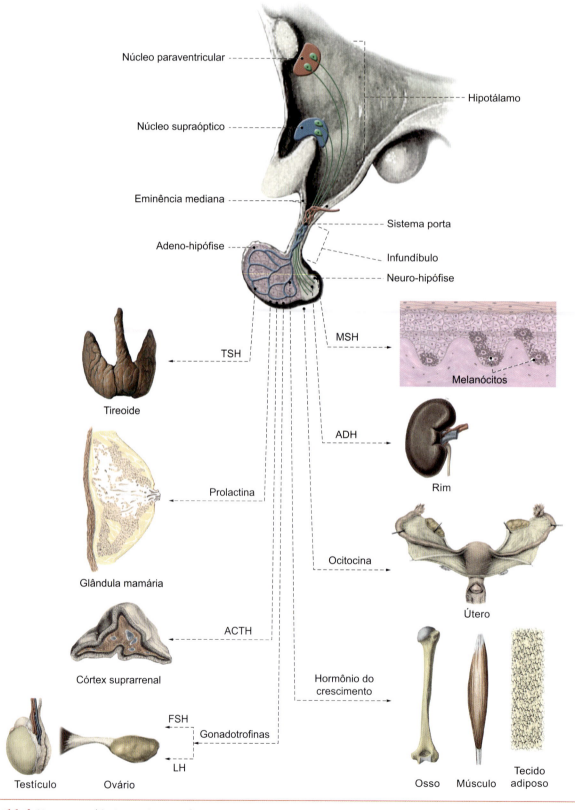

Figura 11.4 Sistema endócrino e órgãos efetores.

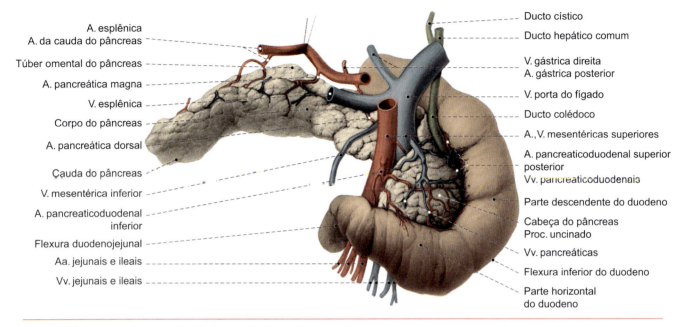

Figura 11.5 Vista posterior do pâncreas, duodeno, ducto colédoco e vasos sanguíneos vizinhos.

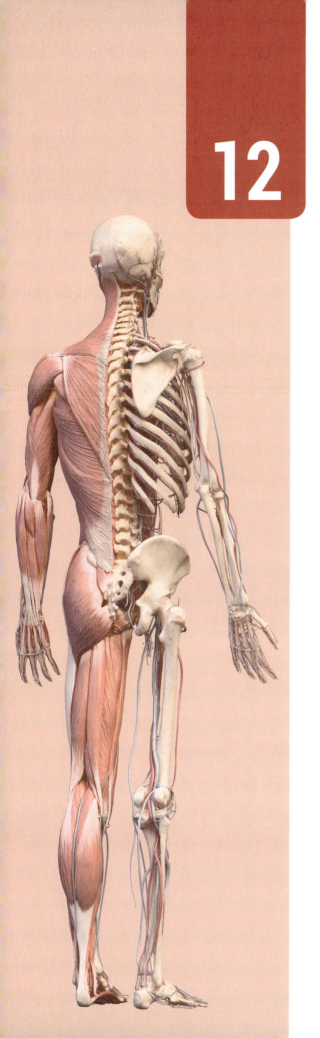

12 Sistema Circulatório

Paulo Ricardo R. Larosa

Introdução

O sistema circulatório é um conjunto de tubos fechados por onde o sangue circula impulsionado pelo seu órgão central, o coração. A partir deste, o sangue flui por artérias, capilares e veias. A função do sistema circulatório é transportar, através do sangue, oxigênio, nutrientes e resíduos, para todo o corpo. Para auxiliar a drenagem da linfa, o sistema circulatório conta, ainda, com os vasos linfáticos (capilares, vasos e troncos).

É importante salientar que as células sanguíneas são produzidas pelos órgãos hematopoéticos – medula óssea e timo (órgãos linfáticos primários) e baço e linfonodos (órgãos linfáticos secundários).

Coração

O coração, centro do sistema circulatório, é um órgão muscular oco que atua como uma bomba contrátil-propulsora. Seu peso médio é de 250 g nas mulheres e 300 g nos homens, podendo variar de acordo com a frequência da prática de atividade física do indivíduo.

É um órgão mediano, localizado na cavidade torácica, entre os pulmões, no espaço denominado "mediastino médio", e sobre o músculo diafragma (Figura 12.1). Apresenta uma base superior e posterior, um ápice anterior e inferior, que é deslocado para a esquerda. Conta ainda com as faces esternocostal, diafragmática e pulmonar.

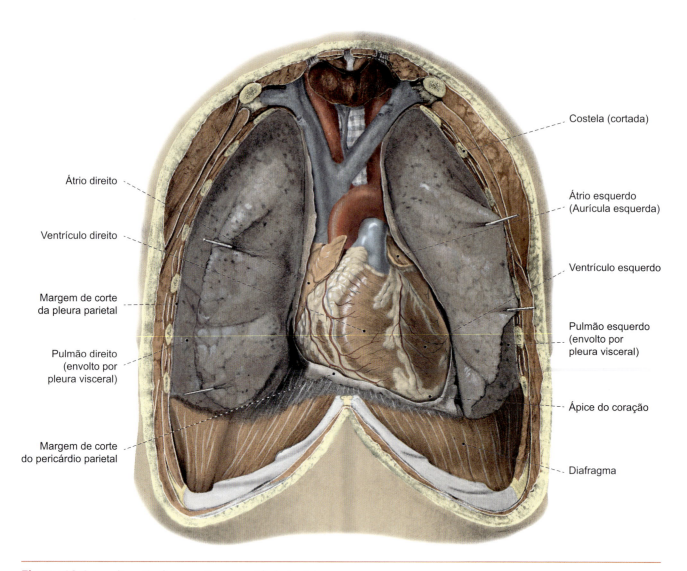

Figura 12.1 Localização do coração na cavidade torácica.

O coração apresenta três camadas: o epicárdio, mais externo; o miocárdio, camada média e mais espessa, formada por músculo estriado cardíaco; e o endocárdio, que é o revestimento interno.

Na sua morfologia externa, podemos observar látero-superiormente duas projeções, as aurículas direita e esquerda, que são expansões dos átrios direito e esquerdo, respectivamente.

Demarcando a região entre os átrios e os ventrículos notamos um sulco que praticamente circunda o coração, o sulco coronário. Já na vista anterior vemos o sulco interventricular anterior, ocupado pela artéria de mesmo nome. Outra depressão também é vista na parte posterior e é denominada "sulco interventricular posterior", ocupado, por sua vez, pela artéria homônima.

Na sua morfologia interna, existem quatro câmaras, sendo duas superiores e menores – os átrios direito e esquerdo, que apresentam uma expansão vista também na sua anatomia externa – e as aurículas direita e esquerda. Essas cavidades são separadas por um septo mediano, o septo interatrial, onde se observa uma pequena cicatriz, a fossa oval, que é o fechamento de uma comunicação entre os átrios no período fetal.

As câmaras inferiores são os ventrículos direito e esquerdo, os quais são maiores que os átrios. Apresentam projeções internas denominadas "trabéculas cárneas", nas quais se destacam os músculos papilares. Os ventrículos são separados pelo espesso septo interventricular (Figura 12.2).

Entre os átrios e os ventrículos de cada lado existem dois anéis fibrosos, um direito e outro esquerdo que compõem o chamado "esqueleto fibroso do coração", aos quais se fixam respectivamente a valva cardíaca direita (classicamente denominada tricúspide) e a valva cardíaca esquerda (bicúspide ou mitral). Cada valva é formada por válvulas que se prendem aos músculos papilares dos ventrículos por meio de feixes musculares, as cordas tendíneas.

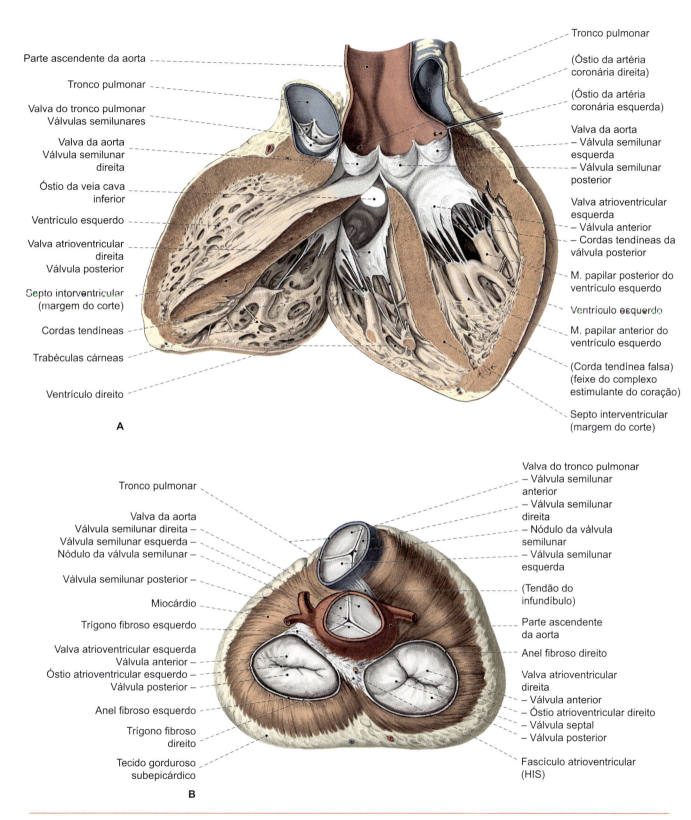

Figura 12.2 Coração. **A.** Vista interna de ambos os ventrículos do coração e da via de efluxo sanguíneo no ventrículo esquerdo (corte longitudinal perpendicular ao plano do septo interventricular). **B.** Vista superior da base dos ventrículos com as valvas atrioventriculares e arteriais fechadas.

A valva atrioventricular direita (tricúspide) apresenta três válvulas, a anterior, a posterior e a septal; enquanto a valva atrioventricular esquerda (bicúspide ou mitral) apresenta somente duas válvulas, a anterior e a posterior. As válvulas abrem-se na sístole atrial, possibilitando a passagem do sangue para o ventrículo, e fecham-se na sístole ventricular, impedindo o refluxo do sangue para os átrios. O coração é inervado pelo nervo Vago (X par) na sua parte parassimpática, causando a bradicardia, e pelo plexo simpático que resulta na taquicardia. A irrigação do coração é proveniente dos ramos das artérias coronárias direita e esquerda. A drenagem venosa é realizada através das veias cardíacas que desembocam no seio coronário.

Vasos relacionados com o coração

Vasos sanguíneos de grande calibre estão relacionados diretamente com a base do coração e são responsáveis pela chegada ou saída do sangue (Figuras 12.3 a 12.5). No átrio direito estão as veias cavas superior e inferior, que trazem o sangue de todo o corpo. No ventrículo direito, encontra-se o tronco pulmonar, que leva o sangue para os pulmões. No átrio esquerdo, encontram-se as veias pulmonares, trazendo o sangue dos pulmões. No ventrículo esquerdo está a artéria aorta, que leva o sangue para todo o corpo.

O tronco pulmonar e a aorta são artérias que têm válvulas semilunares após sua saída do coração, para impedir o refluxo do sangue nas diástoles ventriculares.

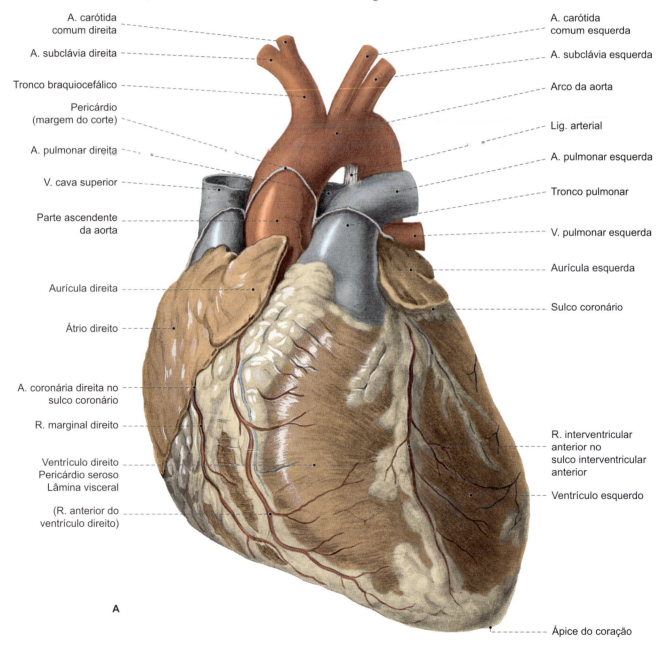

Figura 12.3 A. Vista anterior do coração e de vasos próximos. O pericárdio fibroso e a lâmina parietal do pericárdio seroso foram removidos. (*Continua*)

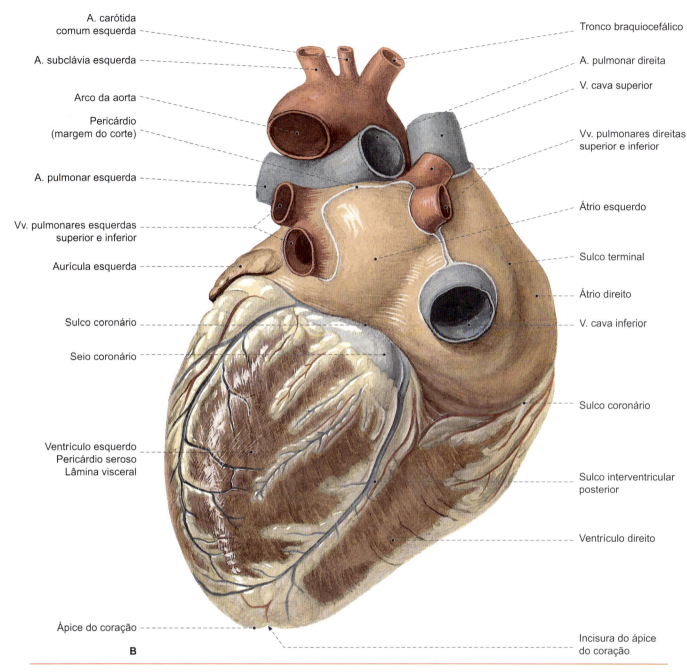

Figura 12.3 (*continuação*) **B.** Vista anterior do coração e de vasos próximos. O pericárdio fibroso e a lâmina parietal do pericárdio seroso foram removidos.

Tipos de circulação

Pode-se entender circulação como a passagem do sangue pelo coração e pelos vasos, realizada por dois fluxos que ocorrem ao mesmo tempo e que se diferenciam pela quantidade de oxigênio que carregam.

A circulação pulmonar (pequena circulação) acontece entre o coração e os pulmões, ou seja, é a circulação coração-pulmões-coração. Ela começa no ventrículo direito, com a saída do sangue venoso (pobre em O_2 e rico em CO_2) pelo tronco pulmonar, seguindo pelas artérias pulmonares direita e esquerda até os pulmões direito e esquerdo, respectivamente, onde ocorre a hematose (saída de CO_2 e entrada de O_2 no sangue). Após a hematose, o sangue arterial retorna ao coração pelas veias pulmonares direita e esquerda e chega ao átrio esquerdo.

A circulação sistêmica (grande circulação) acontece entre o coração e o corpo todo, ou seja, é a circulação coração-corpo-coração. Ela começa no ventrículo esquerdo, com a saída do sangue arterial (rico em O_2 e pobre em CO_2) pela aorta, seguindo por seus ramos para o corpo todo, onde ocorre a nutrição tecidual através dos capilares sanguíneos (saída de O_2 e entrada de CO_2 no sangue). Após a nutrição tecidual, o sangue venoso

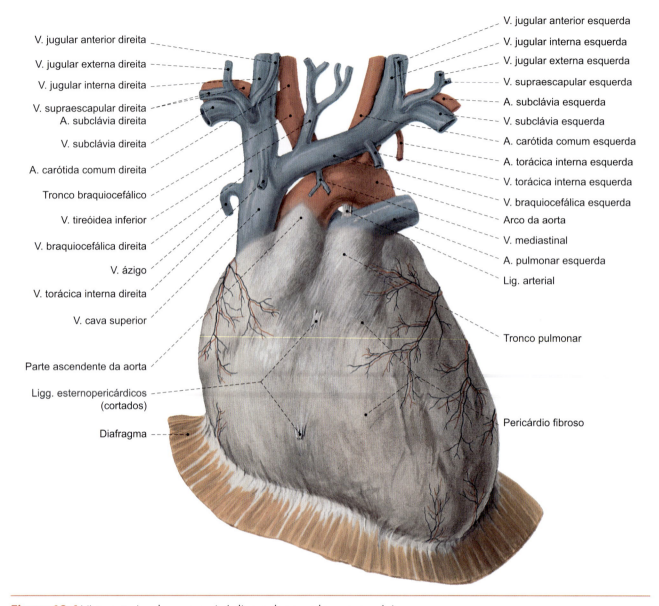

Figura 12.4 Vista anterior do saco pericárdico e dos grandes vasos próximos.

retorna ao coração pelas veias cavas superior e inferior e chega ao átrio direito (Figura 12.6).

Pericárdio

O coração tem um revestimento externo (pericárdio) formado por um saco de tecido fibrosseroso que contém três membranas (Figura 12.7; ver Figura 12.4):

- **Pericárdio fibroso:** membrana mais externa, servindo de proteção e fixação do órgão
- **Pericárdio seroso, lâmina parietal:** membrana média, bastante aderida ao pericárdio fibroso
- **Pericárdio seroso, lâmina visceral:** membrana mais interna, intimamente relacionada ao coração. Forma o epicárdio, a mais externa das três camadas da parede cardíaca. Entre essas duas últimas camadas existe um espaço conhecido como cavidade do pericárdio, preenchido por uma fina película de líquido que permite ao coração se movimentar e pulsar sem atrito.

Sistema de condução

O sistema formado por fibras especializadas para a transmissão do impulso elétrico resulta na contração cardíaca (sistema de condução) (Figuras 12.8 e 12.9).

O nó sinoatrial localizado na parede do átrio direito inicia o impulso, que é rapidamente conduzido para as fibras musculares cardíacas situadas nos átrios, levando-as a se contraírem. O impulso é conduzido rapidamente do nó sinoatrial para o nó atrioventricular e, então, é distribuído a partir do nó atrioventricular para os fascículos atrioventriculares (feixe de His) direito e esquerdo, que passam de cada lado do septo interventricular. Desse modo, ele chega até os ramos subendocárdicos (fibras de Purkinje), realizando a contração das paredes dos ventrículos.

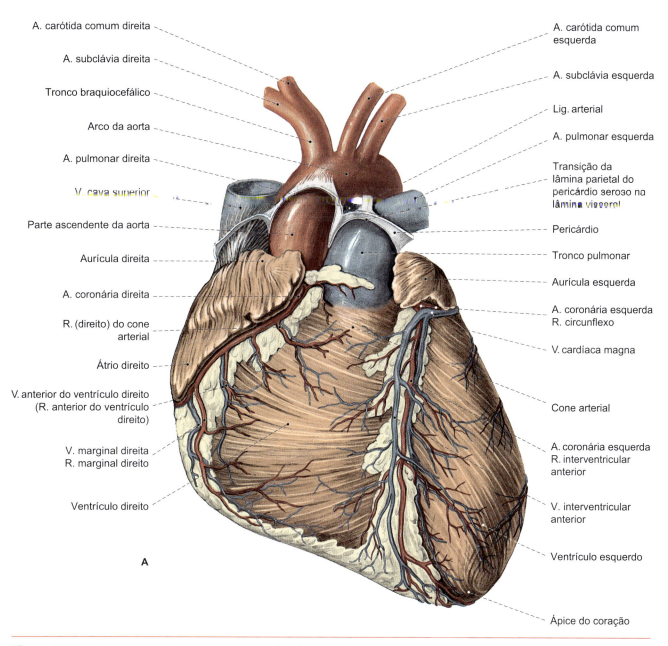

Figura 12.5 Artérias e veias do coração (o epicárdio foi retirado). **A.** Face anterior do coração, vista anterior. (*Continua*)

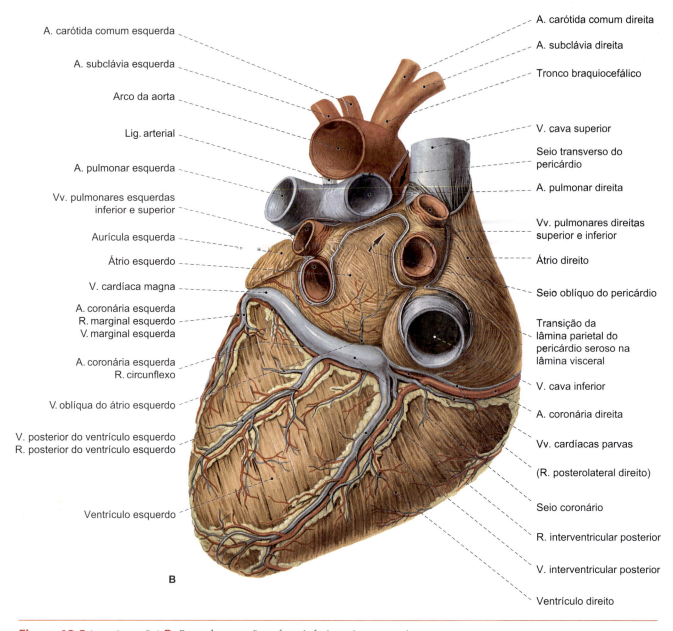

Figura 12.5 (*continuação*) **B.** Base do coração e face inferior, vista posterior.

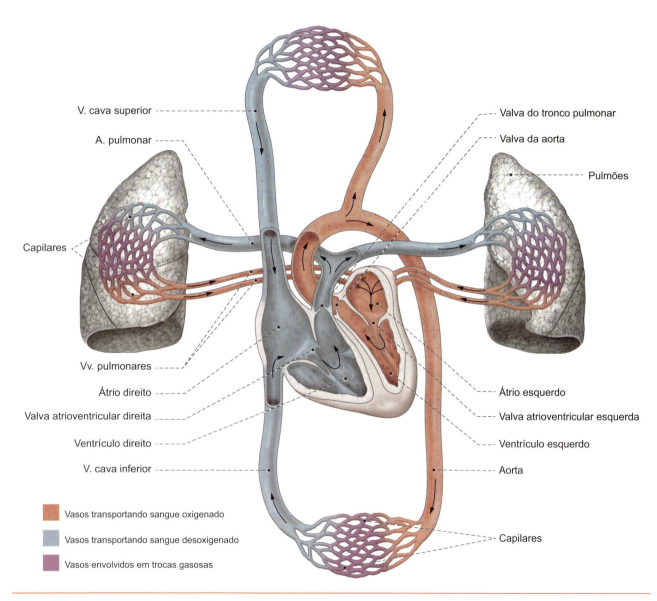

Figura 12.6 Representação das circulações pulmonar e sistêmica.

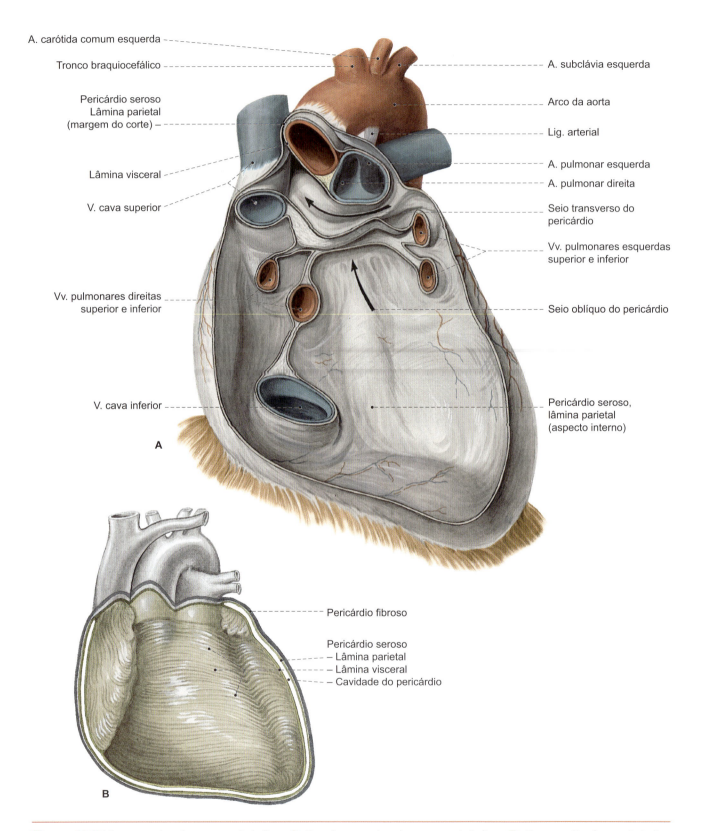

Figura 12.7 Vista anterior do saco pericárdico. **A.** Parede posterior do saco pericárdico. **B.** Construção dos pericárdios seroso e fibroso.

Capítulo 12 • Sistema Circulatório 239

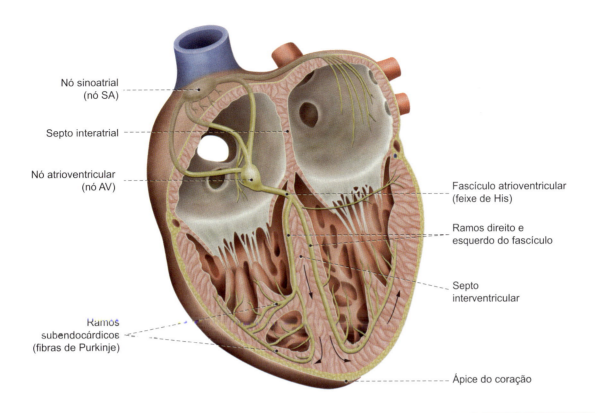

Figura 12.8 Sistema de condução do coração. Os átrios e os ventrículos foram abertos por um corte longitudinal perpendicular ao septo interventricular (vista anterior).

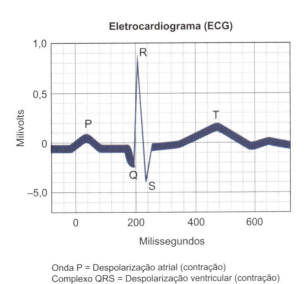

Onda P = Despolarização atrial (contração)
Complexo QRS = Despolarização ventricular (contração)
Onda T = Repolarização ventricular (relaxamento)

Figura 12.9 Representação de um segmento de eletrocardiograma (ECG).

Vasos sanguíneos
Artérias

As artérias são vasos cilíndricos que conduzem sangue do coração para todo o corpo (Figura 12.10). Apresentam, em sua maioria, um trajeto profundo, ficando, assim, menos expostas.

A partir de seu trajeto no coração, as artérias vão se ramificando e diminuindo seu lúmen interno e seu calibre, até se tornarem artérias muito pequenas, de menos de 0,5 mm de lúmen, denominadas "arteríolas". As artérias, na sua maioria, possuem a parede com uma camada muscular espessa devido ao fluxo sanguíneo com muita pressão e velocidade.

As artérias da cabeça, do tronco e dos membros superiores e inferiores estão representadas nas Figuras 12.11 a 12.18.

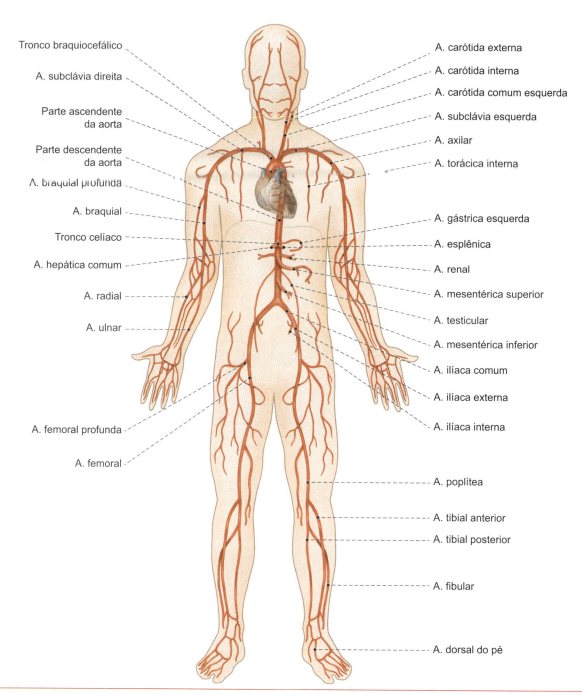

Figura 12.10 Artérias do corpo humano (vista anterior).

Veias

As veias são vasos de aspecto variável conforme o volume de sangue que neles circula. Nelas, o sangue é conduzido da periferia para o coração (ver Figura 12.23).

As veias de menor calibre são as vênulas, com lúmen menor que 0,5 mm e localizadas na periferia. À medida que elas se aproximam do coração, recebem outras veias menores, as afluentes, e vão aumentando seu calibre interno até desembocarem no coração. As veias apresentam, na sua maioria, a parede fina praticamente sem a camada muscular.

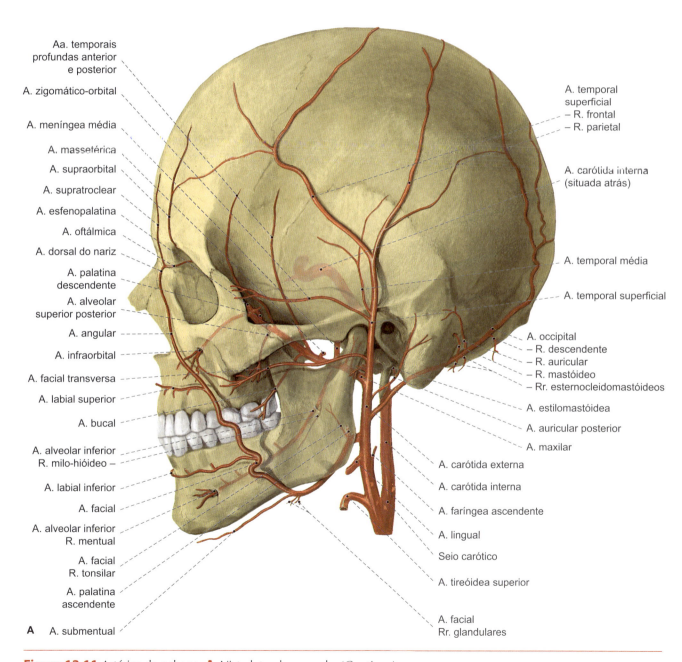

Figura 12.11 Artérias da cabeça. **A.** Vista lateral esquerda. (*Continua*)

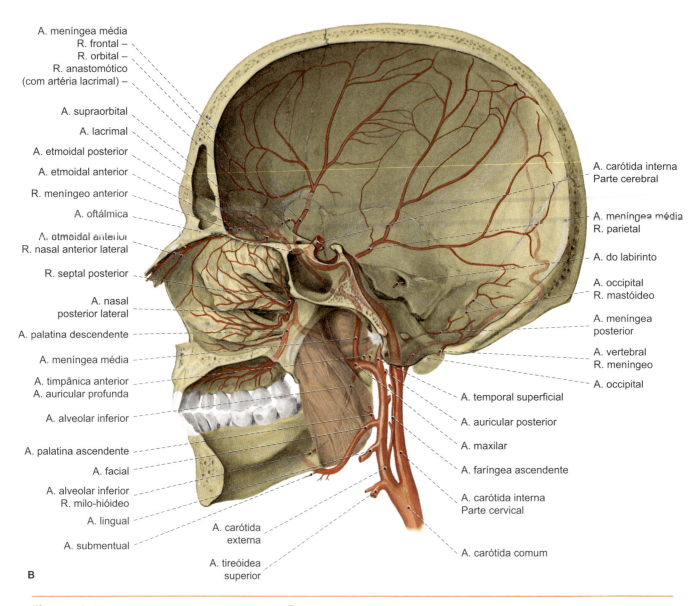

Figura 12.11 (*continuação*) Artérias da cabeça. **B.** Vista medial da metade direita do crânio.

Capítulo 12 • Sistema Circulatório 243

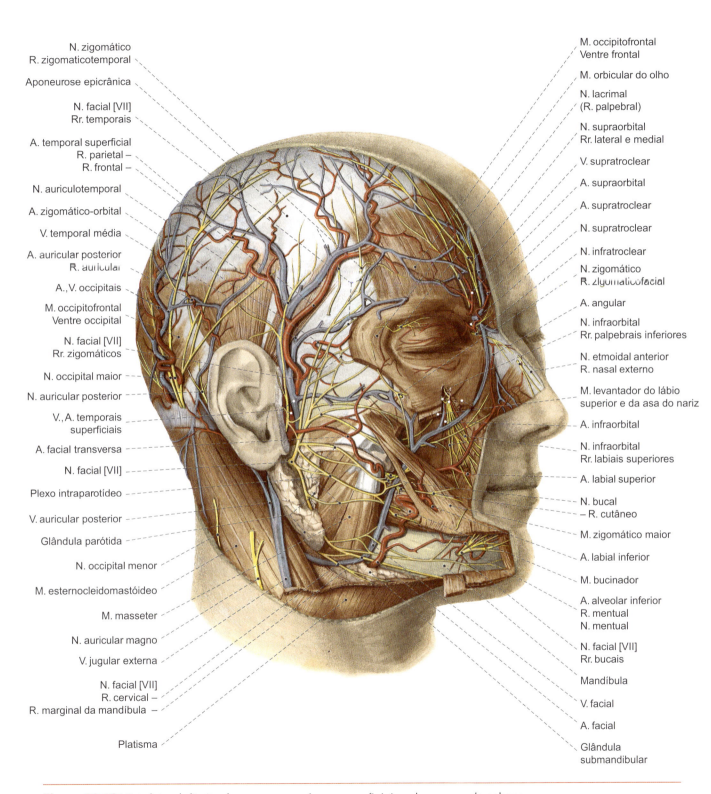

Figura 12.12 Vista lateral direita dos vasos sanguíneos superficiais e dos nervos da cabeça.

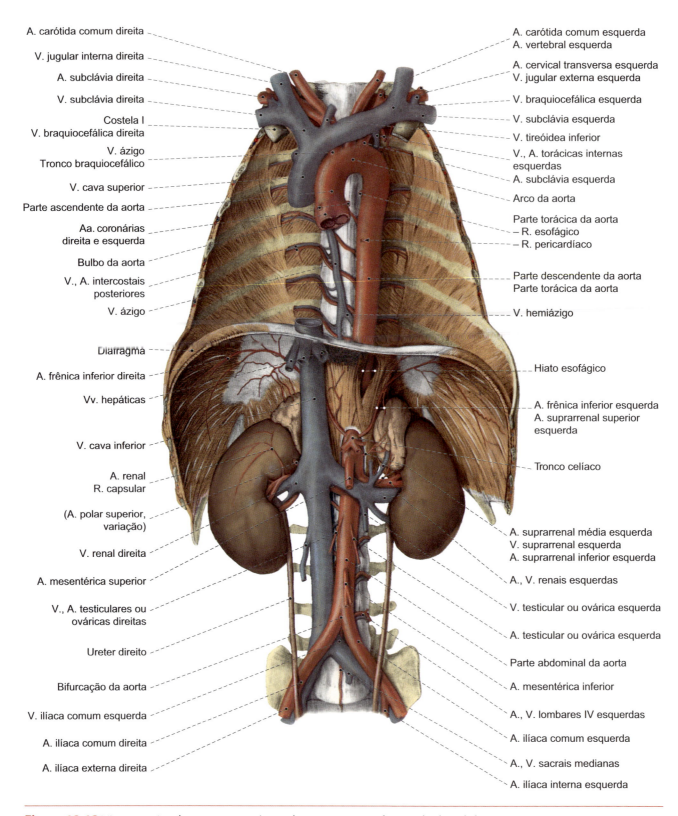

Figura 12.13 Vista anterior dos vasos sanguíneos da parte anterior da parede dorsal do tronco.

Capítulo 12 • Sistema Circulatório 245

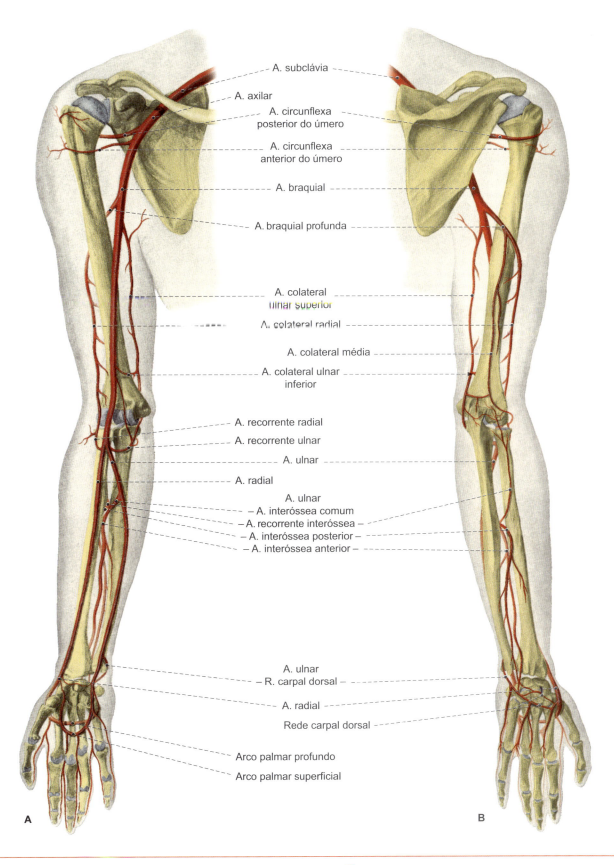

Figura 12.14 Artérias do membro superior direito. **A.** Vista anterior. **B.** Vista posterior.

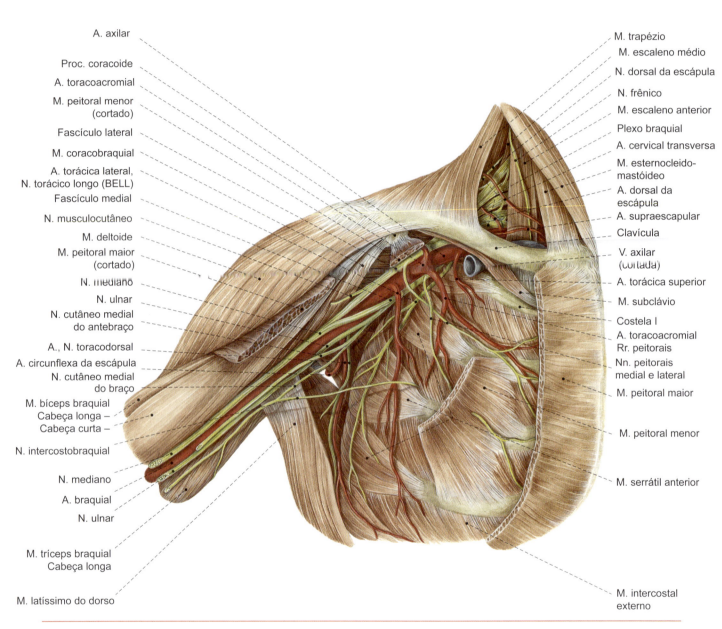

Figura 12.15 Axila (50%). Axila com artéria axilar e plexo braquial. A veia axilar foi seccionada abaixo da clavícula; o músculo omo-hióideo foi omitido. Vista ventral.

Capítulo 12 • Sistema Circulatório

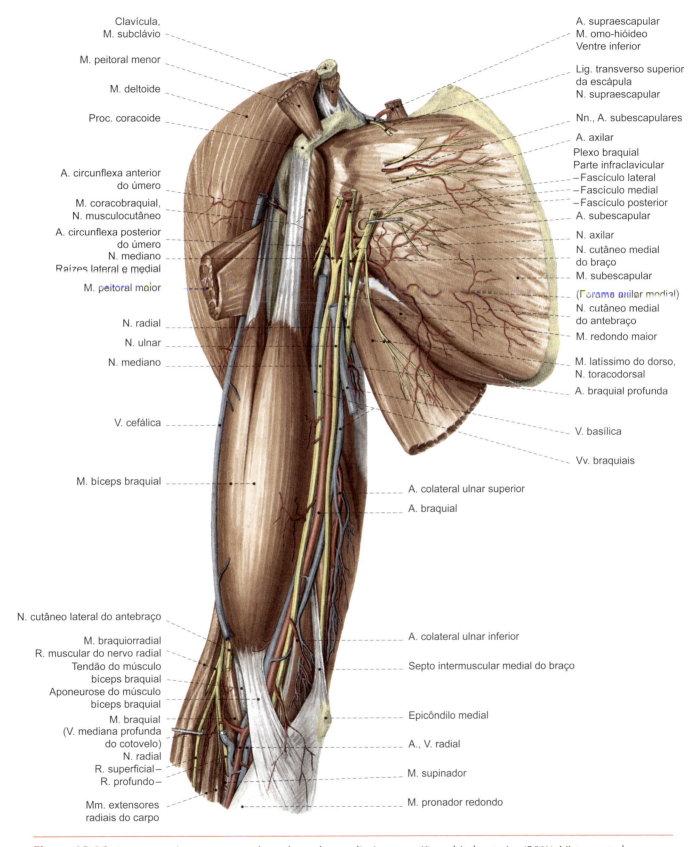

Figura 12.16 Vasos sanguíneos e nervos do ombro e braço direitos e região cubital anterior (50%). Vista ventral.

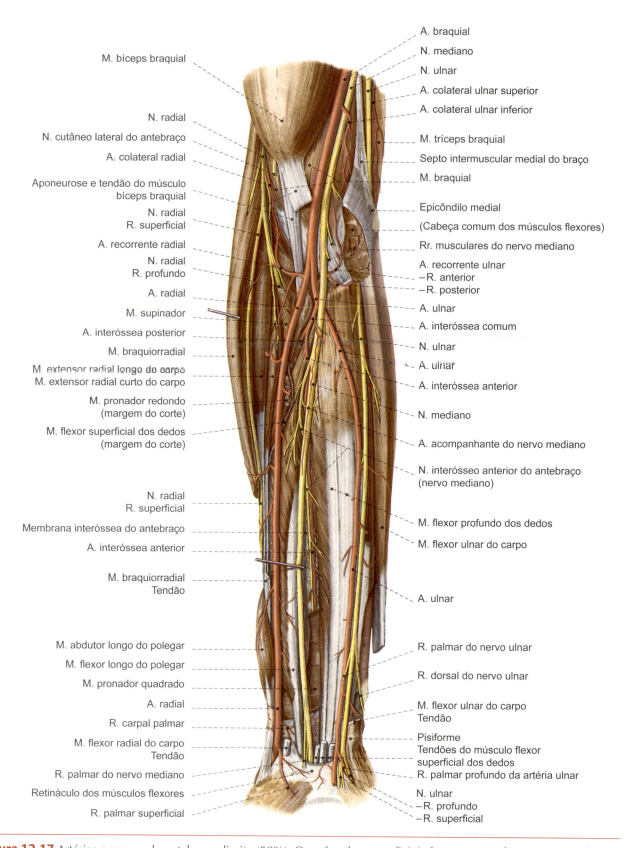

Figura 12.17 Artérias e nervos do antebraço direito (50%). Os músculos superficiais foram removidos. Vista ventral.

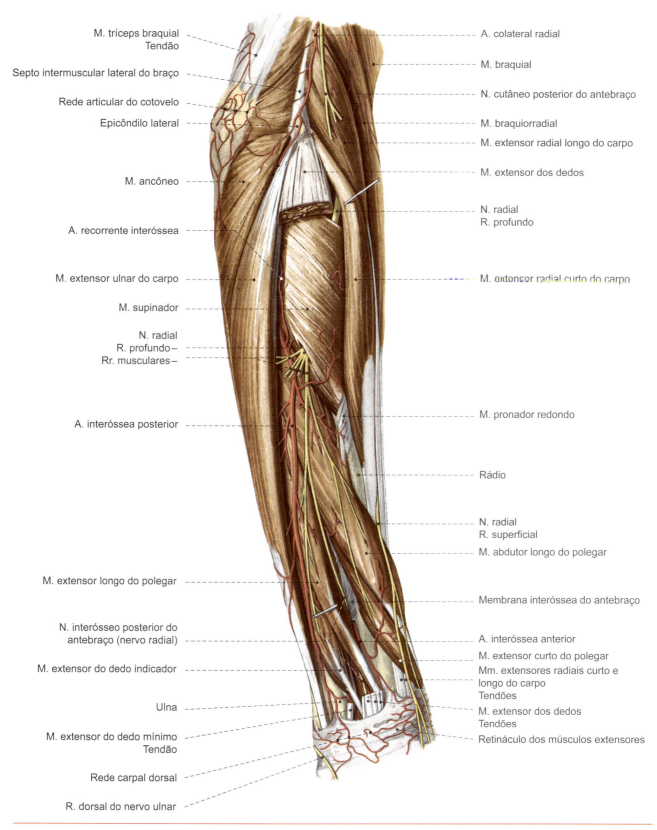

Figura 12.18 Artérias e nervos do antebraço direito (50%). Os músculos superficiais foram parcialmente removidos. Vista dorsolateral.

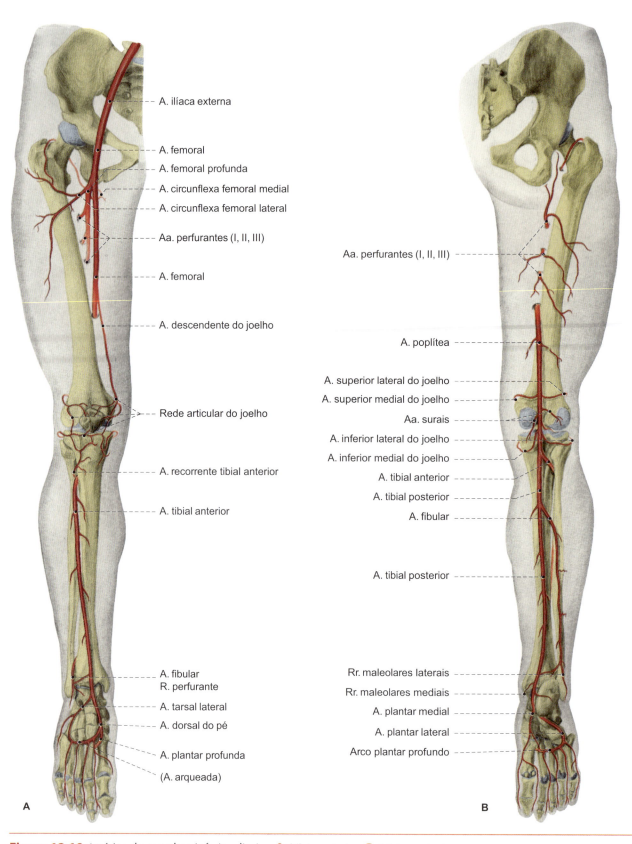

Figura 12.19 Artérias do membro inferior direito. **A.** Vista anterior. **B.** Vista posterior.

Capítulo 12 • Sistema Circulatório 251

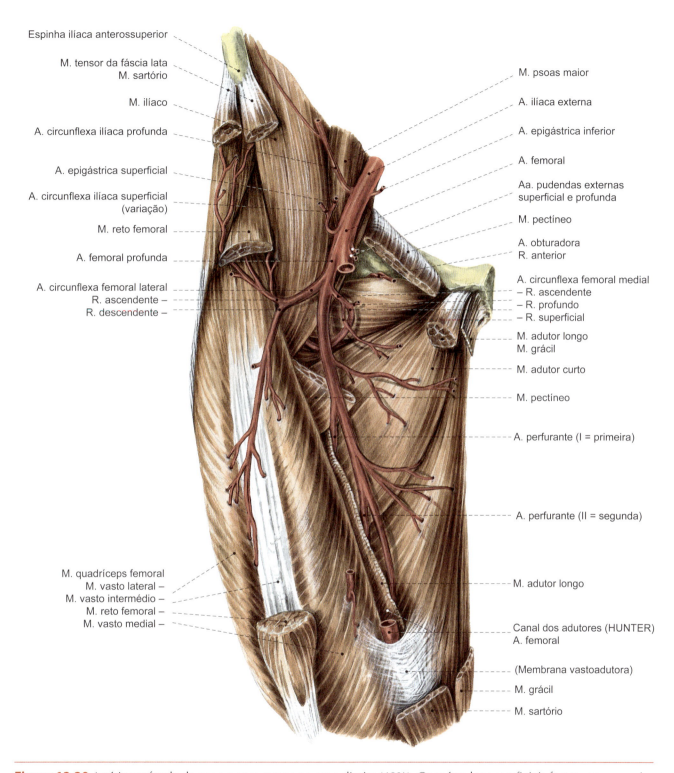

Figura 12.20 Artéria profunda da coxa e seus ramos na coxa direita (40%). Os músculos superficiais foram, na sua maior parte, removidos. Vista ventral.

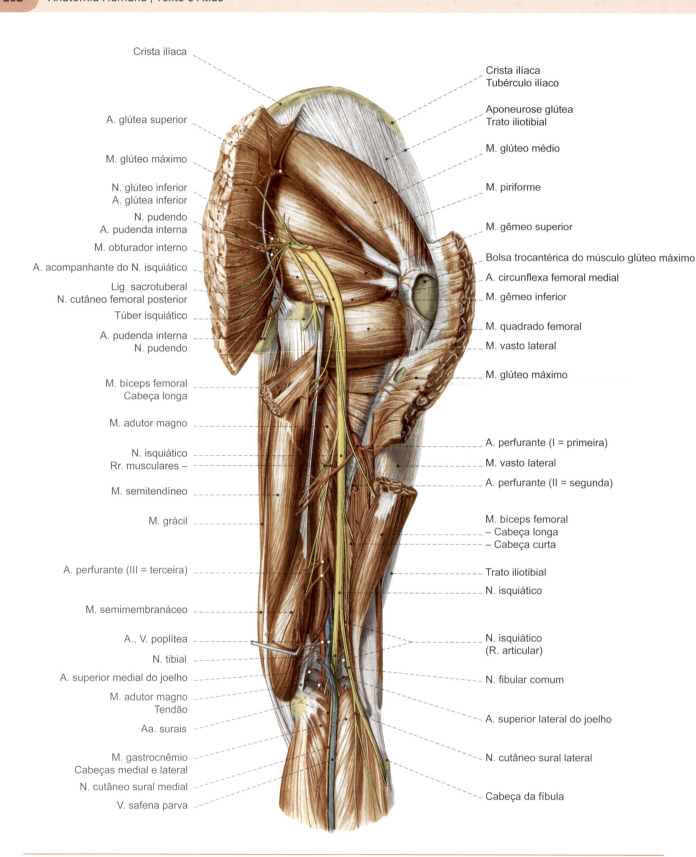

Figura 12.21 Vasos sanguíneos e nervos das nádegas, coxa e fossa poplítea do lado direito do corpo (30%). O M. glúteo máximo e a cabeça longa do M. bíceps femoral foram transeccionados. Vista dorsal.

Capítulo 12 • Sistema Circulatório 253

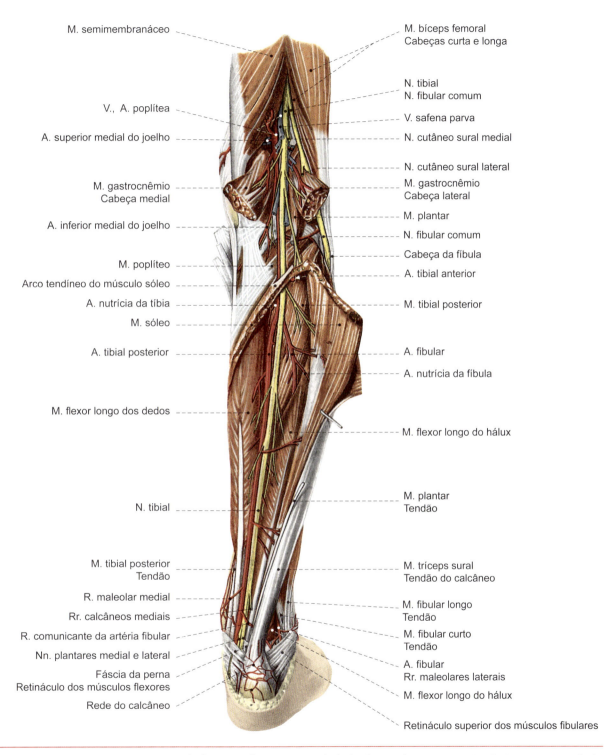

Figura 12.22 Vasos sanguíneos e nervos da fossa poplítea e perna do lado direito do corpo (30%). Os Mm. gastrocnêmio e sóleo foram transeccionados; as veias profundas da perna foram removidas. Vista dorsal.

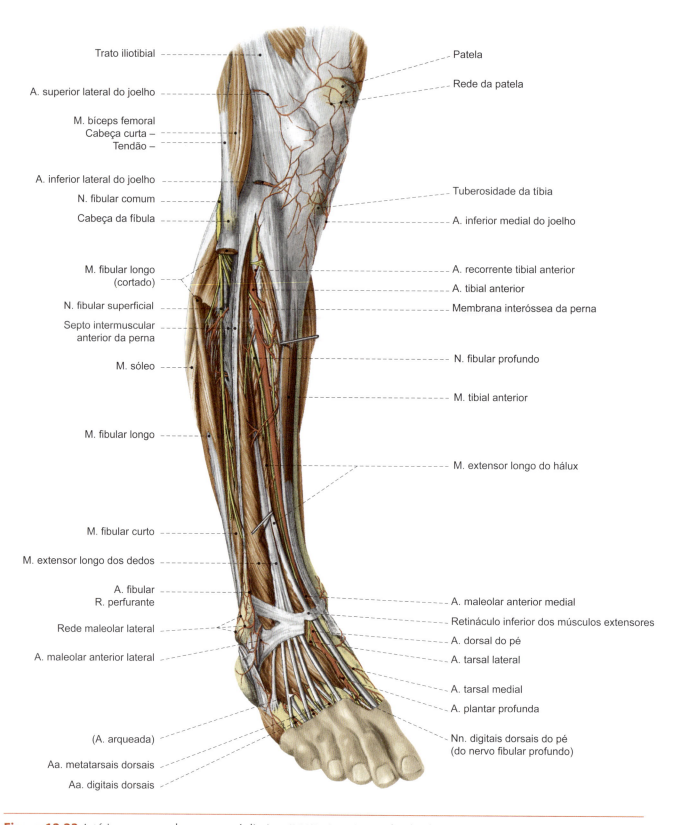

Figura 12.23 Artérias e nervos da perna e pé direitos (30%). As veias profundas foram removidas. Vista ventrolateral.

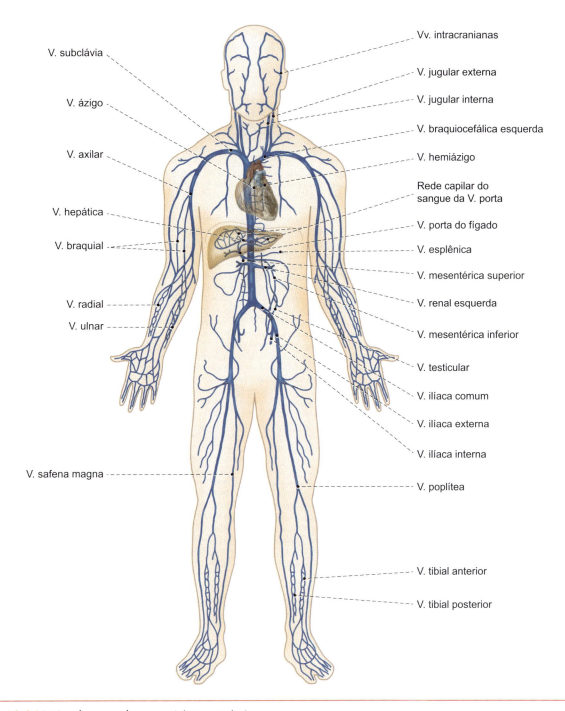

Figura 12.24 Veias do corpo humano (vista anterior).

As veias e vênulas fazem a drenagem do sangue e têm paredes mais finas do que as artérias, devido à baixa pressão do sangue. Nas veias, existem válvulas que auxiliam o retorno do sangue ao coração, impedindo que voltem à periferia (**Figura 12.25**).

As veias da face e dos membros superiores e inferiores estão representadas nas **Figuras 12.25** a **12.33**. As veias do tórax e da pelve podem ser observadas na **Figura 12.13**.

Capilares

Os capilares são vasos microscópicos de alta permeabilidade, e geralmente são organizados em leitos capilares, redes que unem as arteríolas e as vênulas e onde ocorre a troca de nutrientes entre o sangue e as células (**Figura 12.32**). Estão localizados praticamente em todo o corpo, e estima-se que a rede de capilares possa chegar a cerca de 600 m² em um indivíduo.

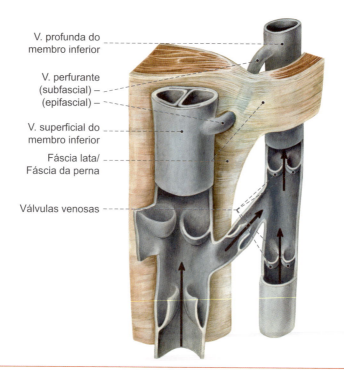

Figura 12.25 Representação esquemática das válvulas venosas.

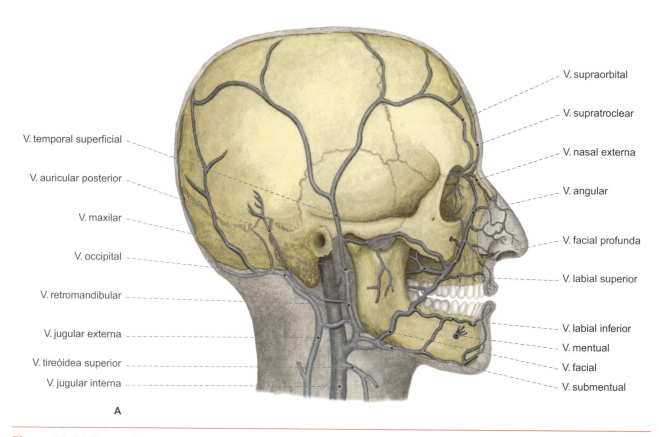

Figura 12.26 A. Vista lateral direita das veias superficiais da face. (*Continua*)

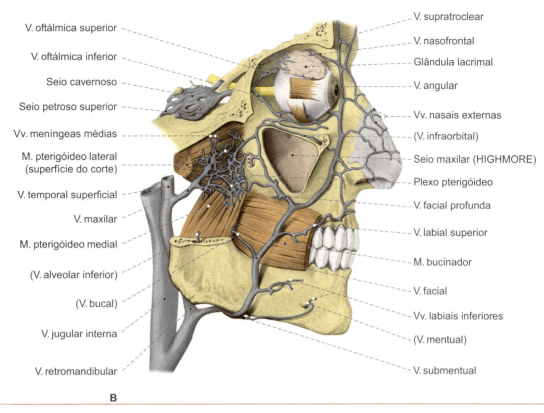

B

Figura 12.26 (*continuação*) **B.** Vista lateral direita das veias profundas da face.

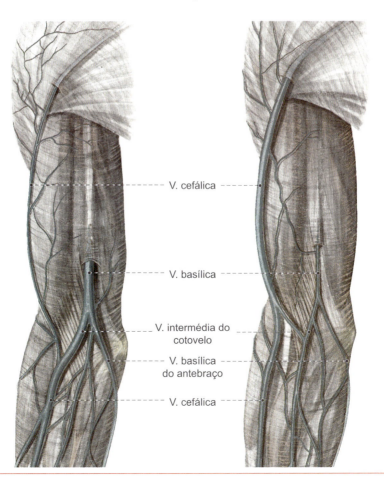

Figura 12.27 Variações comuns das veias subcutâneas do braço e da região cubital anterior (vista anterior).

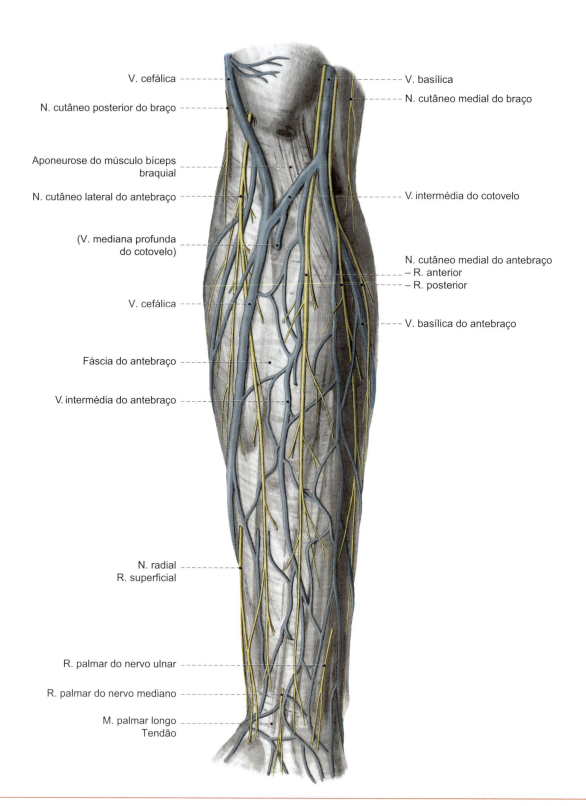

Figura 12.28 Veias subcutâneas e nervos da região cubital anterior e da face anterior do antebraço direito.

Capítulo 12 • Sistema Circulatório 259

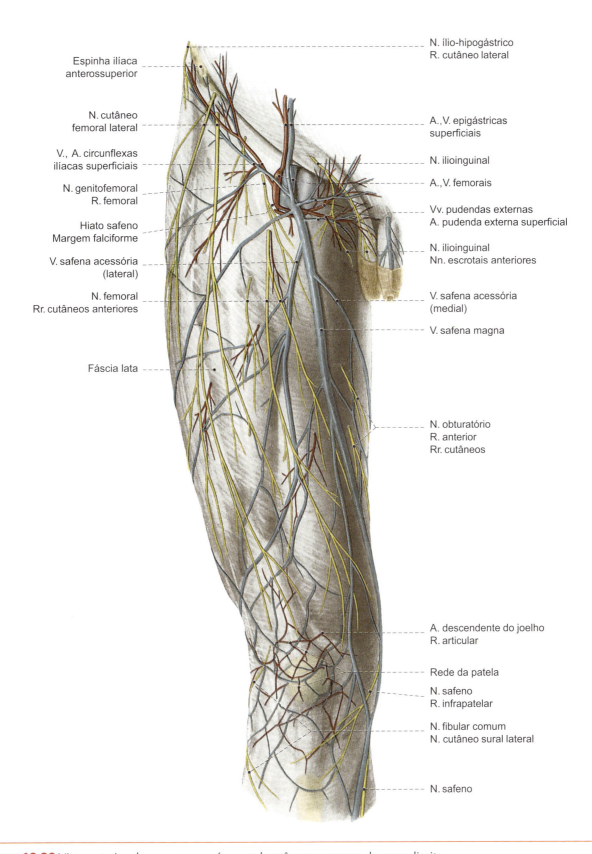

Figura 12.29 Vista anterior dos vasos sanguíneos subcutâneos e nervos da coxa direita.

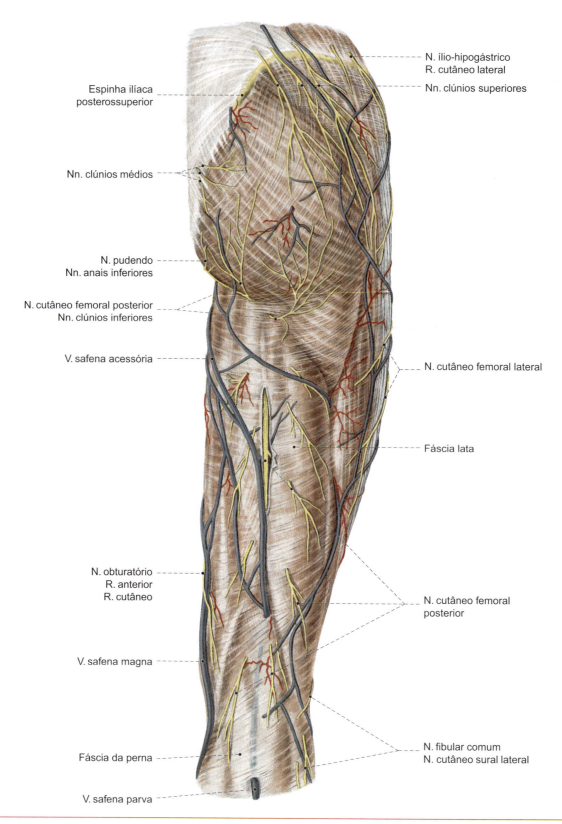

Figura 12.30 Vista posterior dos vasos sanguíneos subcutâneos e nervos das nádegas, da coxa e da fossa poplítea do lado direito do corpo.

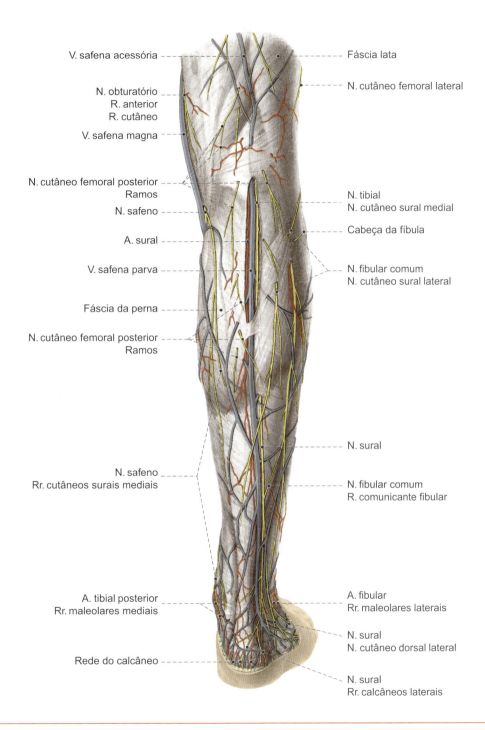

Figura 12.31 Vista posterior dos vasos sanguíneos subcutâneos e nervos da fossa poplítea e da perna do lado direito do corpo.

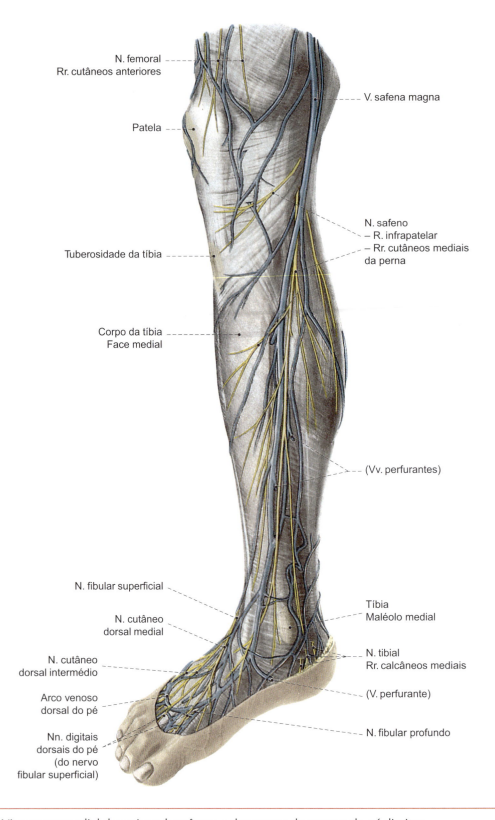

Figura 12.32 Vista anteromedial das veias subcutâneas e dos nervos da perna e do pé direitos.

Capítulo 12 • Sistema Circulatório 263

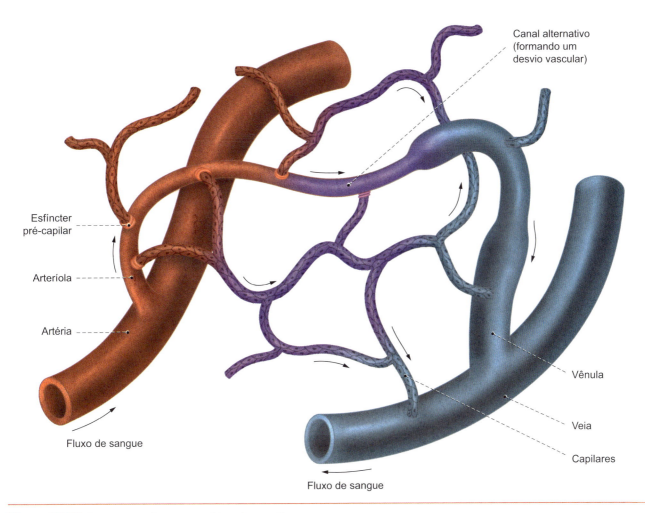

Figura 12.33 Representação esquemática dos capilares.

Anatomia aplicada à clínica

Aterosclerose

A aterosclerose é uma alteração das paredes das artérias caracterizada pelo estreitamento da luz do vaso devido à formação de placas na parede vascular. Não deve ser confundida com arteriosclerose, que consiste no enrijecimento de arteríolas e capilares.

A aterosclerose é um subtipo de arteriosclerose e, com frequência, é uma complicação de hiperlipidemia (elevação dos níveis de lipídeos no sangue) que ocorre em artérias de médio e de grande calibres (p. ex., artérias coronárias) ou em parte abdominal da aorta.

As manifestações clínicas da aterosclerose dependem dos vasos sanguíneos comprometidos:

- As lesões das artérias coronárias resultariam em síndrome coronária aguda (angina estável, angina instável, infarto do miocárdio com e sem supradesnivelamento do segmento ST, morte súbita cardíaca)
- Lesões dos vasos mesentéricos (isquemia mesentérica aguda ou crônica, colite isquêmica)
- Lesões das artérias periféricas, mais frequentemente dos membros inferiores, provocando redução dos pulsos arteriais periféricos, perda de pelos, alterações nas unhas, ulcerações em saca-bocado.

Arritmias cardíacas

O ritmo cardíaco é controlado por sinais elétricos. As irregularidades do ritmo cardíaco são denominadas "arritmias", que se dividem em bradiarritmias (p. ex., bloqueio atrioventricular) e taquiarritmias (p. ex., fibrilação atrial, taquicardia supraventricular, taquicardia ventricular e fibrilação ventricular).

As arritmias podem ocorrer em qualquer grupo etário, contudo, fibrilação atrial é mais comum em pessoas mais velhas. O consumo excessivo de bebidas alcoólicas aumenta a probabilidade de apresentar fibrilação atrial.

Trombose venosa profunda

A trombose venosa profunda (DVP) é uma condição clínica na qual um coágulo sanguíneo se forma em uma veia profunda, geralmente na perna, na coxa ou na pelve. Determinados fatores aumentam a chance de apresentar DVP, como hospitalização e cirurgia (50% dos coágulos sanguíneos ocorrem durante ou logo após um período de internação ou cirurgia), imobilidade por períodos prolongados (p. ex., viagens demoradas ou pacientes que precisam ficar acamados por longos períodos), obesidade, câncer recente ou recorrente, gravidez e por até 3 meses após o parto, uso de estrogênio (tanto contraceptivos quanto terapia de reposição hormonal) e traumatismo.

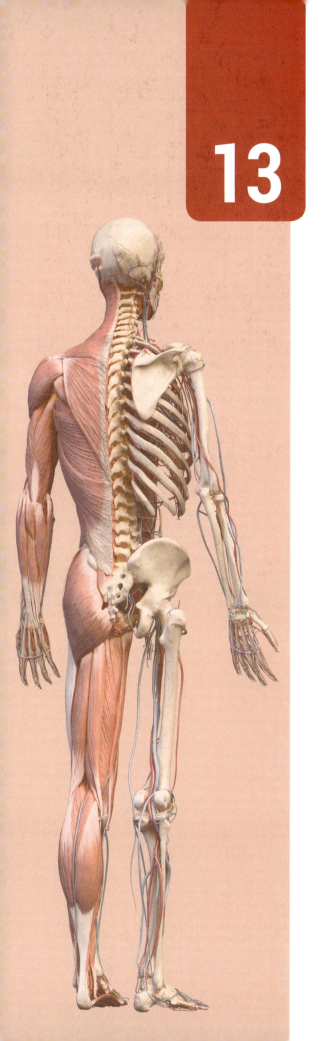

13 Sistemas Imunológico e Linfático

Paulo Ricardo R. Larosa

Introdução

O sistema imunológico é o sistema de defesa contra a invasão de organismos estranhos (antígenos), e seus órgãos são chamados de linfoides, pois desenvolvem os linfócitos, que são as células de defesa (anticorpos).

A medula óssea, localizada no interior dos ossos, e o timo, massa irregular localizada anteriormente à traqueia e posteriormente ao osso esterno, são considerados órgãos linfáticos primários e produzem os linfócitos B e T.

Os linfócitos B atuam contra antígenos e agentes patogênicos nos líquidos corporais, enquanto os linfócitos T, contra células anormais ou agentes patogênicos existentes dentro das células.

Os linfonodos, o baço e as tonsilas (órgãos linfáticos secundários) são estruturas periféricas. Os linfonodos estão localizados ao longo dos vasos linfáticos. O baço situa-se no lado esquerdo da cavidade abdominal, na altura da 9ª à 11ª costela, lateralmente ao pâncreas.

As tonsilas são massas de tecido linfoide localizadas na parte nasal da faringe (tonsilas faríngeas), nas fauces (tonsilas palatinas) e na parte posterior da língua (tonsilas linguais) (**Figura 13.1**).

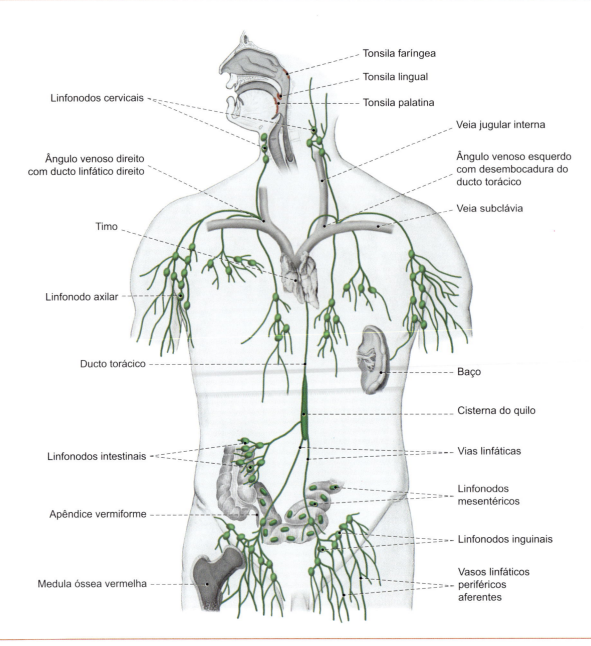

Figura 13.1 Vista anterior dos órgãos dos sistemas imunológico e linfático.

Trajeto da linfa

A porção do sistema linfático associada ao sistema circulatório é formada por capilares, vasos e troncos linfáticos, por onde circula a linfa – líquido intersticial já no interior do vaso linfático cuja composição é semelhante à do plasma sanguíneo (água, eletrólitos e proteínas plasmáticas), porém sem hemácias. Os vasos linfáticos, após receberem linfa, transportam-na somente no sentido da periferia para o coração, onde drenam todo o seu conteúdo.

Os capilares linfáticos são os vasos mais periféricos do sistema linfático, de alta permeabilidade e em "fundo cego", ou seja, sua extremidade periférica é fechada. Suas paredes internas são dotadas de mecanismos valvulares, o que faz com que a linfa flua somente em direção ao coração. O encontro dos capilares linfáticos forma os vasos linfáticos (**Figuras 13.2** e **13.3**).

No trajeto dos vasos linfáticos, são encontradas estruturas de aspecto circular ou em forma de "grão de feijão", os linfonodos, cuja função é filtrar a linfa. Após terem a linfa filtrada pelos linfonodos, os vasos linfáticos unem-se e formam os troncos linfáticos.

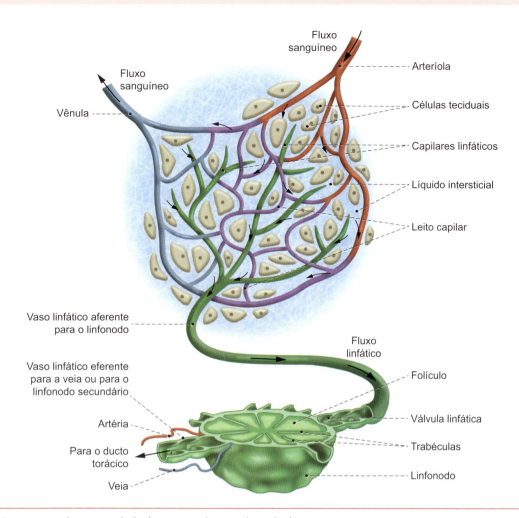

Figura 13.2 Esquema do trajeto da linfa a partir dos capilares linfáticos.

Troncos linfáticos

No corpo humano existem cinco grandes troncos linfáticos: troncos jugulares direito e esquerdo, troncos subclávios direito e esquerdo, troncos broncomediastinais direito e esquerdo, tronco intestinal e troncos lombares direito e esquerdo.

Os troncos jugulares drenam a linfa da região da cabeça e do pescoço; os troncos subclávios drenam a linfa dos membros superiores, de parte do tórax e do dorso; os troncos broncomediastinais drenam a região interna do tórax; os troncos lombares recebem a linfa dos membros inferiores e de alguns órgãos pélvicos; e o tronco intestinal drena a região abdominal.

Ductos linfáticos

A linfa que chega aos troncos é, então, drenada para dois grandes ductos. O ducto torácico tem seu início na cisterna do quilo, uma dilatação na região anterior à segunda vértebra lombar, que recebe a linfa proveniente dos troncos lombares direito e esquerdo e do tronco intestinal. Esse ducto recebe ainda no seu trajeto a linfa dos troncos broncomediastinal esquerdo, jugular esquerdo e subclávio esquerdo, drenando seu conteúdo na veia subclávia esquerda.

O ducto linfático direito recebe menos linfa, que é proveniente dos troncos jugular direito, subclávio direito e broncomediastinal direito, levando seu conteúdo para a veia subclávia direita.

A linfa que chega às veias subclávias é misturada ao sangue venoso e volta a compor o plasma sanguíneo.

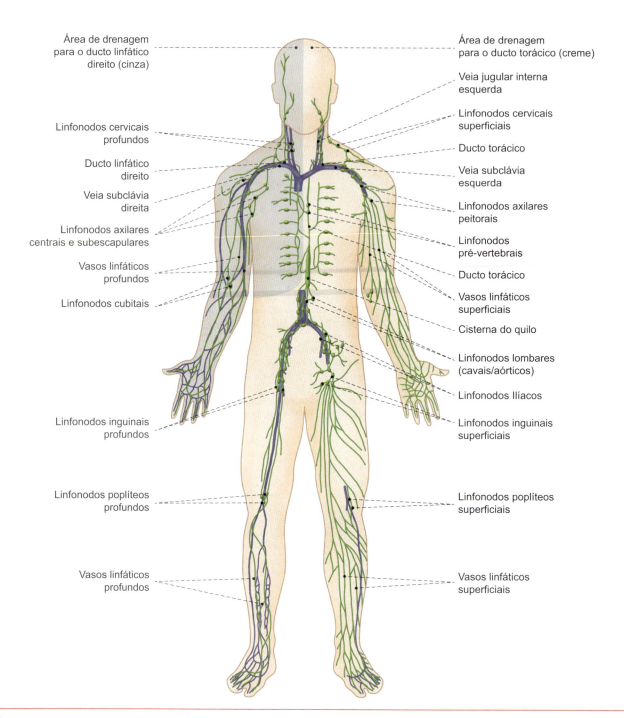

Figura 13.3 Vista anterior do corpo humano e seus principais vasos linfáticos e linfonodos.

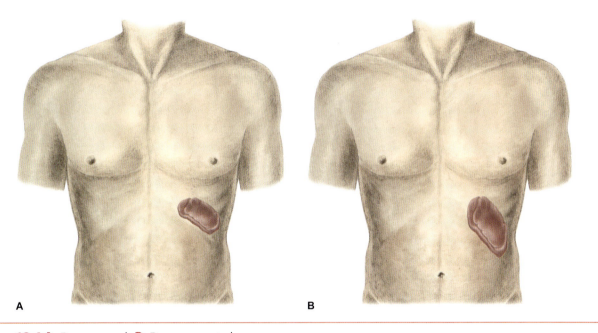

Figura 13.4 A. Baço normal. **B.** Baço aumentado.

Anatomia aplicada à clínica

Linfoma

Na verdade, o termo "linfoma" engloba um grupo de tumores que se desenvolve nas células linfáticas e representa aproximadamente 3 a 4% de todos os cânceres em todo o planeta.

Os dois subtipos principais são: linfoma de Hodgkin (LH) e linfoma não Hodgkin (LNH). Cerca de 90% dos linfomas são LNH.

As manifestações clínicas mais frequentes de linfoma são linfadenopatia (aumento das dimensões dos linfonodos), febre, sudorese noturna, perda de peso, perda de apetite, prurido e fadiga.

O diagnóstico é feito após biopsia de linfonodo.

Esplenectomia

O baço é o maior órgão do sistema linfático. No entanto, trata-se de um órgão linfático secundário, sendo possível viver sem ele (**Figura 13.4**).

Habitualmente, o baço não é palpado em pessoas saudáveis, visto que não se estende além das costelas. Ele apresenta coloração arroxeada e o tamanho aproximado de um punho cerrado.

O termo "esplenomegalia" descreve o aumento das dimensões do baço, e esplenectomia consiste na sua retirada cirúrgica, parcial ou total. As indicações dessa cirurgia são esplenomegalia maciça, ruptura traumática do baço, infecção grave, baço errante (hipermobilidade do baço, encontrada principalmente em crianças com menos de 10 anos e mulheres em idade fértil), anemia falciforme e púrpura trombocitopênica imune.

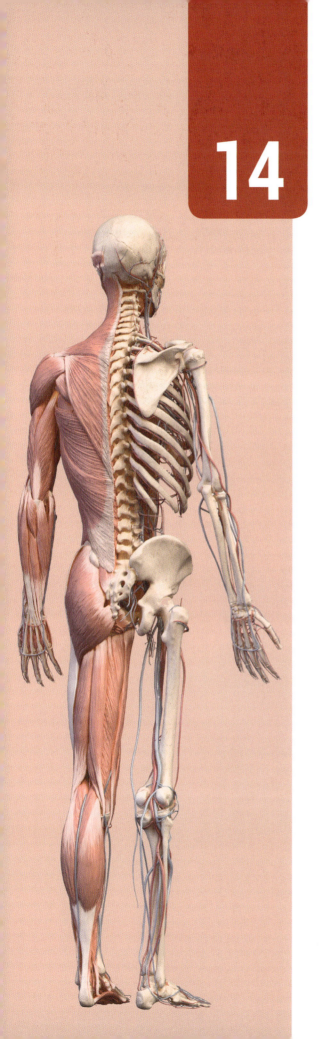

14 Sistema Respiratório

Paulo Ricardo R. Larosa

Introdução

A respiração é um processo passivo do organismo, por meio do qual o ar contendo O_2 é levado pelas vias respiratórias de condução até os pulmões, que são os órgãos respiratórios, para então se ligar às hemácias no sangue. No sentido inverso, o CO_2 é eliminado dos pulmões. Para esse processo quase não existe gasto de energia, o que faz com que a parte condutora seja alveolar e tubular, permitindo a livre passagem do ar.

Os órgãos que compõem o sistema respiratório são: nariz, cavidade nasal, faringe, laringe, traqueia, brônquios (todos considerados vias condutoras) e pulmões (órgãos respiratórios) (Figura 14.1).

Nariz

As vias condutoras se iniciam com o nariz, órgão mediano de aspecto piramidal que se projeta anteriormente na face e é sustentado por um esqueleto ósseo e cartilaginoso.

Cavidade nasal

A cavidade nasal é formada por duas câmaras assimétricas, separadas medianamente por um septo ósseo (ossos etmoide e vômer) e cartilaginoso (cartilagem do septo) (Figura 14.2). Tem seu início a partir das narinas e seu final em uma região de passagem do ar, os cóanos. Além de conduzir o ar, também tem função olfatória.

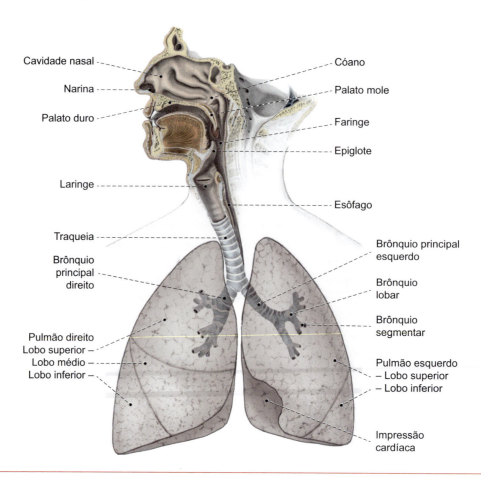

Figura 14.1 Órgãos que compõem o sistema respiratório.

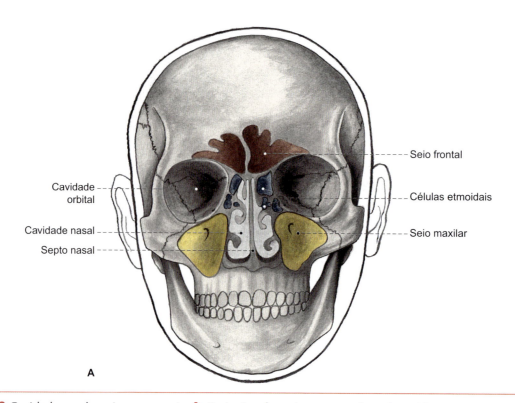

Figura 14.2 Cavidade nasal e seios paranasais. **A.** Projeções dos seios paranasais na face. (*Continua*)

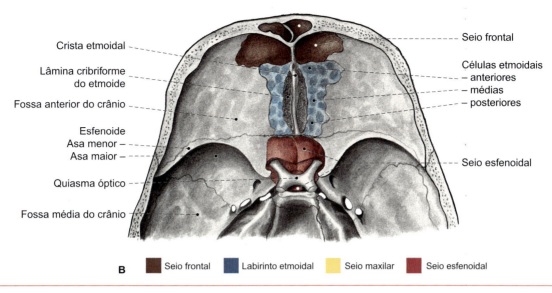

Figura 14.2 (*continuação*) Cavidade nasal e seios paranasais. **B.** Projeções dos seios paranasais na fossa anterior do crânio.

Após as narinas, encontra-se o vestíbulo do nariz, uma região revestida por pele, onde existem pelos denominados "vibrissas", que filtram as macropartículas que penetram na cavidade nasal.

Nas paredes laterais da cavidade nasal, observam-se as projeções das conchas nasais superior, média e inferior. O espaço entre as conchas nasais forma os meatos nasais superior, médio e inferior.

Nos meatos nasais superior e médio abrem-se os seios paranasais, cavidades revestidas por mucosa, existentes nos ossos frontal, etmoide, esfenoide e maxila. Os seios paranasais têm a função de aumentar a área de contato do ar com o meio interno, para filtragem, aquecimento e umidificação, além de diminuir o peso do crânio e permitir a ressonância da voz. No meato inferior, se encontra a abertura do ducto lacrimonasal, que faz a drenagem da lágrima.

Toda a cavidade nasal é fartamente irrigada e revestida por um epitélio composto por células colunares, ciliadas. O epitélio é pseudoestratificado e com pequenas células mucossecretoras, o que lhe confere a capacidade de aquecer, filtrar e umidificar o ar inspirado.

Faringe

Posteriormente à cavidade nasal, após a passagem pelos cóanos (espaço que limita a cavidade nasal na parte posterior), encontra-se a faringe, órgão muscular revestido por mucosa semelhante à da cavidade nasal. A faringe pode ser dividida em três partes, de acordo com sua comunicação (Figura 14.3).

A parte nasal da faringe (nasofaringe) comunica-se com a cavidade do nariz; em sua parede posterior, observa-se a tonsila faríngea, comumente conhecida como adenoide. Ainda nessa parte, localizam-se, lateralmente, as pregas salpingopalatina e salpingofaríngea, limitando entre si o toro tubário. Nessa área, abre-se o óstio faríngeo da tuba auditiva, ducto que comunica a parte nasal da faringe com a orelha média.

A parte oral da faringe (orofaringe) relaciona-se com a parte posterior da cavidade oral e participa das vias respiratória e digestória.

Sua última porção é a parte laríngea da faringe (laringofaringe), que se encontra posteriormente à laringe e termina no esôfago, fazendo parte também dos sistemas respiratório e digestório.

Laringe

Na região do pescoço, mediana e anteriormente à faringe, observa-se a laringe, órgão ímpar formado por cartilagens unidas entre si por meio de pequenos ligamentos e ligadas ao osso hioide por meio de pequenos músculos e ligamentos. As cartilagens epiglótica, tireóidea e cricóidea são ímpares, enquanto as posteriores, aritenóideas, corniculadas e cuneiformes são pares (Figura 14.4).

Internamente, encontram-se nas paredes laterais da laringe duas pregas superiores, denominadas "pregas vestibulares", e duas pregas inferiores, as pregas vocais, responsáveis pela produção do som (Figura 14.5).

O espaço entre as pregas vocais por onde passa o ar é denominado "glote".

Traqueia e brônquios

A continuidade da porção condutora é a traqueia, um tubo mediano com cerca de 11 cm de comprimento, localizado anteriormente ao esôfago e formado por anéis cartilaginosos

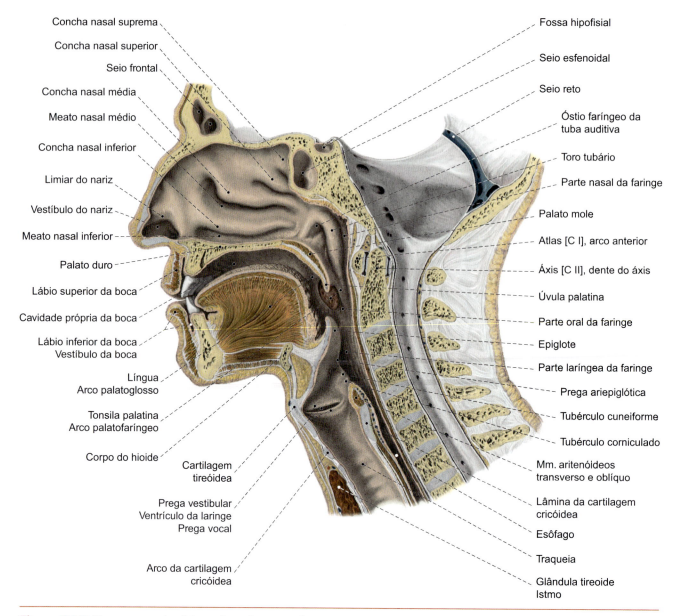

Figura 14.3 Sistemas respiratório e digestório na cabeça e no pescoço. Corte sagital mediano através da cabeça e do pescoço (vista medial da metade direita).

incompletos e unidos entre si por ligamentos. Na sua parte posterior, os anéis são fechados por uma porção muscular. No interior da traqueia, na altura do último anel traqueal, nota-se uma crista sagital, onde se iniciam os brônquios, denominada "carina".

Inferiormente à traqueia, bifurcam-se os brônquios, que apresentam a mesma constituição da traqueia (Figura 14.6). A sua porção inicial é denominada "brônquios principais" e, ao entrar nos pulmões, ramifica-se em brônquios lobares (três do lado direito e dois do lado esquerdo), que, por sua vez, ramificam-se em brônquios segmentares, os quais, seguidos por diversas ramificações, chegam aos alvéolos pulmonares.

Pulmões

Os pulmões (direito e esquerdo) formam a parte respiratória; localizam-se na cavidade torácica, sobre o músculo diafragma (Figura 14.7), e apresentam um ápice superior e uma face diafragmática inferior. Conforme as suas relações, têm face costal (voltada para as costelas), face diafragmática (sobre o músculo diafragma) e face mediastinal (medial, devido ao espaço do mediastino), onde se encontram o hilo pulmonar, abertura que dá acesso ao pulmão, e a raiz pulmonar, que é o conjunto de estruturas que entram ou saem do pulmão. As faces mediastinais dos pulmões delimitam entre si o espaço mediastínico, ocupado, dentre outros órgãos, pelo coração.

Capítulo 14 • Sistema Respiratório 275

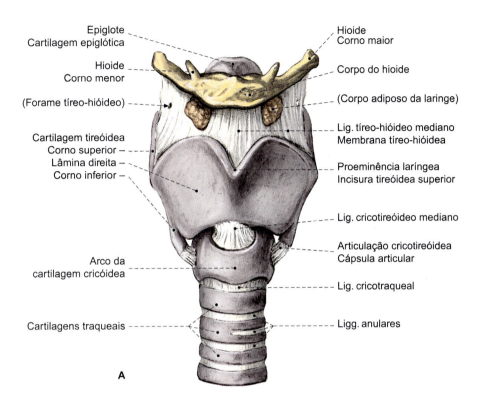

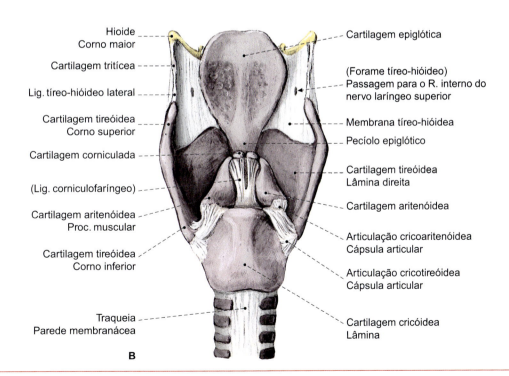

Figura 14.4 Cartilagens da laringe e suas conexões. **A.** Vista anterior. **B.** Vista posterior.

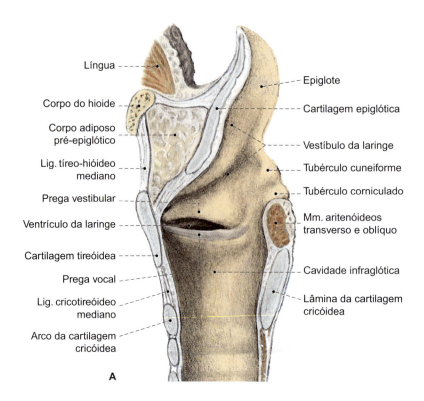
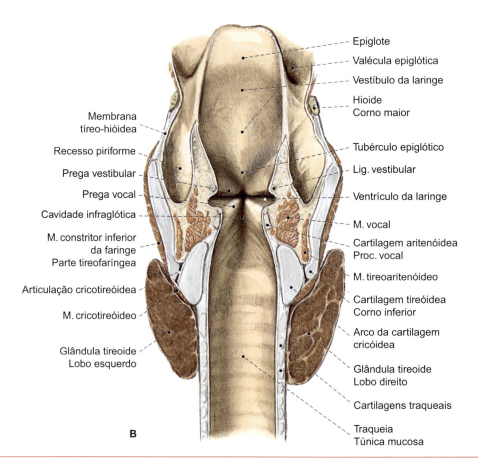

Figura 14.5 A. Corte mediano através da laringe (vista medial da metade direita). **B.** Bloco mais anterior de um corte frontal através da laringe (vista posterior).

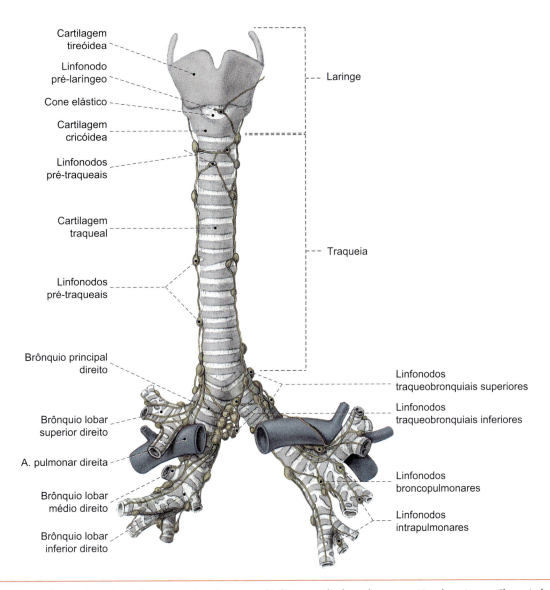

Figura 14.6 Traqueia e brônquios. Vista posterior dos vasos linfáticos e linfonodos na região das vias aeríferas inferiores.

O pulmão direito tem três lobos (superior, médio e inferior), que são separados pelas fissuras oblíqua e horizontal; já o esquerdo tem somente dois (superior e inferior), separados pela fissura oblíqua (Figuras 14.8 a 14.11).

Externamente, os pulmões são revestidos por um tecido conjuntivo seroso de paredes duplas, a pleura, que é formada por uma membrana externa, a pleura parietal, e outra interna, a pleura visceral. O espaço entre elas é a cavidade pleural, preenchida pelo líquido pleural, que possibilita o deslizamento de uma membrana sobre a outra, reduzindo o atrito e mantendo a pressão subatmosférica na mecânica respiratória.

O pulmão é inervado pelo plexo pulmonar, cujas fibras parassimpáticas são provenientes do nervo Vago (X par), causando a broncoconstrição, e as fibras simpáticas são provenientes do tronco simpático, causando a broncodilatação.

A irrigação dos pulmões é realizada pelas artérias bronquiais, ramos da parte torácica da aorta.

A drenagem dos pulmões é feita pelas veias bronquiais que desembocam na veia ázigo, pulmão direito e veia intercostal posterior ou hemiázigo acessória, pulmão esquerdo.

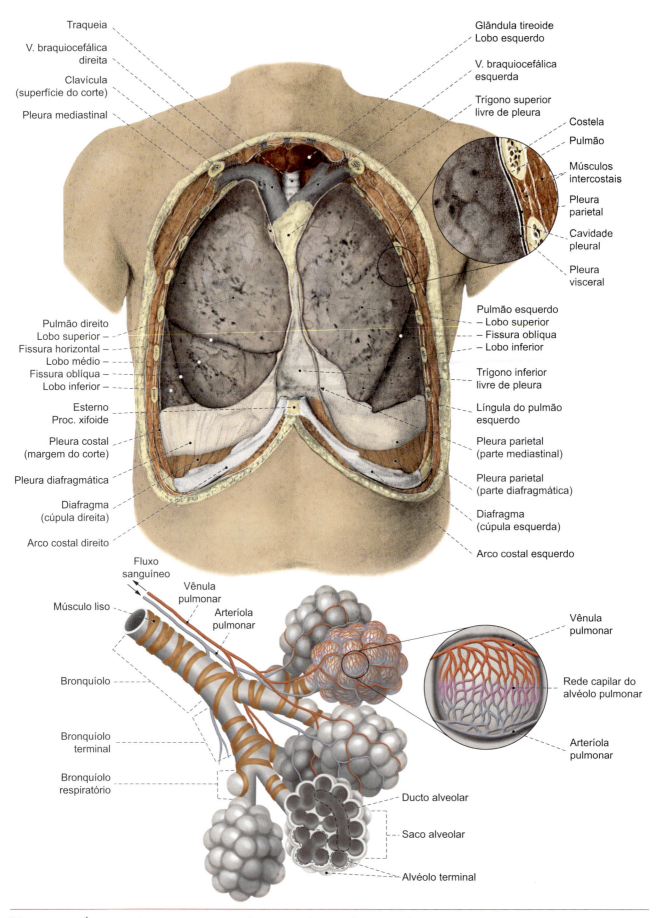

Figura 14.7 Órgãos torácicos *in situ*. A parede anterior do tórax foi removida (vista anterior).

Capítulo 14 • Sistema Respiratório 279

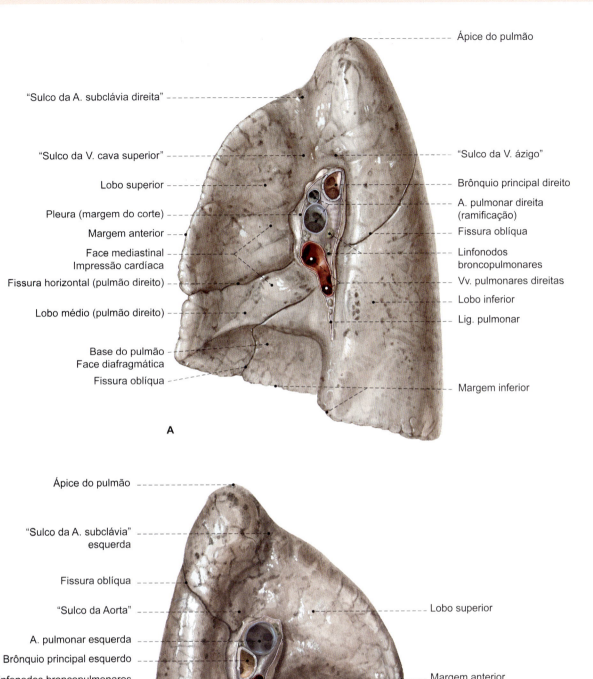

Figura 14.8 Pulmões direito e esquerdo (50%). **A.** Pulmão direito, vista mediastinal. **B.** Pulmão esquerdo, vista mediastinal.

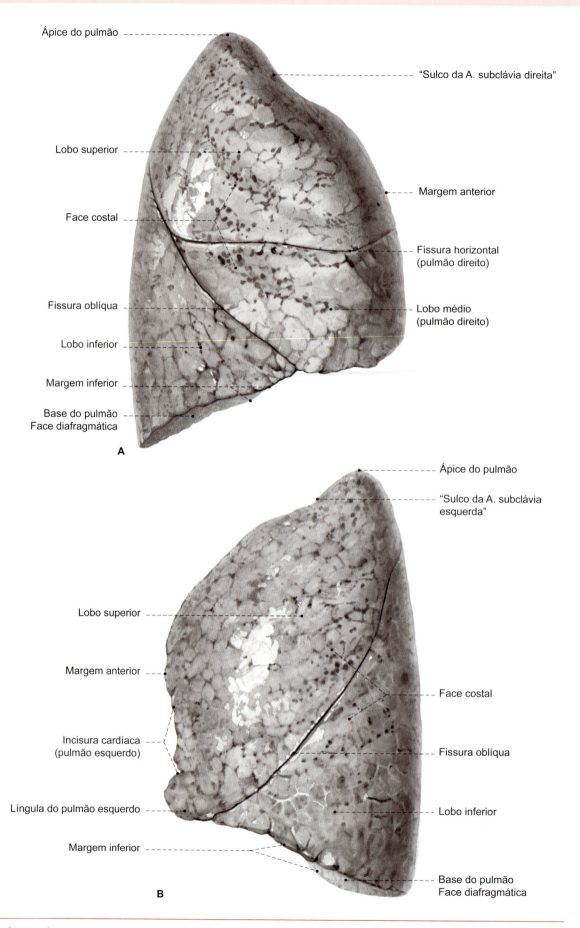

Figura 14.9 Pulmões direito e esquerdo (50%). **A.** Pulmão direito, vista lateral. **B.** Pulmão esquerdo, vista lateral.

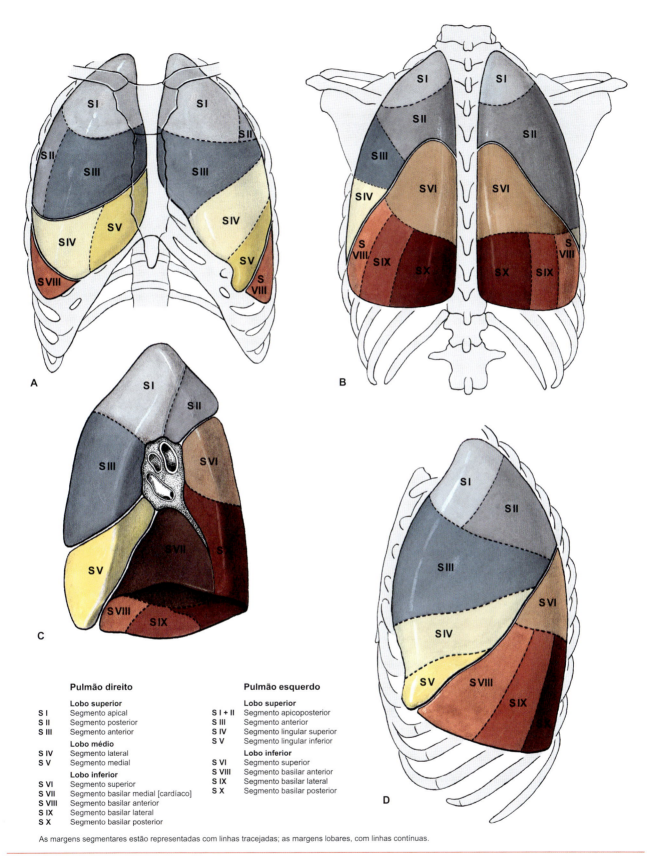

Figura 14.10 Segmentos broncopulmonares. **A.** Pulmões direito e esquerdo (vista anterior). **B.** Pulmões direito e esquerdo (vista posterior). **C.** Pulmão direito (vista mediastinal). **D.** Pulmão esquerdo (vista lateral).

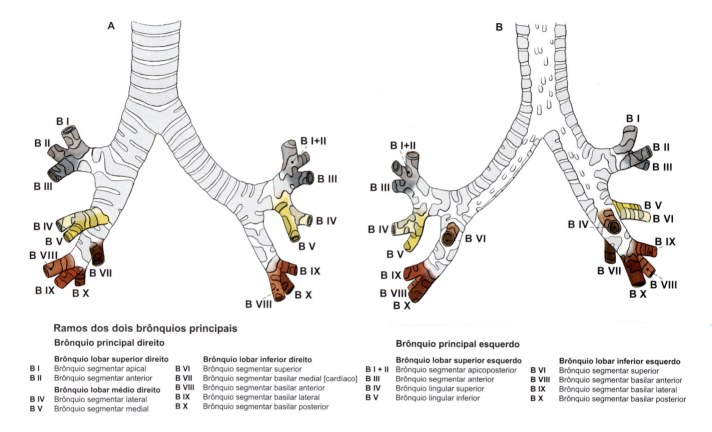

Ramos dos dois brônquios principais

Brônquio principal direito

Brônquio lobar superior direito
B I   Brônquio segmentar apical
B II Brônquio segmentar anterior

Brônquio lobar médio direito
B IV Brônquio segmentar lateral
B V   Brônquio segmentar medial

Brônquio lobar inferior direito
B VI   Brônquio segmentar superior
B VII Brônquio segmentar basilar medial [cardíaco]
B VIII Brônquio segmentar basilar anterior
B IX   Brônquio segmentar basilar lateral
B X   Brônquio segmentar basilar posterior

Brônquio principal esquerdo

Brônquio lobar superior esquerdo
B I + II Brônquio segmentar apicoposterior
B III   Brônquio segmentar anterior
B IV   Brônquio lingular superior
B V   Brônquio lingular inferior

Brônquio lobar inferior esquerdo
B VI   Brônquio segmentar superior
B VIII Brônquio segmentar basilar anterior
B IX   Brônquio segmentar basilar lateral
B X   Brônquio segmentar basilar posterior

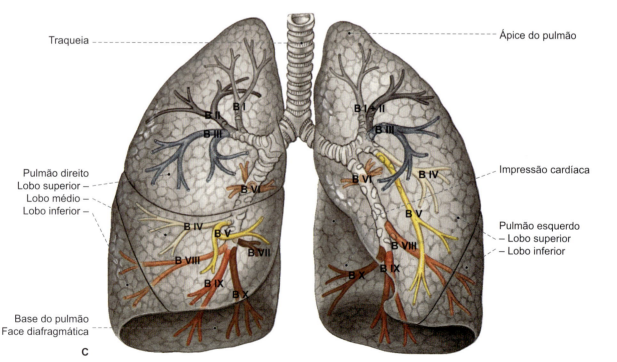

Figura 14.11 Árvore bronquial. **A.** Vista anterior. **B.** Vista posterior. **C.** Subdivisão da árvore bronquial nos pulmões direito e esquerdo (vista anterior).

Anatomia aplicada à clínica

Rinossinusite

No Brasil, desde 1999, com a publicação do I Consenso Brasileiro sobre Rinossinusites, dá-se preferência ao termo "rinossinusite" em vez de sinusite, porque dificilmente ocorre inflamação dos seios paranasais sem acometimento da mucosa nasal. A rinossinusite é uma das condições mais prevalentes, sendo reconhecida e tratada por médicos de várias especialidades, e não somente por otorrinolaringologistas (ORL).

A rinossinusite aguda (RSA) é um processo inflamatório de início abrupto, que pode ser classificada de acordo com sua etiologia:

- **RSA viral ou resfriado comum:** condição geralmente autolimitada, com duração de sintomas inferior a 10 dias
- **RSA pós-viral:** piora dos sintomas após 5 dias de doença ou persistência dos sintomas por mais de 10 dias
- **RSA bacteriana:** um pequeno percentual de pacientes com RSA pós-viral evolui com infecção bacteriana.

A RSA pode estar associada a variações anatômicas, inclusive concha média bolhosa, células de Haller (expansão das células etmoidais que obstruem o óstio do seio maxilar e o infundíbulo etmoidal), desvio do septo nasal, atresia de coanas, hipertrofia da tonsila faríngea, pólipos nasais e hipoplasia dos seios paranasais.

Tuberculose

Segundo o Boletim Epidemiológico da Secretaria de Vigilância em Saúde (Ministério da Saúde) de março de 2022, a tuberculose (TB) ainda é um desafio à saúde pública mundial. A pandemia de covid-19 culminou na reorganização de ações, serviços e sistemas de saúde em todo o mundo, o que, segundo a Organização Mundial da Saúde (OMS), reverteu anos de progresso no controle da TB (WHO, 2021). Estima-se que, em 2020, a TB acometeu cerca de 9,9 milhões de pessoas no mundo, sendo responsável por 1,3 milhão de óbitos em pessoas sem infecção pelo HIV.

Até 2019, a doença era a primeira causa de óbito por um único agente infeccioso, tendo sido, desde 2020, ultrapassada pela covid-19 (WHO, 2021). No Brasil, em 2021, foram notificados 68.271 casos novos de TB, o que equivale a um coeficiente de incidência de 32,0 casos por 100 mil habitantes.

A maioria dos pacientes apresenta febre, adinamia, anorexia, emagrecimento e sudorese noturna, além das manifestações específicas do local acometido. Aproximadamente, 85% dos pacientes apresentam a forma pulmonar, e 15% apresentam formas extrapulmonares.

Pneumonia

Pneumonia é uma palavra grega que significa "inflamação dos pulmões". Trata-se de doença do sistema respiratório inferior que é, geralmente, causada por um agente infeccioso (raramente por agentes não infecciosos) e que resulta em inflamação dos tecidos de um ou de ambos os pulmões, e que traduz uma resposta do hospedeiro ao agente agressor.

A denominação "pneumonia adquirida na comunidade (PAC)" refere-se ao processo que ocorre em crianças não hospitalizadas no mês anterior, portanto, não colonizadas por microrganismos hospitalares, e sim por aqueles provenientes do meio domiciliar, escolar e comunitário. É a causa mais comum de morbidade e da mortalidade em lactentes e crianças menores de 5 anos em todo o mundo.

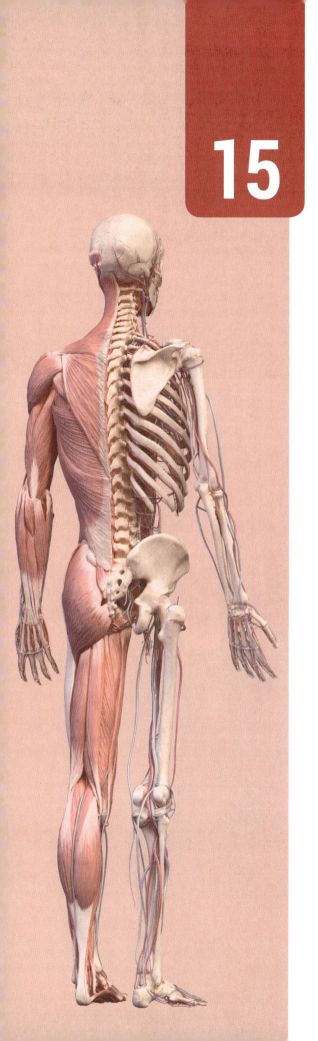

15 Sistema Digestório

Paulo Ricardo R. Larosa

Introdução

O sistema digestório é o conjunto de órgãos responsável por apreensão, mastigação, deglutição, digestão enzimática e absorção dos alimentos para que haja a reposição dos nutrientes no organismo. Além disso, elabora, conduz e elimina o bolo fecal (Figura 15.1). Para realizar a condução dos alimentos e do bolo fecal, o sistema digestório é dotado de movimentos peristálticos, que são contrações da musculatura lisa para movimentar a massa no seu interior.

Os órgãos que formam o sistema digestório são: cavidade oral, faringe, esôfago, estômago, intestino delgado e intestino grosso. Além desses órgãos, o sistema digestório apresenta um conjunto de glândulas anexas que auxiliam o processo digestório – glândulas salivares maiores (parótida, submandibular e sublingual), fígado e pâncreas.

Cavidade oral

O sistema digestório tem início na cavidade oral, delimitada anteriormente pelos lábios (músculo orbicular da boca) e lateralmente pelas bochechas (músculo bucinador). O espaço compreendido entre os lábios e as bochechas e a gengiva e os dentes é o vestíbulo da boca. Após a região do vestíbulo, encontra-se a cavidade própria da boca (Figura 15.2).

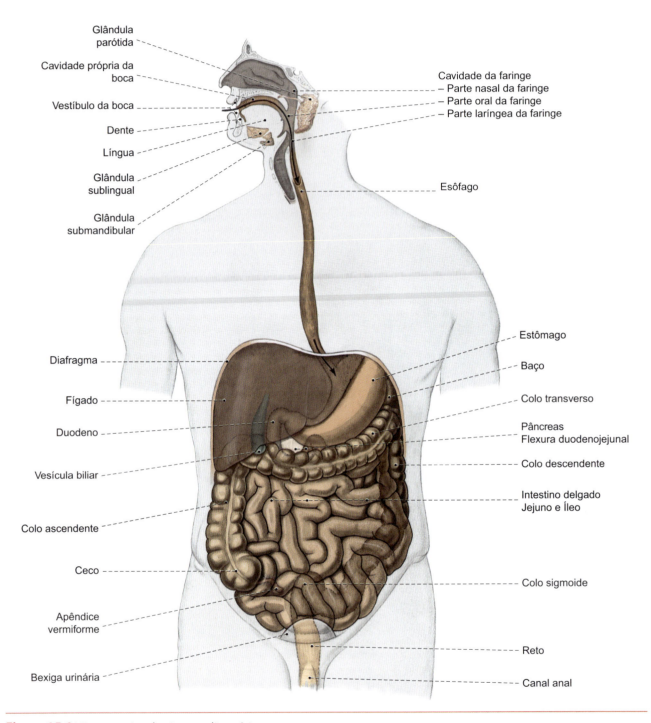

Figura 15.1 Vista anterior do sistema digestório.

Capítulo 15 • Sistema Digestório   287

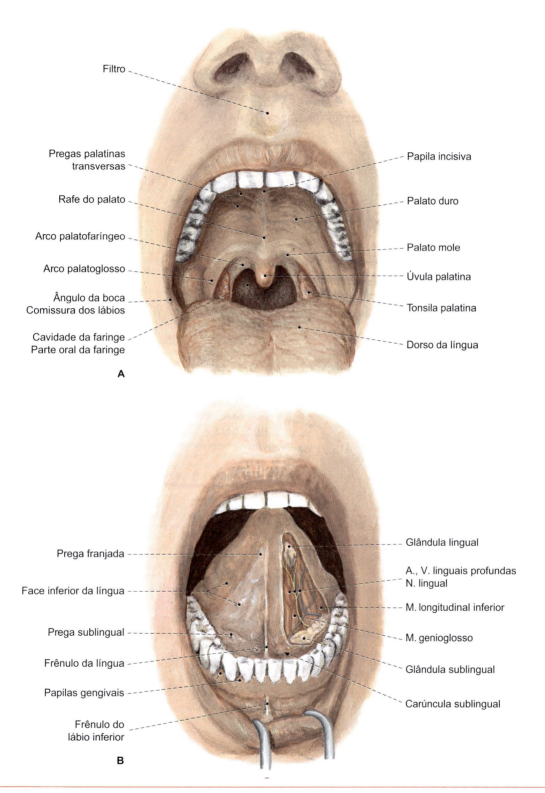

Figura 15.2 Vista anterior da cavidade oral. **A.** Rima da boca amplamente aberta e língua estendida para fora. **B.** Ponta da língua virada para o palato. No lado esquerdo, em uma janela da mucosa, estão expostos os músculos e as glândulas da língua.

O limite anterior e lateral da cavidade própria da boca é formado pelos dentes – 32 na dentição permanente e 20 na dentição decídua (de leite). Os dentes podem ser divididos em coroa, que é a porção que se observa externamente na cavidade oral, e raiz, a parte que se fixa nos alvéolos ósseos da maxila e da mandíbula. A parte da coroa é revestida pelo esmalte, que é o tecido mais mineralizado do corpo humano, enquanto a raiz tem o revestimento de cemento. A camada média é formada pela dentina. Internamente, os dentes têm uma cavidade preenchida por um feixe vasculonervoso chamada "polpa dentária".

Os dentes são denominados a partir do plano mediano em: incisivos centrais, incisivos laterais, caninos, 1º pré-molar, 2º pré-molar, 1º molar, 2º molar e 3º molar, conhecido popularmente como "dente do siso" (Figura 15.3).

Internamente, a cavidade própria da boca tem como limite superior o palato, que é formado por uma porção óssea (palato duro) e uma porção muscular posterior (palato mole). O palato duro é formado pelos ossos maxila e palatino, enquanto o palato mole é constituído pelos músculos palatoglosso, da úvula e palatofaríngeo, além dos músculos tensores e elevadores do véu palatino. O limite inferior da cavidade própria da boca é o assoalho da boca (músculo milo-hióideo).

Sobre o assoalho da boca observa-se a língua, órgão muscular que apresenta ápice (anterior), corpo (central) e raiz (posterior), ligada à epiglote. Na região da raiz da língua encontram-se órgãos linfoides, as tonsilas linguais (Figura 15.4).

A língua apresenta-se com aspecto aveludado devido à existência de pequenas papilas filiformes. Dispersas por todo o dorso da língua, encontram-se ainda as papilas fungiformes

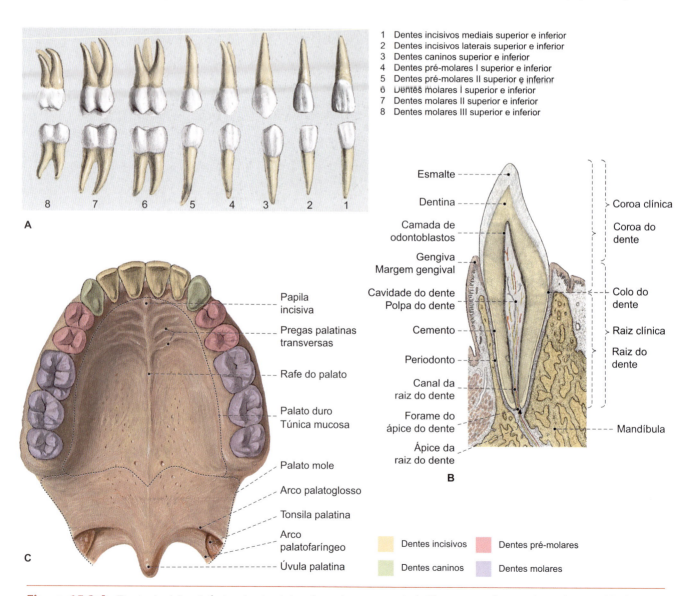

Figura 15.3 A. Dente incisivo inferior *in situ* (vista lateral, corte sagital). **B.** Dentes da maxila e da mandíbula (face vestibular). **C.** Dentição definitiva e cavidade própria da boca.

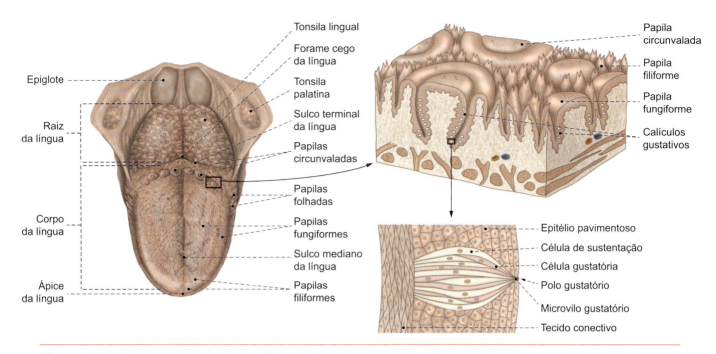

Figura 15.4 Língua e suas estruturas. Detalhe: papilas e aspecto microscópico.

e, nas partes laterais, as papilas folhadas; já na porção posterior, há as papilas circunvaladas. Com exceção das papilas filiformes, as outras têm terminações nervosas que são responsáveis por captar os estímulos do paladar.

A língua é formada internamente pelos músculos intrínsecos: fibras verticais, transversais e longitudinais superiores e inferiores que possibilitam os movimentos internos da língua. Externamente, apresenta um conjunto de músculos extrínsecos: músculos estiloglosso, genioglosso e hioglosso, responsáveis pelos movimentos de elevação, protrusão e abaixamento da língua (Quadro 15.1).

A língua, pelas suas características musculares e sua sensibilidade, apresenta uma inervação diferenciada. A parte motora tem inervação pelo n. hipoglosso (XII par), enquanto a parte gustativa dos 2/3 anteriores é captada pelo nervo facial (VII par) e a sensibilidade geral dessa mesma parte, pelo nervo trigêmeo (V par). A sensibilidade geral e gustativa do 1/3 posterior é dada pelo nervo glossofaríngeo (IX par).

O limite posterior da cavidade oral é formado por duas pregas laterais que se unem para formar o arco palatoglosso. Na região medial desse arco nota-se a úvula palatina.

Faringe

Posteriormente ao arco palatoglosso, já na região da parte oral da faringe, encontram-se outras duas pregas que se unem para formar o arco palatofaríngeo. Entre os arcos palatoglosso e palatofaríngeo está a tonsila palatina (amígdala). Essa região de estreitamento é denominada "istmo das fauces".

A continuidade da parte oral da faringe é a parte laríngea da faringe, pequena porção da faringe localizada posteriormente à laringe e já descrita no capítulo referente ao sistema respiratório (ver Figura 15.1 e Figura 14.3 A, no Capítulo 14, Sistema Respiratório).

Esôfago

Tubo miomembranáceo de aproximadamente 25 cm de comprimento e formado por músculo liso que liga a faringe ao estômago. Devido ao seu tamanho e às regiões por onde passa, pode ser dividido em partes cervical, torácica e abdominal. Localiza-se posteriormente à traqueia e anteriormente à coluna vertebral e à aorta; em seu trajeto, atravessa o músculo diafragma para chegar à região abdominal (ver Figura 15.1 e Figura 14.3 A, no Capítulo 14, Sistema Respiratório).

Estômago

É um órgão em formato de bolsa, dotado de musculatura lisa e localizado na parte superior esquerda da cavidade abdominal (Figura 15.5; ver Figura 15.1). Tem a função de realizar a quebra enzimática dos alimentos, formando uma massa pastosa – o quimo. É dividido em quatro regiões: cárdia (ligada ao esôfago), fundo gástrico (superior à cárdia), corpo gástrico (central) e piloro (ligado ao duodeno) (Figura 15.6). Tanto na parte ligada ao esôfago como na parte ligada ao duodeno, o estômago tem esfíncteres que controlam a entrada e a saída dos alimentos. Ele também apresenta duas curvaturas: uma medial, denominada curvatura menor, e outra lateral, a curvatura maior.

A inervação do estômago é através do nervo vago (Xpar), na sua porção parassimpática e fibras provenientes do plexo celíaco na sua porção simpática.

Quadro 15.1 Músculos da cavidade oral.

Músculo/inervação	Origem	Inserção	Função
Músculos do palato			
M. palatoglosso	Aponeurose palatina	Região lateral e posterior da língua	Eleva a raiz da língua e abaixa o palato mole
M. palatofaríngeo	Aponeurose palatina	Faringe e cartilagem tireoide	Traciona inferior e posteriormente o palato e eleva superior e anteriormente a faringe
M. levantador do véu palatino Plexo faríngeo [IX, X]	Parte petrosa do temporal (face inferior), cartilagem da tuba auditiva	Aponeurose palatina	Distende e levanta o véu palatino, estreita o istmo da fauce, alarga o lúmen da tuba auditiva
M. tensor do véu palatino N. do músculo tensor do véu palatino do N. mandibular [V/3]	Fossa escafóidea, lâmina medial do proc. pterigoide; espinha do esfenoide; tuba auditiva (parte membranácea)	Aponeurose palatina	Distende o véu palatino, abaixando-o, e alarga o lúmen da tuba auditiva
M. da úvula Plexo faríngeo do N. vago [X] (N. glossofaríngeo [IX])	Espinha nasal posterior e aponeurose palatina	Mucosa da úvula	Encurta e engrossa a úvula
Músculos da língua			
M. longitudinal superior N. hipoglosso [XII] Está situado próximo ao dorso da língua	Ápice da língua	Raiz da língua	Retrai a língua e, com isso, a associada dilatação
M. longitudinal inferior N. hipoglosso [XII] Está situado próximo à face inferior da língua			
M. transverso da língua N. hipoglosso [XII]	Margem lateral da língua, septo da língua	Margem lateral da língua, aponeurose da língua	Estreita a língua e, com isso, o associado alongamento
Mm. verticais da língua	Dorso da língua	Face inferior da língua	Comprimem a língua
M. genioglosso N. hipoglosso [XII]	Espinha geniana superior da mandíbula	Aponeurose da língua	Empurra a língua para frente, deslocamento para baixo; movimenta a ponta da língua
M. hioglosso N. hipoglosso [XII]	Corno maior e corpo do hioide	Aponeurose da língua (área lateral)	Retrai a língua, abaixa o dorso da língua
M. condroglosso N. hipoglosso [XII]	Corno menor do hioide	Aponeurose da língua (área lateral)	Retrai a língua, abaixa o dorso da língua
M. estiloglosso N. hipoglosso [XII]	Proc. estiloide do temporal	Margem lateral da língua (irradiando-se de trás para cima)	Retrai e levanta a língua
M. palatoglosso Nn. glossofaríngeo [IX], vago [X] e acessório [XI]	Aponeurose palatina	Radiação nos músculos externos, particularmente no M. transverso na língua	Eleva a raiz da língua e ao mesmo tempo abaixa o véu palatino e estreita o istmo da fauce

M. = músculo; N. = nervo.

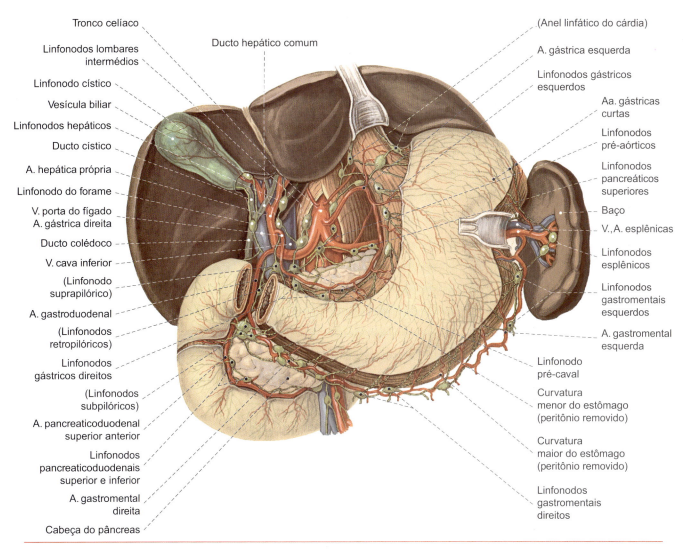

Figura 15.5 Vista anterior das artérias, dos vasos linfáticos e dos linfonodos do estômago e da região superior do abdome.

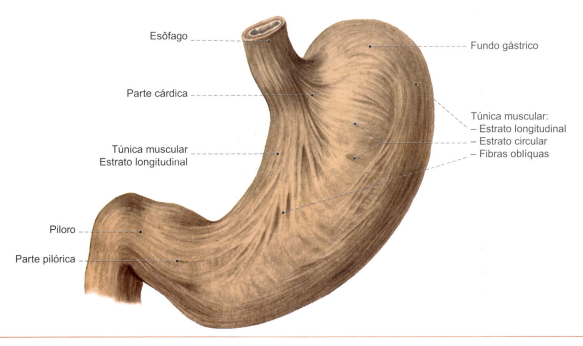

Figura 15.6 Musculatura da parede anterior do estômago após a remoção da túnica serosa e da tela subserosa.

A irrigação do estômago é bastante extensa e provém das artérias gástricas direita e esquerda, gastromental direita e esquerda e das artérias gástricas curtas.

A drenagem venosa do estômago é realizada através de veias homônimas às artérias.

Intestino delgado

É um tubo que mede cerca de 6 m de comprimento e está dividido em três regiões: duodeno, jejuno e íleo. Sua função é absorver as moléculas de nutrientes.

O duodeno é a sua porção inicial. Continuando-se ao piloro, apresenta forma de "C". No seu interior, apresentam-se os óstios do ducto colédoco e do ducto pancreático, que se abrem na papila duodenal maior para a eliminação da bile e do suco pancreático, respectivamente. Superiormente a essa papila, também se observa a papila duodenal menor, onde se encontra o óstio do ducto pancreático acessório.

O jejuno e o íleo não apresentam uma divisão anatômica nítida e formam a maior parte do intestino delgado, sendo fixados à parede posterior da cavidade abdominal por uma prega peritoneal, o mesentério. Ao chegar ao intestino grosso, o íleo abre-se através do óstio ileal, abertura da válvula ileocecal, que irá desembocar no ceco (Figuras 15.7 e 15.8).

Intestino grosso

É um tubo que mede cerca de 1,5 m de comprimento. Está dividido em: ceco, onde se localiza o apêndice vermiforme; colo ascendente; colo transverso; colo descendente; colo sigmoide; reto e ânus (Figura 15.9). Sua função é absorver os líquidos e elaborar, conduzir e eliminar o bolo fecal.

O intestino grosso apresenta maior calibre em relação ao delgado e é constituído por pequenas saculações do colo, separadas entre si pelas pregas semilunares. Em toda a sua extensão, é percorrido por três fitas de condensação muscular lisa, as tênias.

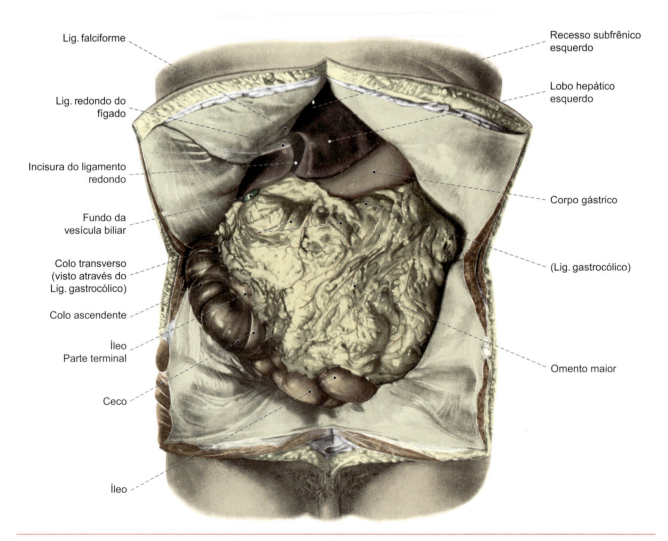

Figura 15.7 Vista anterior das vísceras abdominais superficiais superiores. A parede abdominal foi aberta por um corte em cruz e rebatida para trás.

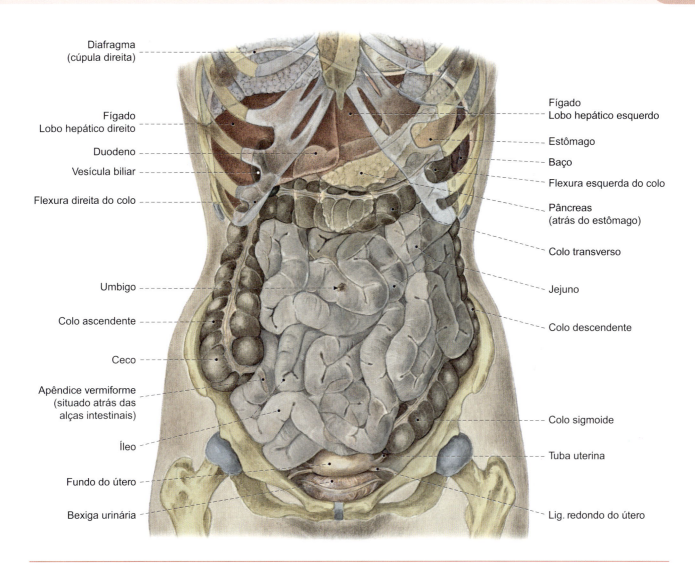

Figura 15.8 Vista anterior dos órgãos abdominais em projeção na parede anterior do corpo.

Peritônio

É formado por duas membranas chamadas "peritônios parietal e visceral", que recobrem e sustentam os órgãos abdominais e secretam um líquido seroso (líquido peritoneal) que lubrifica e umedece os órgãos abdominais. Entre o peritônio parietal, que reveste a parede abdominal, e o peritônio visceral, que recobre as vísceras, encontra-se a cavidade peritoneal (Figuras 15.10 a 15.12), também preenchida pelo líquido peritoneal.

Órgãos anexos

Para auxiliar sua função, o sistema digestório apresenta alguns órgãos associados, que são as glândulas salivares maiores, o fígado e o pâncreas.

Glândulas salivares maiores

Localizadas na região da cabeça, bilateralmente, encontram-se as glândulas salivares maiores (parótidas, submandibulares e sublinguais) (Figura 15.13), responsáveis pela produção de saliva, a qual auxilia na formação do bolo alimentar e, devido à enzima amilase salivar, promove o início da digestão.

Fígado

Maior glândula do corpo, o fígado pesa cerca de 1,5 kg e localiza-se, em sua maior parte, no lado direito do abdome, logo abaixo do diafragma e aderido a ele por ligamentos. Apresenta faces diafragmática (superior) e visceral (inferior), e é dividido em quatro lobos: direito, esquerdo, quadrado e caudado. Entre os lobos direito e esquerdo, destaca-se o ligamento falciforme, que auxilia a fixação do fígado na cavidade abdominal (Figura 15.14 A e B). Tem como funções: síntese, armazenamento e liberação de vitaminas, glicogênio e proteínas; fagocitose de células sanguíneas envelhecidas; remoção de substâncias tóxicas; e produção da bile (líquido esverdeado com sais minerais, colesterol e bilirrubina, que ajuda na quebra dos lipídios). Na vista visceral, entre os lobos direito e quadrado, encontra-se a vesícula biliar, órgão de aspecto cístico que armazena e concentra a bile.

294 Anatomia Humana | Texto e Atlas

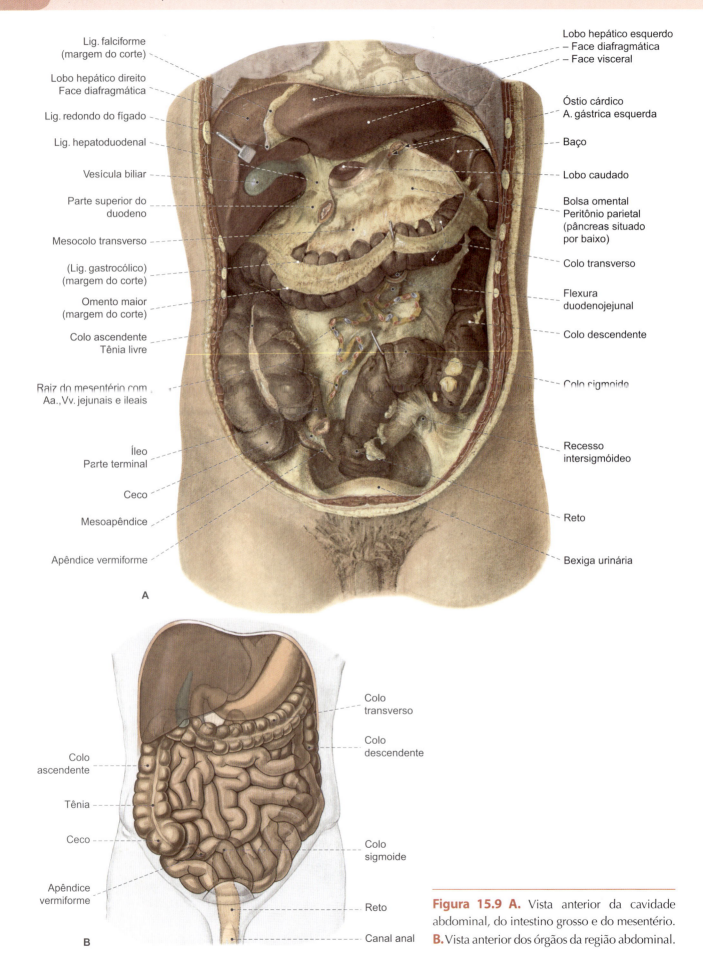

Figura 15.9 A. Vista anterior da cavidade abdominal, do intestino grosso e do mesentério. **B.** Vista anterior dos órgãos da região abdominal.

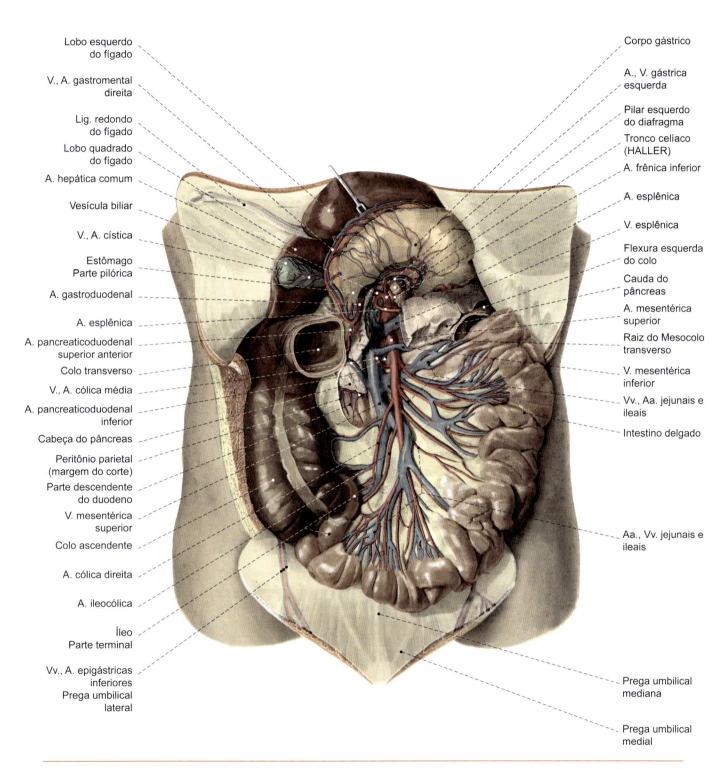

Figura 15.10 Tronco celíaco e vasos mesentéricos superiores com seus ramos (30%). O omento maior e o colo transverso foram removidos, o estômago rebatido para cima e o intestino delgado, repuxado para a esquerda. Vista ventral.

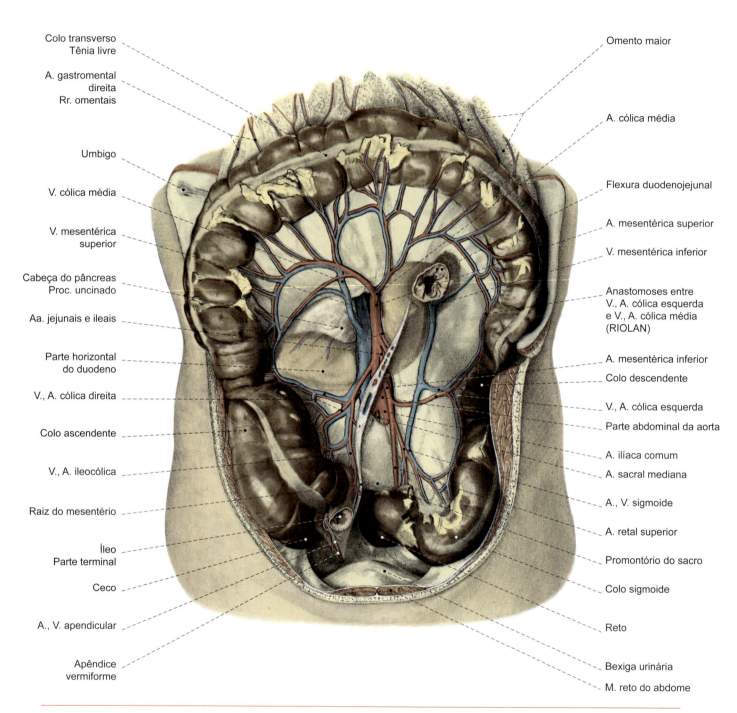

Figura 15.11 Suprimento sanguíneo do intestino grosso (30%). O omento maior e o colo transverso foram puxados para cima. O intestino delgado foi cortado na flexura duodenojejunal e na papila ileal e removido, juntamente com o mesentério, na raiz do mesentério. Vista ventral.

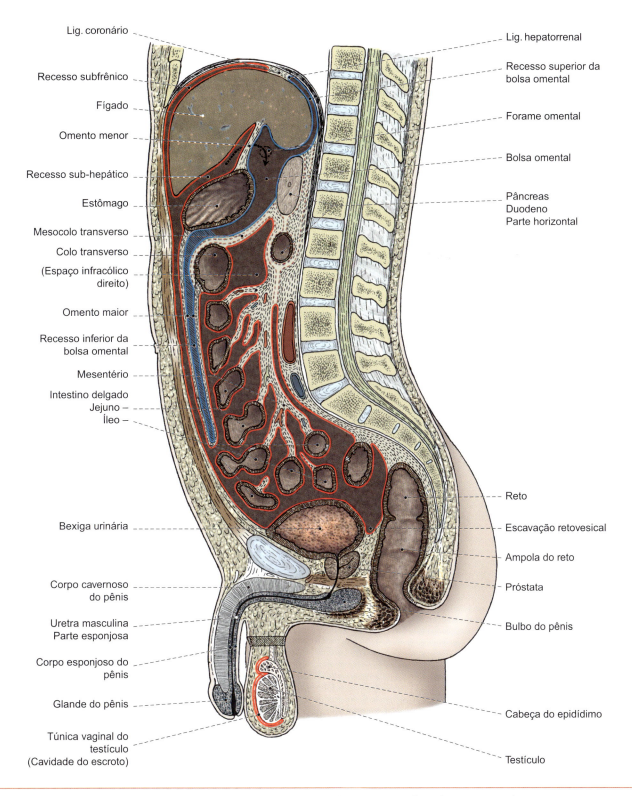

Figura 15.12 Cavidade peritoneal em homem em estágio adulto (corte escalonado na região do escroto para expor a cavidade direita).

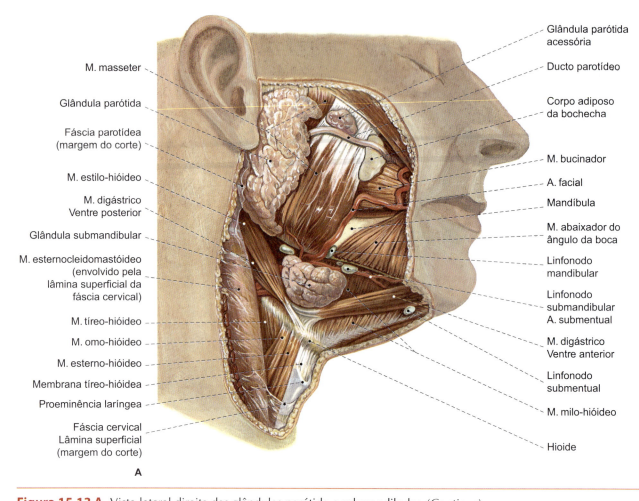

Figura 15.13 A. Vista lateral direita das glândulas parótida e submandibular. (*Continua*)

Capítulo 15 • Sistema Digestório 299

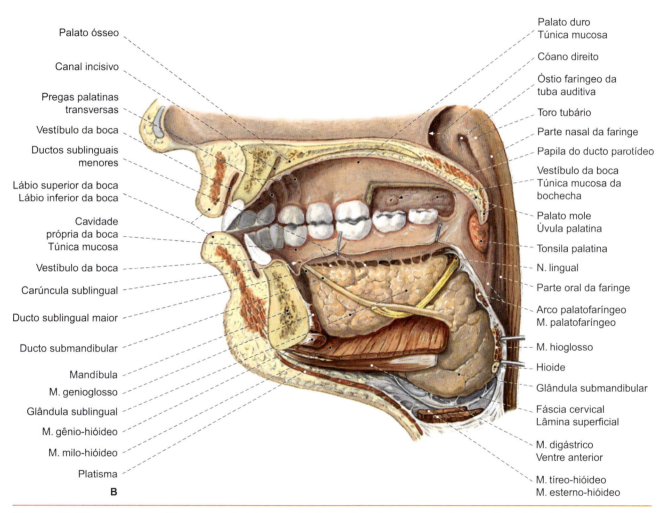

Figura 15.13 (*continuação*) **B.** Vista medial da metade direita da cabeça. A parede ventrolateral da faringe junto com a parte posterior do hioide foi puxada por ganchos, dorsomedialmente, para expor as glândulas submandibular e sublingual.

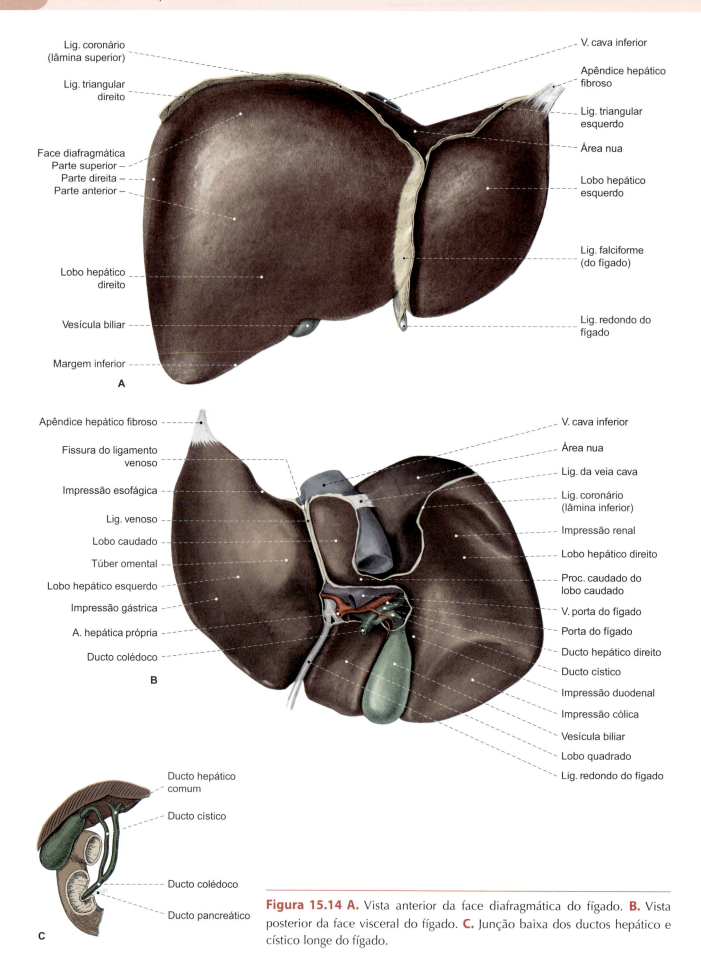

Figura 15.14 A. Vista anterior da face diafragmática do fígado. B. Vista posterior da face visceral do fígado. C. Junção baixa dos ductos hepático e cístico longe do fígado.

A bile produzida pelo fígado é conduzida pelos ductos hepáticos direito e esquerdo, que se unem para formar o ducto hepático comum (ver Figura 11.5, no Capítulo 11, Sistema Endócrino). Este encontra-se com o ducto cístico, proveniente da vesícula biliar, e ambos formam o ducto colédoco, que irá desembocar no duodeno, liberando a bile (Figura 15.14 C). Esses conjuntos de ductos por onde circula a bile são denominados "vias biliares".

Ainda em sua face visceral, entre o lobo direito e o lobo caudado, observa-se a veia cava inferior.

A inervação do fígado deriva do nervo vago (X par) direito e esquerdo, na sua porção parassimpática e do plexo celíaco na sua porção simpática.

A irrigação do fígado é feita através da artéria hepática própria e da veia porta do fígado.

A drenagem venosa é realizada pela veia hepática.

Pâncreas

É uma glândula mista que produz insulina e glucagon, na sua porção endócrina, e suco pancreático, na sua porção exócrina. É um órgão peritoneal, localiza-se posteriormente ao estômago e transversalmente no abdome e tem cabeça junto ao duodeno, corpo e cauda voltada para o baço (Figura 15.15 e ver Figura 11.5, no Capítulo 11, Sistema Endócrino).

A inervação do pâncreas é realizada pelo nervo vago (X par) na sua parte parassimpática enquanto a porção simpática é feita por fibras do plexo celíaco.

O pâncreas tem sua irrigação através das artérias pancreaticoduodenais superiores anteriores e posteriores e ramos da artéria esplênica.

A drenagem é bastante variável e normalmente são veias afluentes da veia esplênica e veia mesentérica superior.

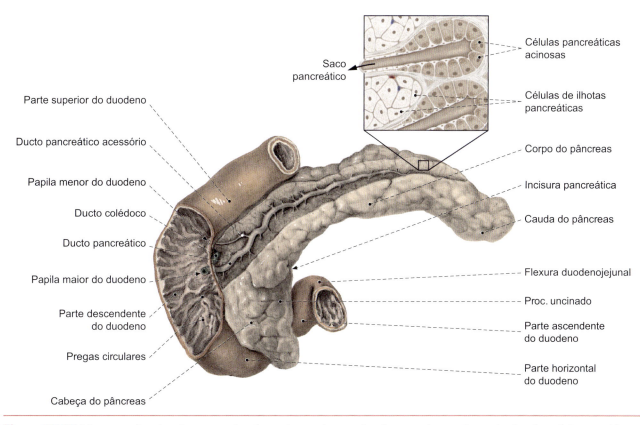

Figura 15.15 Vista anterior do pâncreas e duodeno. A parede anterior da parte descendente do duodeno foi removida; os ductos pancreático e pancreático acessório foram dissecados.

Anatomia aplicada à clínica

Hemorragia digestiva

Segundo dados de 2021, hemorragia digestiva ou sangramento gastrintestinal é o diagnóstico gastrintestinal (GI) que mais exige hospitalização nos EUA, representando mais de 500 mil internações anualmente.

Hemorragia digestiva alta (HDA) é o sangramento que se origina no esôfago, no estômago ou no duodeno; manifesta-se como hematêmese (vômito de sangue vermelho-vivo ou em borra de café) e/ou melena (eliminação de fezes líquidas de cor escura ou "alcatroadas").

Hemorragia digestiva baixa (HDB) consiste em sangramento de origem distal ao óstio ileal, inclusive no reto. A manifestação mais comum é hematoquezia (eliminação de sangue vermelho-vivo pelo ânus, com ou sem fezes). O sangramento diverticular é a causa mais comum de HDB, seguida por sangramento hemorroidário.

Para saber mais, acesse as diretrizes clínicas do American College of Gastroenterology (ACG) em: https://socgastro.org.br/novo/wp-content/uploads/2021/05/ACG_Clinical_Guideline__Upper_Gastrointestinal_and.14.pdf.

Úlcera péptica

Trata-se de uma lesão na parede do estômago ou do duodeno que se estende pela mucosa muscular até as camadas mais profundas da parede. O manejo dos pacientes com úlcera péptica se baseia na etiologia, nas características da úlcera e na história natural antecipada.

O uso de determinados medicamentos, como anti-inflamatórios não esteroides (AINEs) (p. ex., ácido acetilsalicílico, ibuprofeno) e corticosteroides, aumenta o risco de úlcera péptica.

A infecção por *Helicobacter pylori* é um achado comum em pacientes com úlcera péptica. Já foi comprovado que a erradicação da infecção pelo *H. pylori* aumenta as taxas de cura de úlceras gástricas e duodenais.

Hérnia de hiato e doença por refluxo gastroesofágico

A hérnia de hiato é uma condição na qual a parte superior do estômago se projeta por meio do hiato esofágico do diafragma, comprometendo o esfíncter esofágico inferior (EEI); pode ser congênita ou adquirida. Entre os fatores predisponentes, estão obesidade, gravidez, constipação intestinal crônica e doença pulmonar obstrutiva crônica. A incidência de hérnia de hiato aumenta com a idade, e aproximadamente 55 a 60% das pessoas com mais de 50 anos têm hérnia de hiato, embora apenas 9% apresentem sintomas.

A manifestação clínica inicial que instiga a investigação de hérnia de hiato é a doença por refluxo gastroesofágico (DRGE). Os pacientes têm, tipicamente, queixas de pirose (azia) e, às vezes, regurgitação, tosse crônica ou asma.

Câncer de esôfago

Segundo o Instituto Nacional de Câncer (INCA), o número de casos novos de câncer de esôfago estimados para o Brasil, para cada ano do triênio 2020 a 2022, será de 8.690 casos em homens e de 2.700 em mulheres.

No Brasil, esse é o sexto câncer mais frequente em homens e o 15º nas mulheres. O tipo de câncer de esôfago mais comum é o carcinoma epidermoide escamoso (96%), com relação importante com o tabagismo e o etilismo, no entanto, o outro tipo, o adenocarcinoma, está aumentando significativamente.

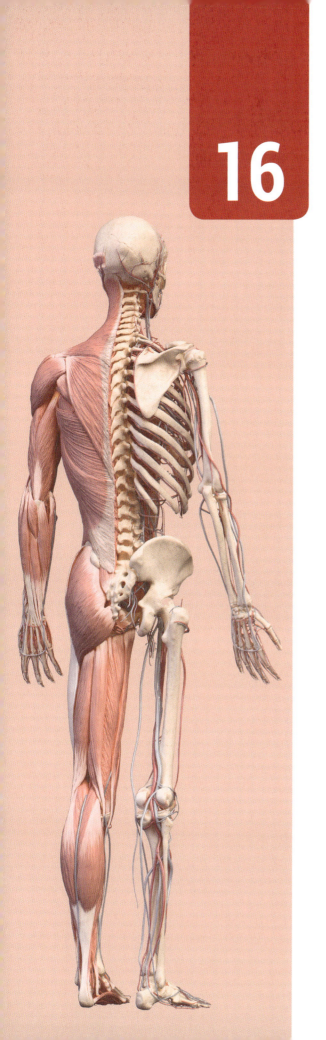

16 Sistema Urinário

Paulo Ricardo R. Larosa

Introdução

O sistema urinário é formado por dois rins, dois ureteres, uma bexiga urinária e uma uretra (Figura 16.1). Sua função é filtrar e remover as impurezas do sangue, elaborando a urina, e regular o equilíbrio ácido-básico e o equilíbrio hidreletrolítico. Além de produzir urina, o sistema ainda é responsável por sua condução, armazenamento e eliminação.

Rins

Os rins têm formato de grão de feijão e localizam-se na cavidade abdominal, mas são retroperitoneais, sendo o rim direito ligeiramente mais baixo que o esquerdo. Encontram-se lateralmente à coluna vertebral (paravertebrais), aproximadamente entre a TXII e a LIII. Apresentam dois polos, um superior relacionado com a glândula suprarrenal e outro inferior, além dos dois bordos, lateral e medial, onde se abre o hilo renal, que é a passagem para as estruturas que formam o pedículo renal. O rim é formado perifericamente pelo córtex renal, que realiza a filtração do sangue, e centralmente pela medula renal, que coleta a urina. A porção do córtex que invade a parte central do órgão são as colunas renais; entre elas se distribui a medula renal, formando as pirâmides renais, cujos ápices (papilas renais) são recobertos pelos cálices renais menores. Estes desembocam nos cálices renais maiores, que, por sua vez, formam a pelve renal (Figura 16.2). As células que filtram o sangue chamam-se "néfrons". Os rins também produzem os hormônios eritropoetina e renina.

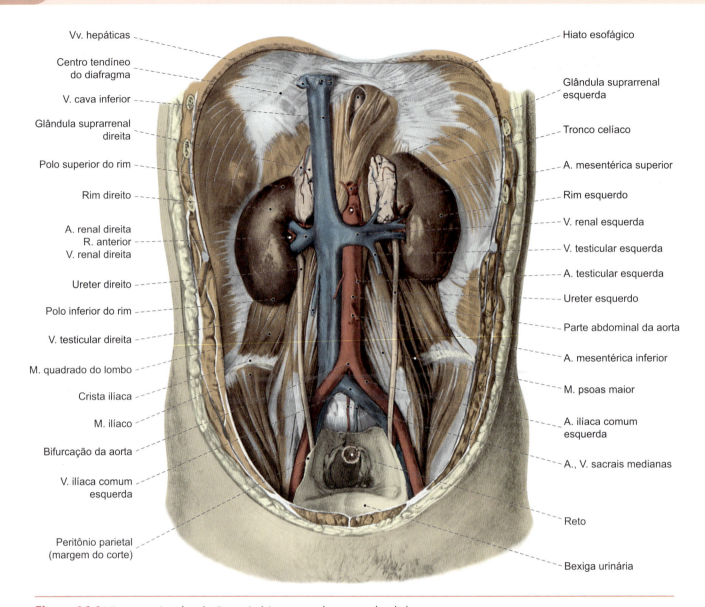

Figura 16.1 Vista anterior dos órgãos urinários e grandes vasos do abdome.

A inervação dos rins é feita através do plexo renal, com fibras simpáticas e parassimpáticas que provêm dos nervos esplâncnicos abdominopélvicos.

A irrigação dos rins é realizada pelas artérias renais direita e esquerda, ramos da parte abdominal da aorta.

A drenagem venosa é realizada pelas veias renais que são tributárias direta ou indiretamente da veia cava inferior.

Ureteres

São dois órgãos tubulares (um para cada rim), que saem dos rins para a bexiga urinária, medem cerca de 25 cm de comprimento e apresentam movimentos peristálticos, que conduzem a urina (ver Figura 16.1). Devido ao seu tamanho e à região por onde passam, os ureteres podem ser divididos em partes abdominal e pélvica.

Bexiga urinária

Órgão muscular oco em formato de bolsa, localizado na pelve (Figuras 16.3 e 16.4), que tem como função armazenar urina. Internamente, nota-se uma parede pregueada com uma parte triangular lisa, o trígono da bexiga, que é delimitado pelos óstios dos ureteres direito e esquerdo e pelo óstio interno da uretra.

No homem, a bexiga relaciona-se posteriormente com a sínfise púbica e anteriormente com o reto, enquanto, na mulher, encontra-se posteriormente à sínfise púbica, anteroinferiormente ao útero e anteriormente à vagina (Figura 16.3).

A bexiga urinária apresenta uma inervação bem complexa sendo a parte simpática proveniente dos nervos hipogástricos e do plexo hipogástrico superior, já a porção parassimpática acompanha os nervos esplâncnicos pélvicos.

A irrigação da bexiga é feita através das artérias vesicais superiores e inferiores, embora muitas variações possam ocorrer para essa irrigação.

As veias que drenam a bexiga formam um plexo venoso vesical, que drenam inicialmente para as veias vesicais inferiores e dessas para as veias ilíacas interna e externa.

Uretra

É o canal que liga a bexiga ao meio externo, tendo seu início no óstio interno da uretra, na bexiga urinária. Na mulher, é curta e abre-se no óstio externo, localizado no vestíbulo da vagina e com a função exclusivamente de eliminar a urina (Figura 16.5 A). No homem, é maior, de comprimento variável. Divide-se nas partes prostática (quando atravessa a próstata), membranácea (quando atravessa a musculatura do períneo) e esponjosa (quando atravessa o pênis), e abre-se no óstio externo da uretra, na glande do pênis, com as funções de via urinária e via espermática (Figura 16.5 B e C).

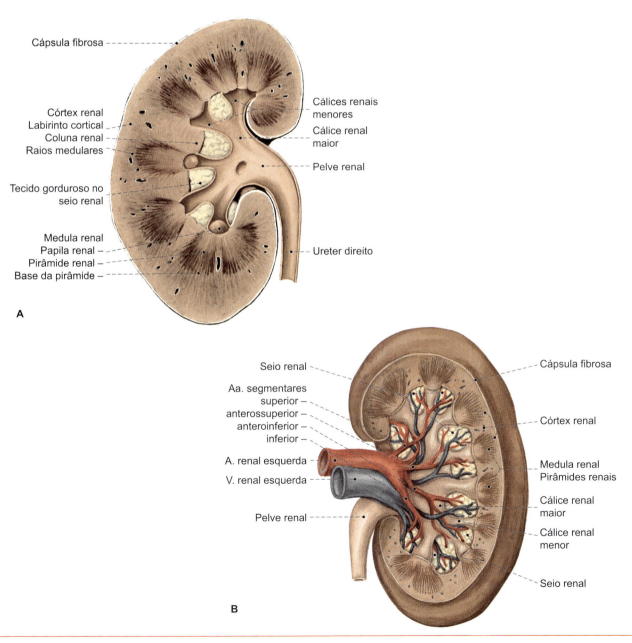

Figura 16.2 Vista anterior do rim. **A.** Corte longitudinal através do rim direito, superfície do corte da metade posterior. **B.** Seio renal esquerdo com a pelve e os vasos sanguíneos renais. O tecido renal da parte anterior do órgão foi removido.

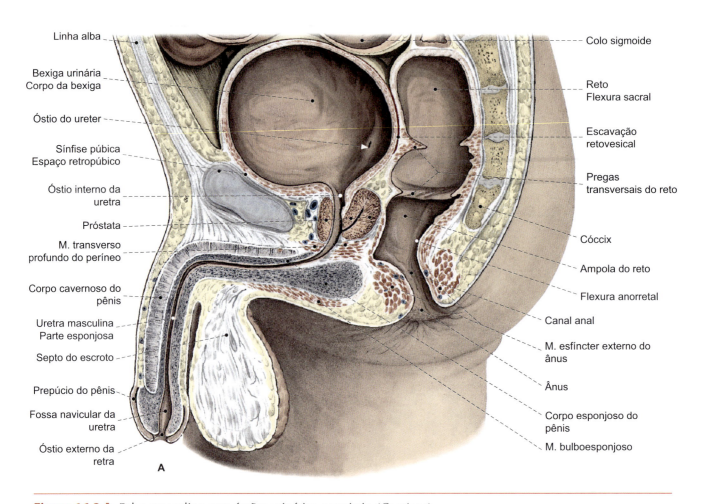

Figura 16.3 A. Pelve masculina com órgãos urinários e genitais. (*Continua*)

Capítulo 16 • Sistema Urinário 307

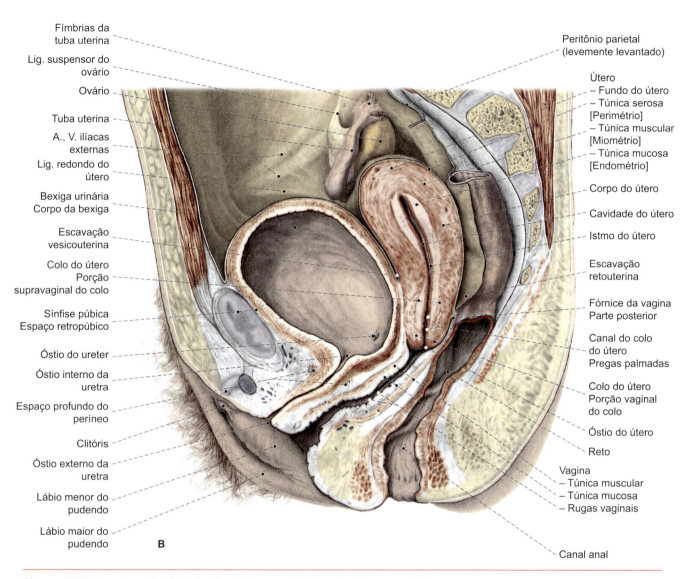

Figura 16.3 (*continuação*) **B.** Pelve feminina com órgãos urinários e genitais.

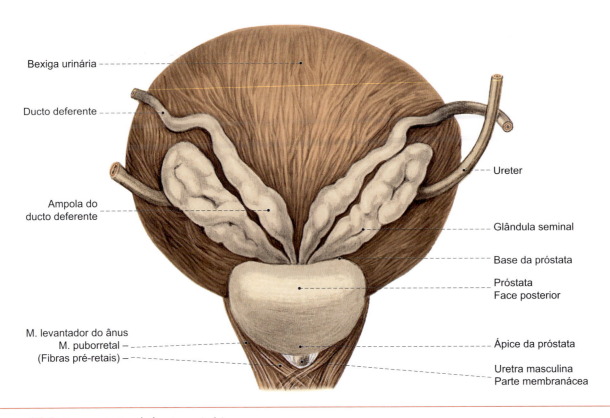

Figura 16.4 Vista posterior da bexiga urinária.

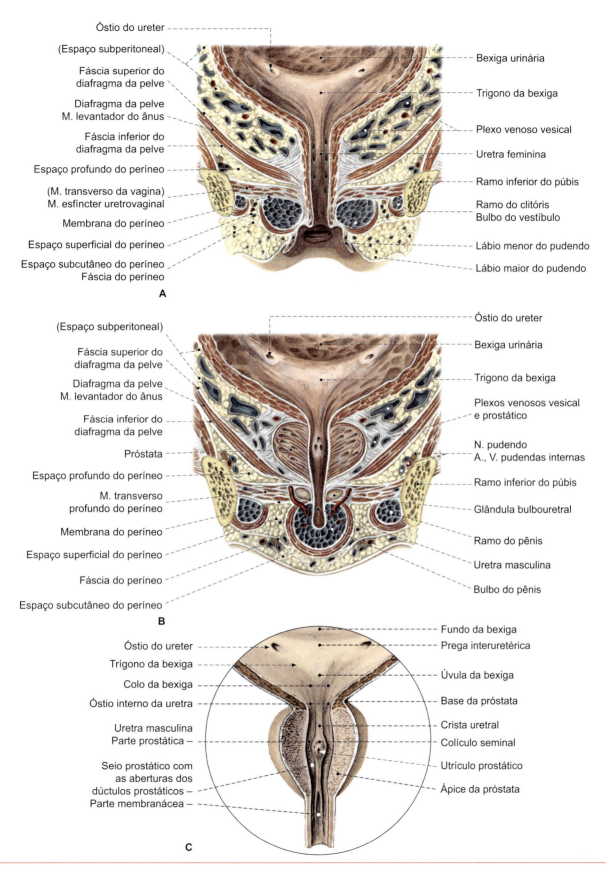

Figura 16.5 A. Vista anterior da pelve feminina. Corte frontal através da pelve menor no plano da uretra e na bexiga urinária.
B. Vista posterior da bexiga e da uretra de um homem. A bexiga e a próstata estão partidas na linha mediana e abertas.
C. Detalhe da uretra prostática.

Anatomia aplicada à clínica

Infecção urinária

Infecção urinária é uma condição comum. A cada ano, mais de 10% das mulheres têm infecção urinária e mais de 50% das mulheres terão pelo menos um episódio sintomático ao longo da vida. Após o primeiro episódio de infecção urinária, 24% das mulheres jovens apresentam uma recidiva em 6 meses, e 2 a 5% desenvolvem infecção urinária recorrente.

As bactérias patogênicas ascendem do períneo e do reto, e como as mulheres têm uretras mais curtas do que os homens, são mais suscetíveis a infecções urinárias.

Um importante fator de risco é o uso de cateter urinário. Outros fatores de risco são relação sexual, uso de espermicidas e diafragmas e anormalidades estruturais do sistema urinário.

A infecção urinária é definida como "alta" quando há envolvimento dos rins, e como "baixa" quando o processo se limita à bexiga. A denominação "infecção urinária não complicada" descreve os casos em populações sem fatores de alarme, como mulheres não grávidas, sem comorbidades e sem anormalidades anatômicas e funcionais do sistema urinário. As manifestações típicas são desconforto suprapúbico, urgência urinária, polaciúria e disúria.

Em contrapartida, "infecção urinária complicada" designa populações com maior risco de evolução desfavorável, como gestantes, diabéticos, imunossuprimidos e transplantados renais, em uso de cateter urinário ou que apresentam anormalidades renais anatômicas ou funcionais (FEBRASGO, 2021).

Nefrolitíase

Nefrolitíase (cálculos renais) é a condição que mais comumente acomete o sistema urinário, ocorrendo em aproximadamente 12% da população mundial. A maioria dos pacientes forma cálculos renais de cálcio (80%), mas também existem cálculos de ácido úrico, estruvita e cistina. Vale mencionar que um paciente pode ter um cálculo com mais de um tipo de cristal.

Se o cálculo permanecer no rim, a pessoa não apresenta sintomas. Quando o cálculo se desloca para baixo no ureter, provoca dor aguda que se irradia para a região inguinal. A dor é acompanhada, com frequência, de náuseas e vômitos; também pode ocorrer hematúria.

Diabetes melito e o rim

O diabetes melito é uma das doenças não transmissíveis mais comuns e a causa isolada mais importante de doença renal em estágio terminal (DRET) nos EUA e na Europa.

O sinal mais precoce de nefropatia diabética é proteinuria, ou seja, aparecimento de proteína na urina.

Hipertensão arterial sistêmica e o rim

Antes do aparecimento de agentes anti-hipertensivos efetivos, 40% dos pacientes hipertensos desenvolviam lesão renal, e 18% desenvolviam insuficiência renal. O desenvolvimento de medicamentos efetivos alenteceu esse processo, mas a hipertensão arterial sistêmica ainda é a causa mais comum de doença renal em estágio terminal nos EUA.

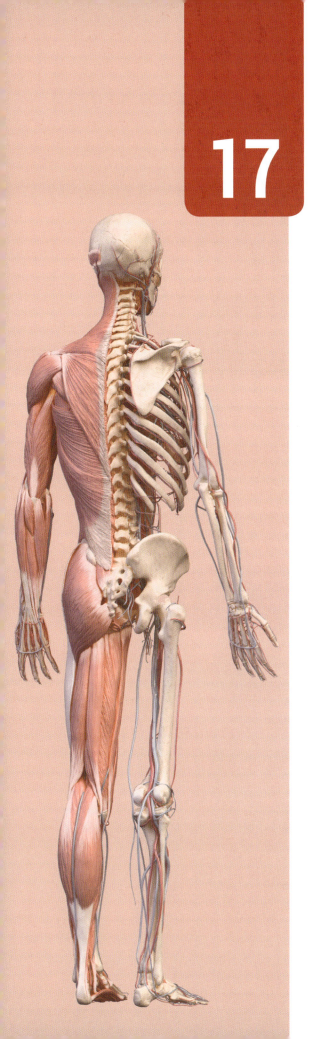

17 Sistema Genital

Paulo Ricardo R. Larosa

Introdução

O sistema genital é o conjunto de órgãos responsáveis pela reprodução, que é a capacidade de os seres vivos gerarem outro indivíduo da mesma espécie e com as mesmas características.

Sistema genital masculino

É formado pelas gônadas (testículos), vias espermáticas (epidídimo, ducto deferente, ducto ejaculatório e uretra), glândulas acessórias (glândulas seminais, próstata e glândulas bulbouretrais), e ainda os órgãos genitais externos (pênis e escroto) (Figura 17.1).

Testículos

Os testículos (direito e esquerdo) são as gônadas masculinas responsáveis pela produção dos gametas – os espermatozoides –, e também da testosterona, hormônio responsável pelas características sexuais secundárias do homem. Localizam-se no interior do escroto, separados por um septo fibroso mediano, e são revestidos externamente pela túnica albugínea (Figura 17.2).

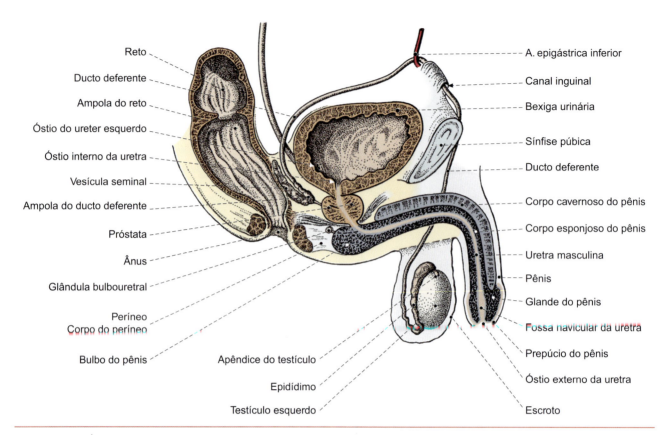

Figura 17.1 Órgãos do sistema genital masculino (vista medial da metade esquerda).

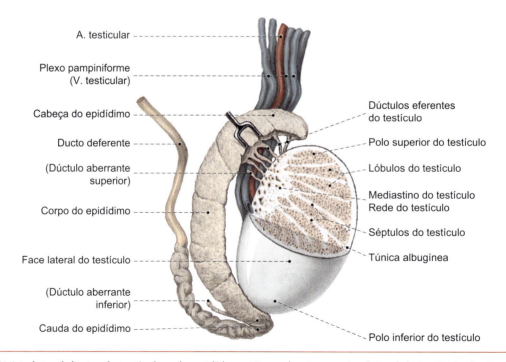

Figura 17.2 Vista lateral direita do testículo e do epidídimo. O quadrante superior lateral do testículo direito foi removido.

Epidídimo

Órgão em forma de "C" que fica aderido à parte posterior do testículo, sendo facilmente palpável. Possui cabeça superior, corpo central e cauda inferior (ver Figura 17.2). É o local de armazenamento e maturação dos espermatozoides e forma a parte inicial da via espermática (Figura 17.3).

Ducto deferente

Longo tubo que liga a cauda do epidídimo ao ducto ejaculatório e tem seu trajeto ascendente pela parte superficial da região pélvica até passar pelo canal inguinal. Nesse trajeto, é acompanhado por artérias, veias, nervos e linfáticos em uma mesma bainha, formando o funículo espermático. Ao atravessar o canal inguinal, o ducto deferente segue lateral e superiormente à bexiga até sua região posterior, onde se alarga para formar a ampola e se encontra com o ducto excretor da glândula seminal, formando, então, o ducto ejaculatório (Figura 17.4).

Formado a partir da união do ducto deferente com o ducto da glândula seminal, o ducto ejaculatório passa por dentro da próstata, desembocando na uretra.

Glândulas seminais

São duas bolsas localizadas lateralmente na parte posterior e inferior da bexiga (Figura 17.4), cuja secreção serve para ativar e nutrir os espermatozoides, colaborando na maior parte da formação do sêmen.

A secreção é eliminada pelo ducto excretor, que se une ao ducto deferente, formando o ducto ejaculatório.

Próstata

É um órgão localizado inferiormente à bexiga e anteriormente ao reto e atravessado pela uretra e pelo ducto ejaculatório (Figura 17.4). Internamente, é formada por pequenas glândulas que lançam sua secreção diretamente na uretra, aumentando a quantidade do sêmen e dando seu odor característico.

Uretra

Já descrita no Capítulo 16, Sistema Urinário, a uretra é um longo tubo de tamanho variável que, ao sair da bexiga, atravessa a próstata, o assoalho pélvico e o pênis. Por isso, apresenta três partes: prostática, membranácea e esponjosa, respectivamente (Figura 17.5). No homem, funciona como via urinária e espermática.

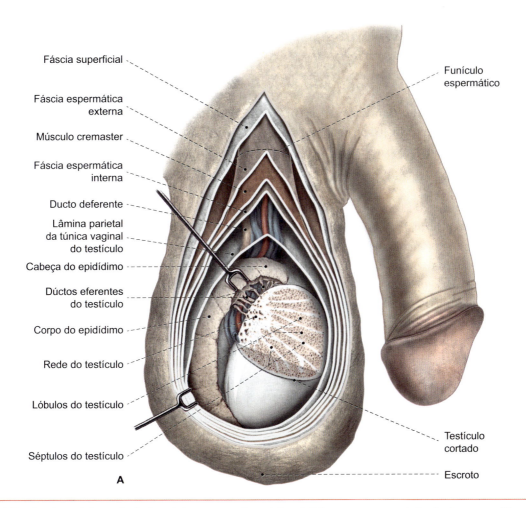

Figura 17.3 A. Vista lateral do testículo (parcialmente seccionado), epidídimo e estruturas do funículo espermático. (*Continua*)

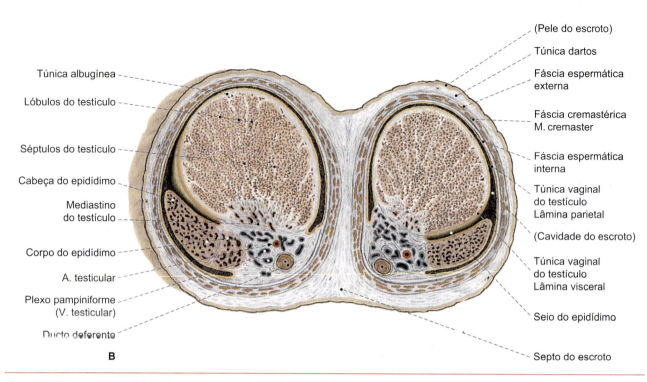

Figura 17.3 (*continuação*) **B.** Corte transversal (axial) através do escroto e suas estruturas.

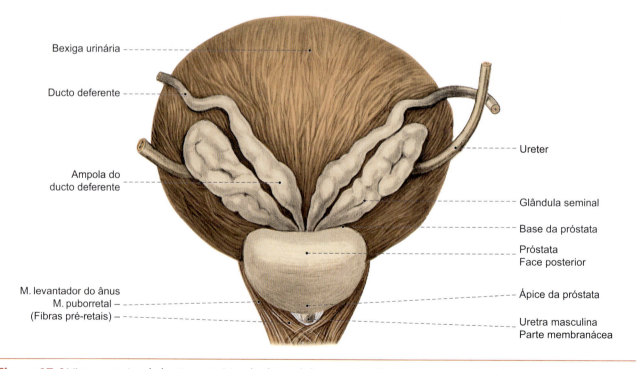

Figura 17.4 Vista posterior da bexiga urinária, do ducto deferente, da glândula seminal e da próstata.

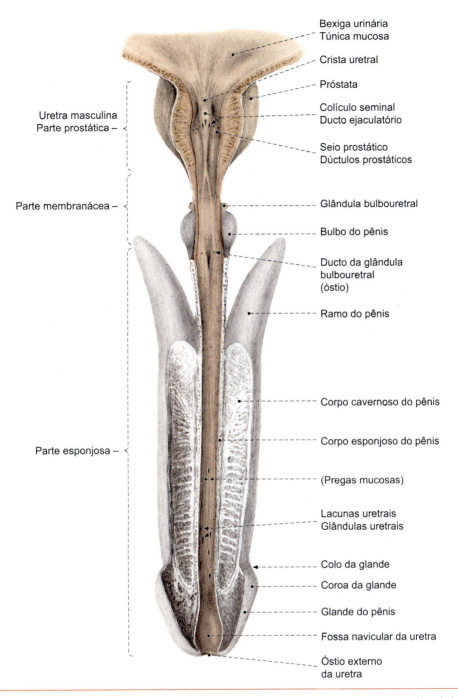

Figura 17.5 Vista anterior da uretra masculina. A uretra foi aberta por meio de um corte longitudinal do óstio interno até o óstio externo da uretra, e as faces do corte foram separadas e voltadas para fora.

Glândulas bulbouretrais

São duas pequenas glândulas localizadas no assoalho pélvico, inferiormente à próstata (ver Figura 17.5), que secretam um líquido seroso que compõe o sêmen, liberado assim que ocorre a ereção com a finalidade de neutralizar o pH da uretra para a passagem dos espermatozoides e lubrificar a glande. Sua secreção é lançada diretamente na uretra esponjosa.

Pênis

É o órgão de cópula masculino, localizado na parte anteroinferior da pelve. Tem tamanho variável e é recoberto por uma pele fina e distendível (ver Figura 17.3).

Internamente, é formado por dois corpos cavernosos superiores e um corpo esponjoso inferior, atravessado pela uretra (Figura 17.6). Esses órgãos constituem a parte erétil do pênis e,

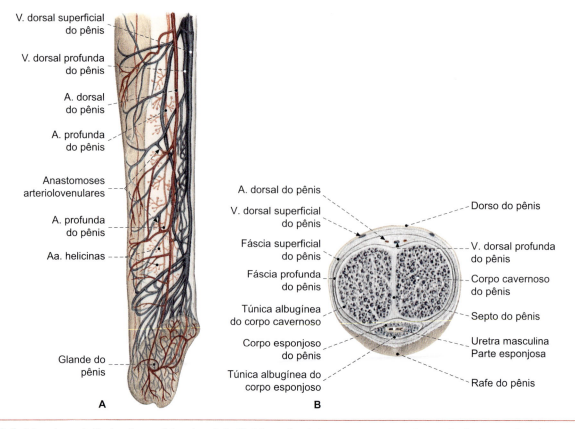

Figura 17.6 A. Vista lateral direita das artérias do pênis. **B.** Vista distal do corte transversal através do corpo do pênis.

ao se encherem de sangue, fazem com que o pênis saia do estado de flacidez para o estado de rigidez, fenômeno chamado "ereção".

O pênis apresenta uma raiz ligada à pelve e uma parte livre, o corpo do pênis. O corpo esponjoso tem uma dilatação inicial, o bulbo do pênis, e outra na parte livre, a glande do pênis, onde se abre o óstio externo da uretra. A glande é recoberta por uma pele, o prepúcio, que fica aderida ao órgão pelo frênulo do prepúcio. Na ereção, essa pele se retrai para expor a glande e facilitar a cópula.

Escroto

É uma bolsa localizada abaixo da sínfise púbica, externamente constituída de pele pigmentada e provida de pelos, onde se alojam os testículos (ver Figura 17.3). Internamente, apresenta uma camada muscular, a túnica dartos, e um septo mediano para a separação dos testículos. Além de alojar os testículos, o escroto tem a capacidade de aproximá-los ou afastá-los da cavidade pélvica, mantendo, assim, a temperatura ideal para a produção dos espermatozoides.

Sistema genital feminino

O sistema genital feminino pode ser dividido em órgãos genitais internos, compostos por ovários, tubas uterinas, útero e vagina; e órgãos genitais externos, também denominados "pudendo" (vulva), formados por monte do púbis, lábios maiores do pudendo, lábios menores do pudendo, clitóris, bulbo do vestíbulo e glândulas vestibulares maiores (Figura 17.7).

Órgão genitais internos
Ovários

Os ovários (direito e esquerdo) são as gônadas femininas, onde são produzidos os gametas femininos, que são os ovócitos, e os estrógenos, hormônios responsáveis pelos caracteres sexuais secundários da mulher.

Diferentemente do homem, a mulher já nasce com um número predeterminado de ovócitos e, ao alcançar certa idade, deixa de ovocitar, fenômeno conhecido como menopausa.

Os ovários estão fixados ao ligamento largo do útero pelo mesovário (ligamento suspensor do ovário) e também ao útero pelo ligamento útero-ovárico (Figura 17.8).

Tubas uterinas

São dois tubos (direito e esquerdo) que servem para transportar o ovócito dos ovários até o útero e também como via de condução dos espermatozoides.

As tubas uterinas apresentam as porções do istmo (próximo ao útero), ampola (porção mais dilatada onde ocorre a fecundação) e infundíbulo (próximo aos ovários), onde se encontra o óstio da tuba uterina, circundado por pequenas terminações

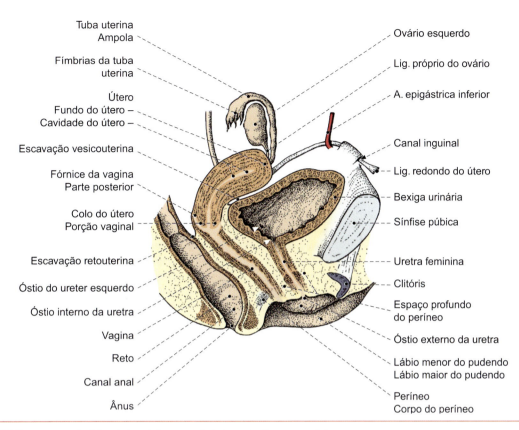

Figura 17.7 Sistema genital feminino (vista medial da metade esquerda).

franjeadas chamadas "fímbrias" (Figura 17.8). As fímbrias captam o ovócito sobre os ovários, conduzindo-o para o interior da tuba uterina.

Útero

Órgão ímpar, cavitário e muscular, localizado entre a bexiga urinária e o reto. Apresenta formato de pera e fixa-se à parede da pelve pelo ligamento largo.

O útero é constituído por três camadas: uma mais externa, o perimétrio; outra média e mais espessa, formada por musculatura lisa, o miométrio; e outra interna, o endométrio, que é a camada que se destaca durante a menstruação.

O miométrio é a camada que se distende durante a gravidez, possibilitando que o útero se dilate para abrigar o feto (Figuras 17.8 e 17.9). A parte superior do útero, acima da região das tubas uterinas, é o fundo do útero, seguido inferiormente pela região central, que é o corpo do útero. Observa-se ainda uma porção estreitada na parte inferior, o istmo do útero, e finalmente uma porção que invade a vagina, o colo do útero, onde se abre o óstio do útero.

Vagina

É o órgão de cópula feminino, que recebe o sêmen, e também via de liberação do fluxo menstrual e canal de parto.

A vagina é um tubo muscular com aproximadamente 9 cm de comprimento, estendendo-se do colo do útero até o meio externo, em um espaço denominado "vestíbulo da vagina". No recesso formado pela vagina e pelo colo do útero, nota-se o fórnice da vagina.

A abertura externa é o óstio da vagina (Figura 17.10), que é parcialmente obliterado por uma membrana de tecido conjuntivo, o hímen. Este se rompe durante a primeira relação sexual, deixando ao seu redor pequenas projeções cicatriciais que são chamadas "carúnculas himenais".

Órgãos genitais externos

Monte do púbis

Acúmulo de tecido adiposo na região anterior e mediana da pelve; após a puberdade, passa a ser provido de pelos com distribuição característica (Figura 17.11).

Lábios maiores do pudendo

São duas pregas de disposição sagital que se estendem do monte do púbis até o períneo e delimitam entre si um espaço denominado "rima do pudendo" (Figura 17.11). Lateralmente, os lábios maiores são pigmentados e com pelos; porém, medialmente, apresentam-se lisos, sem pigmentos, sem pelos e umedecidos devido a diversas glândulas sebáceas.

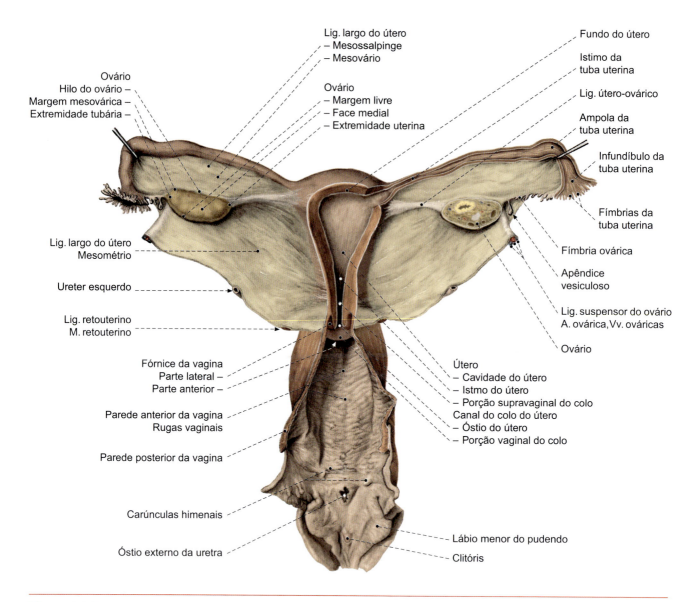

Figura 17.8 Vista posterior dos órgãos genitais femininos internos. Corte de uma janela triangular na parede posterior do útero. A parede posterior da vagina foi cortada no plano mediano e aberta.

Lábios menores do pudendo
São duas pregas menores, de disposição sagital medialmente aos lábios maiores, sem pelos e altamente vascularizadas. O espaço entre os lábios menores é o vestíbulo da vagina, onde se abre o óstio externo da uretra, superiormente, e o óstio da vagina, inferiormente (Figura 17.11).

Clitóris
Homólogo do pênis, é um órgão erétil, alongado, localizado anteriormente no encontro dos lábios menores (Figuras 17.10 e 17.11). É altamente inervado e vascularizado, e está relacionado com a excitabilidade sexual feminina.

Bulbo do vestíbulo
São duas massas de tecido erétil que contornam o óstio da vagina (Figura 17.11), que, quando se enchem de sangue, aumentam de volume, possibilitando maior contato da vagina com o pênis. Localizam-se profundamente aos músculos bulboesponjosos.

Glândulas vestibulares maiores
São duas pequenas glândulas localizadas profunda e lateralmente ao óstio da vagina (Figura 17.11), que secretam seu muco para possibilitar maior lubrificação durante a relação sexual.

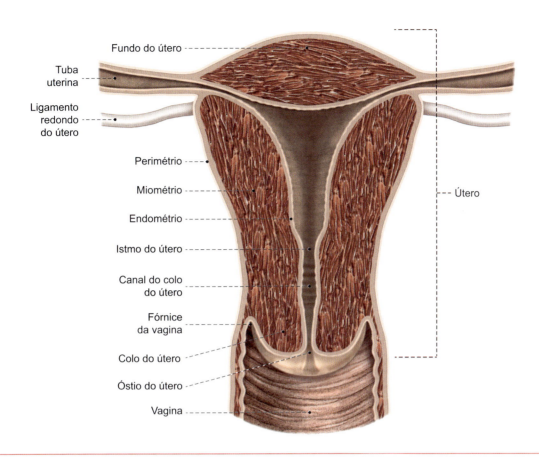

Figura 17.9 Vista anterior do útero.

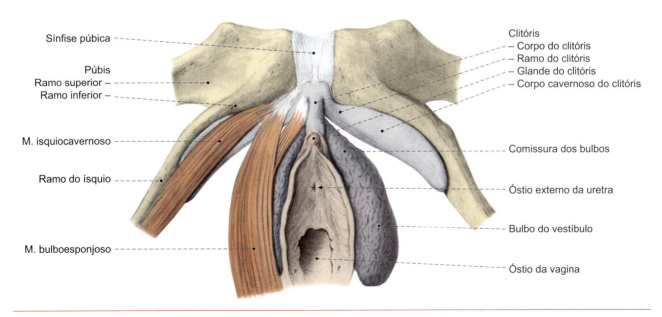

Figura 17.10 Vista inferior do óstio da vagina e do corpo cavernoso do clitóris.

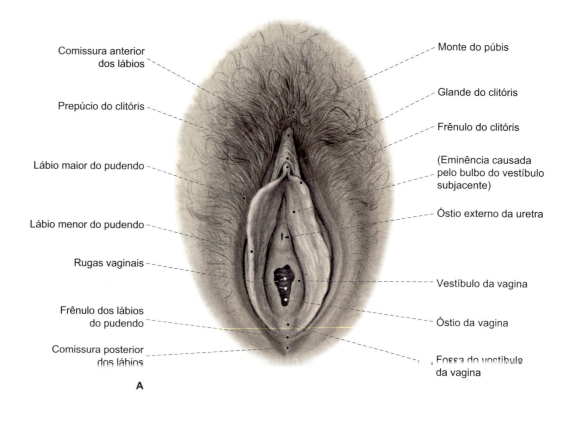
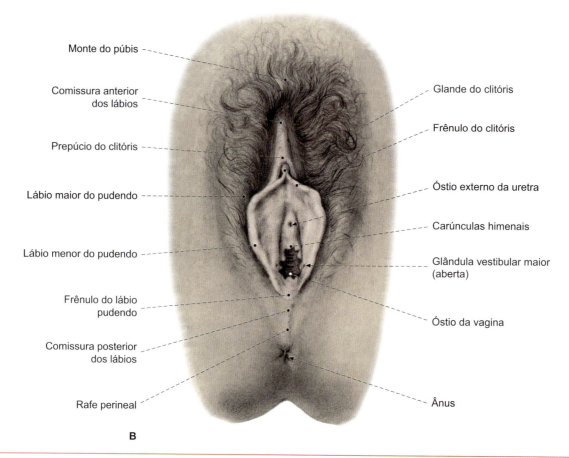

Figura 17.11 Vista inferior dos órgãos genitais femininos externos de uma virgem (**A**) e após defloramento (**B**).

Anatomia aplicada à clínica

Doenças/infecções sexualmente transmissíveis (DSTs/ISTs)

Algumas doenças/infecções são transmitidas predominantemente por via sexual, embora também haja transmissão vertical (por meio da placenta ou durante o parto), via transfusão sexual ou por acidentes biológicos.

Uma dessas ISTs é a sífilis. Trata-se de uma infecção bacteriana (*Treponema pallidum*) sistêmica que só ocorre em seres humanos. A evolução é crônica, com episódios de agudização e períodos de latência. Os sinais e sintomas da sífilis variam de acordo com o estágio (sífilis primária, secundária, latente e terciária).

A notificação compulsória da sífilis adquirida foi instituída pela Portaria nº 2.472, de 31 de agosto de 2010; da sífilis em gestante pela Portaria nº 33, de 14 de junho de 2005; e da sífilis congênita pela Portaria nº 542, de 22 de dezembro de 1986.

Em 2019, foram notificados no Brasil 5.430 casos de sífilis adquirida (taxa de detecção de 110,9 casos/100 mil habitantes), 2.158 casos de sífilis em gestantes (taxa de detecção de 21,8 casos/1.000 nascidos vivos) e 331 casos de sífilis congênita (taxa de incidência de 3,3 casos/1.000 nascidos vivos). De 2012 a 2018, houve um aumento vertiginoso das taxas de detecção de sífilis em gestantes.

Desde o início de julho de 2022, está disponível para consulta a atualização do "Protocolo Clínico e Diretrizes Terapêuticas para Prevenção da Transmissão Vertical de HIV, Sífilis e Hepatites Virais (PCDT-TV 2022)", que traz orientações sobre Infecções Sexualmente Transmissíveis (ISTs) no planejamento e no acompanhamento da gravidez.

Laqueadura tubária

Trata-se de uma intervenção cirúrgica que promove esterilização feminina definitiva. Todavia, há relatos (raros) de reversão natural e gestação inesperada (< 2%). Pode ser realizada por via abdominal ou vaginal. As tubas uterinas são seccionadas e suturadas, impedindo assim o contato dos oócitos com os espermatozoides.

Vasectomia

Trata-se de uma intervenção cirúrgica que bloqueia o acesso dos espermatozoides ao sêmen que é ejaculado pelo pênis. É o melhor método anticoncepcional, com exceção da abstinência sexual. A falha em atingir esterilidade ocorre em 0,2 a 5,3% dos pacientes devido à falha técnica ou à recanalização.

Histerectomia

Consiste na retirada do útero. A histerectomia pode ser total ou pode ser preservado o colo do útero. As indicações dessa cirurgia incluem miomas, sangramento uterino anormal e prolapso de órgãos genitais. A cirurgia pode ser feita por via laparoscópica, por via vaginal ou por via abdominal.

Outra indicação de histerectomia é câncer de útero (endométrio, colo do útero). Nesse caso, pode ser necessário retirar os ovários (ooforectomia) e linfonodos.

Hipertrofia prostática benigna

Também denominada "hiperplasia prostática benigna". Consiste em crescimento exagerado do tecido prostático que comprime a uretra e a bexiga urinária, reduzindo o fluxo urinário. É comum em homens mais velhos (> 50 anos). Não implica risco aumentado de câncer de próstata. Os homens se queixam de polaciúria, nictúria e urgência urinária, além de redução do calibre do jato urinário, hesitação no início da micção e micção prolongada.

Câncer de testículo

É um dos cânceres menos comuns (1% de todos os cânceres que acometem os homens) e tende a ocorrer em homens na faixa etária entre 15 e 49 anos. As manifestações típicas são nódulo ou tumefação em um dos testículos ou alteração do formato ou da consistência do testículo.

Um fator de risco importante é a criptorquidia (ausência de descida do testículo para o escroto). Outro fator de risco importante é a história familiar de câncer de testículo.

Câncer de colo do útero

O esfregaço de Papanicolau (esfregaço cervicovaginal, colpocitologia oncótica cervical) reduziu significativamente o número de casos novos e de mortes por causa de câncer de colo do útero. Trata-se de um método simples, que possibilita a detecção precoce de alterações compatíveis com infecção por papilomavírus humano (HPV) ou câncer de colo do útero.

Anatomia aplicada à clínica

Câncer de ovário

De acordo com dados de 2022 do Instituto Nacional de Câncer (INCA), trata-se da segunda patologia ginecológica mais comum, atrás apenas do câncer de colo do útero. O diagnóstico tardio é o grande desafio no tratamento de pacientes com câncer de ovário, elevando as taxas de mortalidade para até 70% nas mulheres afetadas.

Ver FEBRASGO Position Statement Massa anexial: diagnóstico e manejo em: https://www.febrasgo.org.br/images/pec/CNE_pdfs/Position-Statement-FEBRASGO_Massa-anexial_diagnstico-e-manejo-PT.pdf.

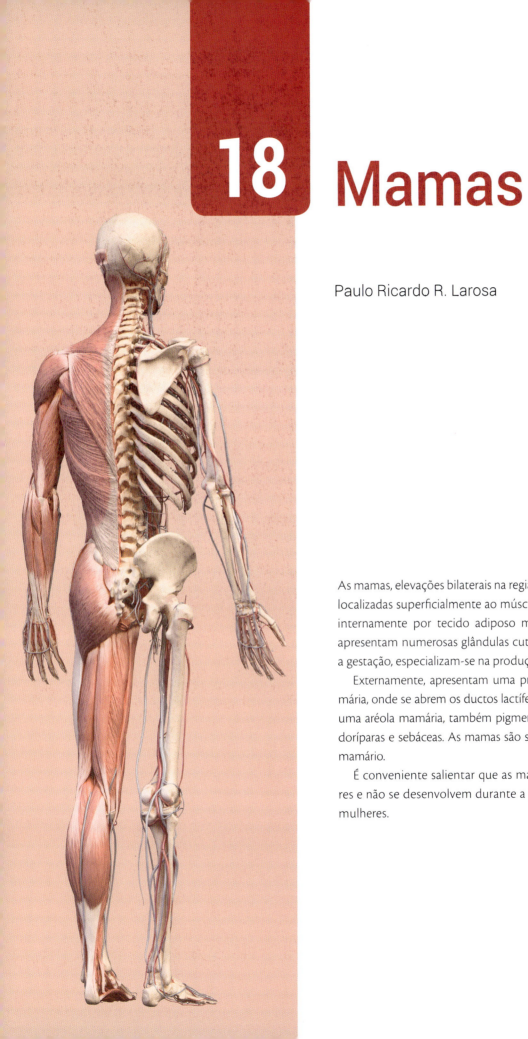

18 Mamas

Paulo Ricardo R. Larosa

As mamas, elevações bilaterais na região torácica, são um anexo da pele, localizadas superficialmente ao músculo peitoral maior. Constituem-se internamente por tecido adiposo mantido por tecido conjuntivo e apresentam numerosas glândulas cutâneas modificadas, as quais, após a gestação, especializam-se na produção de leite materno (Figura 18.1).

Externamente, apresentam uma projeção pigmentada, a papila mamária, onde se abrem os ductos lactíferos. Cada mama é circundada por uma aréola mamária, também pigmentada, onde existem glândulas sudoríparas e sebáceas. As mamas são separadas entre si pelo sulco intermamário.

É conveniente salientar que as mamas no homem são rudimentares e não se desenvolvem durante a puberdade, como ocorre com as mulheres.

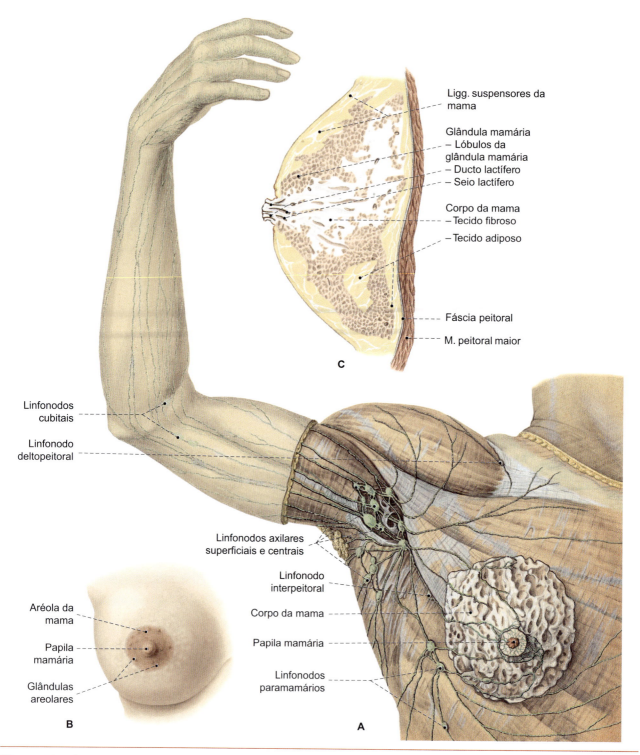

Figura 18.1 A. Vista anterior da mama, dos vasos linfáticos e linfonodos do braço e da glândula mamária, ilustrando a corrente linfática do braço e da glândula mamária. **B.** Vista anterior da mama feminina. **C.** Corte sagital através de uma glândula mamária em lactação de uma mulher de 28 anos.

Anatomia aplicada à clínica

Câncer de mama

O câncer de mama pode surgir em diferentes partes da mama e se dissemina via vasos sanguíneos e linfáticos (metástases).

Os tipos mais comuns são:

- Carcinoma ductal invasivo
- Carcinoma lobular invasivo.

Embora seja raro, homens podem apresentar câncer de mama. De modo geral, ocorre em homens com mais de 60 anos e pode ser mais frequente naqueles cujas famílias apresentam muitos casos de câncer de mama (mesmo que em mulheres) e câncer de ovário.

Mastite

Mastite é a inflamação do tecido mamário e pode ser dividida em lactacional e não lactacional; a forma lactacional é a mais comum.

A mastite lactacional (puerperal) é causada, tipicamente, por ingurgitação prolongada dos ductos lactíferos, com penetração de bactérias por meio de soluções de continuidade na pele. As pacientes apresentam área focal de eritema, dor e edema, além de febre. Ocorre mais frequentemente nas primeiras 6 semanas de aleitamento materno.

A mastite não lactacional é subdividida em mastite periductal e mastite granulomatosa idiopática. A mastite periductal é uma condição inflamatória benigna que acomete os ductos subareolares e ocorre mais frequentemente em mulheres em idade fértil. Já a mastite granulomatosa idiopática é uma condição inflamatória benigna rara que pode se assemelhar clinicamente ao câncer de mama. Ocorre primariamente em mulheres que deram à luz, mais comumente nos 5 anos seguintes ao parto.

Ginecomastia

Trata-se de aumento benigno do tecido mamário em homens; geralmente é reversível e não é um fator de risco de câncer de mama.

Pode ocorrer em qualquer grupo etário, mas a prevalência é maior em adolescentes e homens mais velhos. Na puberdade, é causada por níveis altos de estradiol, enquanto nos homens mais velhos é causada pela queda dos níveis de testosterona.

Alguns medicamentos também provocam ginecomastia, por exemplo, espironolactona, tiazídicos, digoxina, esteroides anabólicos, finasterida, isoniazida (tratamento de tuberculose), cimetidina, nifedipino, efavirenz (tratamento de infecção pelo HIV), metildopa e teofilina. O uso recreativo de maconha também pode provocar ginecomastia. Alguns distúrbios sistêmicos (p. ex., cirrose hepática, enfisema, hemodiálise na insuficiência renal crônica, hipertireoidismo) também podem provocar ginecomastia.

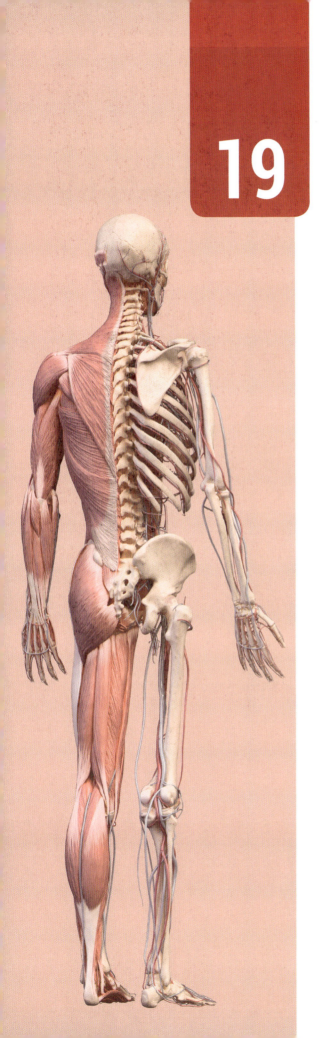

19 Pelve e Períneo

Paulo Ricardo R. Larosa

Pelve

A pelve é formada pelos ossos do quadril, pelo sacro e pelo cóccix, e nela se localizam órgãos dos sistemas genital e urinário, além da porção terminal do sistema digestório.

Um plano que passa desde a margem superior da sínfise púbica e segue pela linha arqueada até o promontório do sacro delimita a pelve em duas porções: pelve maior, superiormente, e pelve menor, inferiormente.

Devido às funções de gestação e parto, existem várias diferenças entre as pelves masculina e feminina, como a inclinação anterior e o diâmetro, maiores nas mulheres (Quadro 19.1 e Figuras 19.1 e 19.2).

Quadro 19.1 Diferenças entre as pelves masculina e feminina.

Estrutura	Pelve masculina	Pelve feminina
Ossos	Grossos e pesados	Finos e leves
Pelve maior	Profunda	Rasa
Pelve menor	Estreita	Larga
Abertura superior	Em formato de coração	Arredondada
Arco púbico	Estreito	Largo
Acetábulo	Grande e lateralizado	Pequeno e anteriorizado

O diafragma da pelve é uma estrutura afunilada que se conecta às paredes da pelve menor e separa a cavidade pélvica do períneo inferiormente.

Para possibilitar a micção e a defecação, existem alguns hiatos no assoalho pélvico:

- **Hiato urogenital:** localizado anteriormente, é atravessado pela uretra (e pela vagina, nas mulheres)
- Hiato entre os músculos levantadores do ânus, o que possibilita a passagem do canal anal.

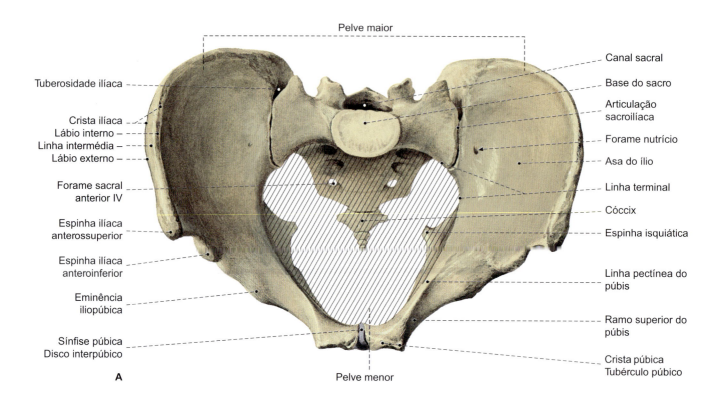

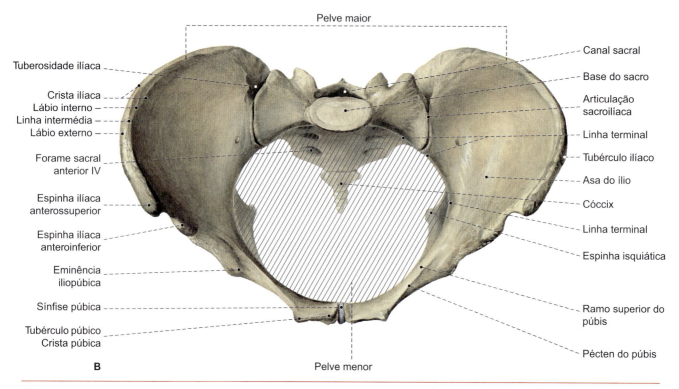

Figura 19.1 Vista superior dos ossos das pelves masculina (**A**) e feminina (**B**).

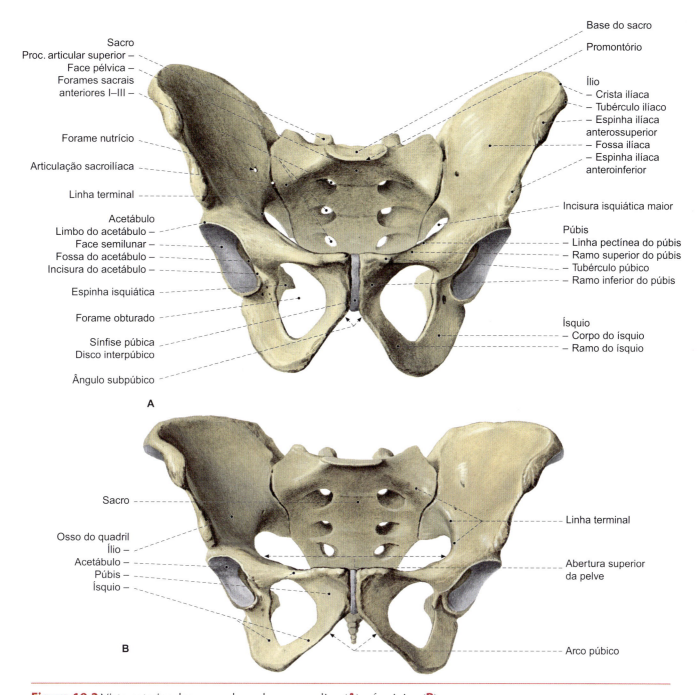

Figura 19.2 Vista anterior dos ossos das pelves masculina (**A**) e feminina (**B**).

Períneo

O períneo é a porção situada inferiormente ao diafragma pélvico. É delimitado anteriormente pela margem inferior da sínfise púbica, lateralmente pelos ramos do ísquio e púbis, pelas tuberosidades isquiáticas e pelos ligamentos sacrotuberais, e posteriormente pelo cóccix (Figura 19.3).

É formado por um conjunto de músculos; superficialmente, encontram-se os músculos levantador do ânus, transverso superficial do períneo, isquiocavernoso e bulboesponjoso, enquanto, na parte profunda, observam-se os músculos transverso profundo do períneo e esfíncter da uretra (Figura 19.4).

O períneo tem forma losangular e uma linha que parte do túber isquiático de um lado até o túber isquiático do lado oposto; essa linha divide o períneo em dois trígonos diferentes: o trígono urogenital, anteriormente, e o trígono anal, posteriormente. Enquanto os trígonos urogenitais masculino e feminino apresentam estruturas diferentes por conterem os órgãos genitais, o trígono anal apresenta estruturas comuns aos dois sexos.

O corpo do períneo, massa fibromuscular piramidal, está localizado na linha mediana do períneo, na junção do trígono urogenital com o trígono anal. Nos homens, o corpo do períneo é encontrado entre o bulbo do pênis e o ânus, enquanto nas mulheres, é encontrado entre a vagina e o ânus.

O corpo do períneo é crucial para a integridade do assoalho pélvico, sobretudo nas mulheres. A ruptura do corpo do períneo durante o parto vaginal resulta em alargamento do hiato entre as margens livres anteriores dos músculos levantadores do ânus de ambos os lados, predispondo a prolapso do útero, do reto e até da bexiga urinária.

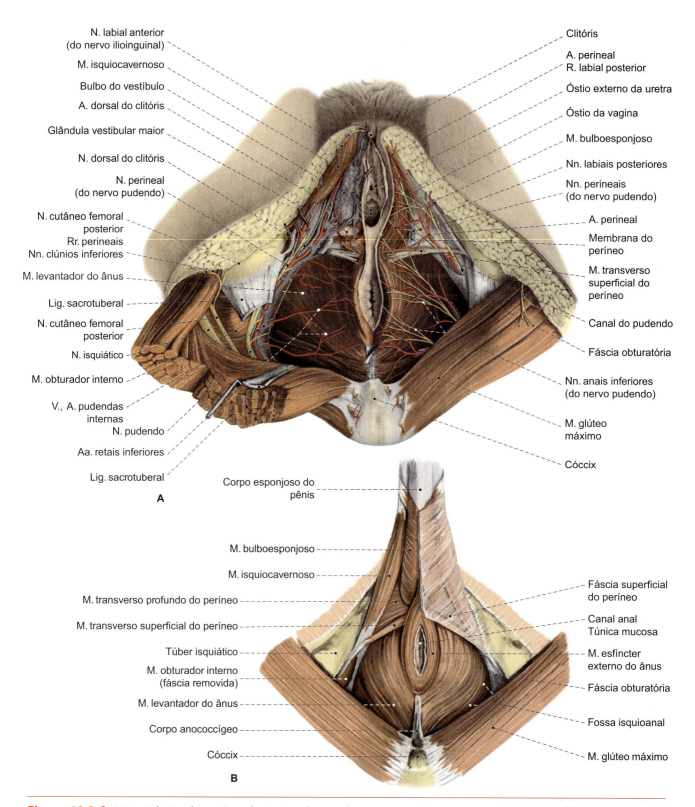

Figura 19.3 A. Vista inferior do períneo feminino, ilustrando vasos sanguíneos e nervos da região. **B.** Vista inferior do períneo e do assoalho pélvico masculinos.

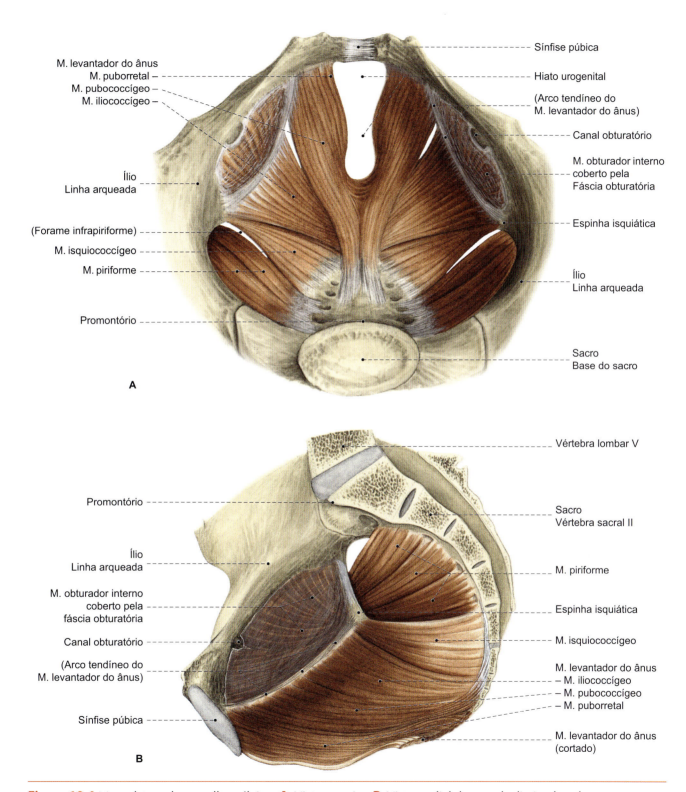

Figura 19.4 Musculatura do assoalho pélvico. **A.** Vista superior. **B.** Vista medial da metade direita da pelve.

Anatomia aplicada à clínica

Lesões do assoalho pélvico

O assoalho pélvico é, com frequência, lesionado durante o trabalho de parto vaginal. A passagem do polo fetal pelo assoalho pélvico pode provocar lacerações de trajeto e lesão muscular. Essas lesões podem causar incontinência urinária de esforço ou prolapso de órgãos pélvicos.

Também pode ocorrer dor pélvica miofascial. Os pontos álgicos podem ser atribuídos a encurtamento, tensão e hipersensibilidade musculares, que podem estar associados a pontos-gatilho miofasciais. Não é conhecido seu mecanismo causal.

Bibliografia

ABRAHAMS, P. H.; HUTCHINGS, R. T.; MARKS JR., S. C. Atlas colorido de anatomia humana de McMinn. 5. ed. Rio de Janeiro: Elsevier, 2005.

ALTRUDA, L. F. et al. Anatomia topográfica da cabeça e do pescoço. São Paulo: Manole, 2005.

BEGA, A.; LAROSA, P. R. R. Podologia: bases clínicas e anatômicas. São Paulo: Martinari, 2010.

DANGELO, J. G.; FATTINI, C. A. Anatomia humana básica. 2.ed. São Paulo: Atheneu, 2006.

DANGELO, J. G.; FATTINI, C. A. Anatomia humana sistêmica e segmentar. 3. ed. São Paulo: Atheneu, 2007.

FEDERAÇÃO BRASILEIRA DAS ASSOCIAÇÕES DE GINECOLOGIA E OBSTETRÍCIA (FEBRASGO). Infecção do trato urinário. São Paulo: FEBRASGO; 2021 (Protocolo FEBRASGO-Ginecologia, n. 49/ Comissão Nacional Especializada em Uroginecologia e Cirurgia Vaginal). Disponível em: https://sogirgs.org.br/area-do-associado/Infeccao-do-trato-urinario-2021.pdf. Acesso em: 31 mar. 2023.

GARTNER, L. P.; HIATT, J. L. Atlas colorido de histologia. 6. ed. Rio de Janeiro: Guanabara Koogan, 2014.

GOSLING, J. A. et al. Anatomy: color atlas and text. 3. ed. London: Mosby-Wolfe, 1996.

GRAY, H. F. R. S.; GOSS, A. B. C. M. Anatomia. 29. ed. Rio de Janeiro: Guanabara Koogan, 1977.

JUNQUEIRA, L. C. U.; CARNEIRO, J. Histologia básica. 12. ed. Rio de Janeiro: Guanabara Koogan, 2013.

KIERSZENBAUM, B. L. Histologia e biologia celular: uma introdução à patologia. 3. ed. Rio de Janeiro: Elsevier, 2008.

KÖPF-MAIER, P. Wolf-Heidegger Atlas de anatomia humana. 6. ed. Rio de Janeiro: Guanabara Koogan, 2006.

MACHADO, A. B. M. Neuroanatomia funcional. 2. ed. São Paulo: Atheneu, 2006.

MARIEB, E. N.; WILHELM, P. B.; MALLATT, J. Anatomia humana. 7. ed. São Paulo: Pearson Education do Brasil, 2014. 890p.

MARQUES, E. C. M. Anatomia e fisiologia humana. São Paulo: Martinari, 2011.

MOORE, K. L. Anatomia orientada para a clínica. 7. ed. Rio de Janeiro: Guanabara Koogan, 2014.

MOORE, K. L.; PERSAUD, T. V. N. Embriologia clínica. 9. ed. Rio de Janeiro: Elsevier, 2012.

NETTER, F. H. Atlas de anatomia humana. 2. ed. Porto Alegre: Artmed, 2001.

NORTON, N. S.; NETTER, F. H. Atlas da cabeça e pescoço. Rio de Janeiro: Elsevier, 2007.

ROHEN, J. W.; YOKOCHI, C.; LÜTJEN-DRECOLL, E. Anatomia humana: atlas fotográfico de anatomia sistêmica e regional. 4. ed. São Paulo: Manole, 1998.

ROSS, M. H.; WOJCIECH, P. Histologia – Texto e atlas, em correlação com biologia celular e molecular. 6. ed. Rio de Janeiro: Guanabara Koogan, 2012.

SADLER, T. W. Langman Embriologia Médica. 13. ed. Guanabara Koogan, Rio de Janeiro, 2016.

SANTOS, C. X.; TOSCANO, S. A.; VIDSIUNAS, A. K. Radiologia: Anatomia Humana, noções básicas de traumatologia. São Paulo: Martinari, 2009.

SCHÜNKE, M.; SCHULTE, E.; SCHUMACHER, U. Prometheus Atlas de anatomia: Anatomia geral e sistema locomotor. 2. ed. Rio de Janeiro: Guanabara Koogan, 2013.

SOBOTTA, J. Atlas de anatomia humana. 23. ed. Rio de Janeiro: Guanabara Koogan, 2013.

SOCIEDADE BRASILEIRA DE ANATOMIA. Terminologia anatômica: terminologia anatômica internacional. São Paulo: Manole, 2001.

SPALTEHOLZ, W.; SPANNER, R. Anatomia humana atlas e texto. São Paulo: Roca, 2006.

SPENCE, A .P. Anatomia humana básica. 2. ed. São Paulo: Manole, 1991.

TITTEL, K. Anatomia descritiva e funcional do corpo humano. 14. ed. São Paulo: Livraria Santos, 2006.

VAN DE GRAAFF, K. M. Anatomia humana. 6. ed. São Paulo: Manole, 2003.

VIGUÉ, J.; MARTÍN, E. O. Grande atlas do corpo humano: anatomia, histologia, patologia. São Paulo: Manole, 2007.

WORLD HEALTH ORGANIZATION (WHO). Global tuberculosis report 2021 Geneve: World Health Organization; 2021. Disponível em: https://www.who.int/publications/i/item/9789240037021. Acesso em: 31 mar. 2023.

Índice Alfabético

A
Abaixamento, 7
Abdução, 7
Acusia, 221
Adenosina trifosfato (ATP), 20
Adipócitos bege, 25
Adução, 7
Alça cervical (plexo cervical), 111
Alterações
- da acuidade visual, 221
- do paladar, 221
Alvéolos pulmonares, 274
Anatomia
- antropológica, 3
- aplicada, 3
- biotipológica, 3
- comparativa, 3
- radiológica (imaginológica), 3
- sistêmica, 3
- termo, 1
- topográfica, 3
Anemia, 32
Anencefalia, 18
Anomalia, 12
Anosmia, 221
Antebraço, 54
Anterior, 5
Aorta, 232
Aponeurose epicrânica, 102
Aracnoide-máter, 173
Arco zigomático, 104
Arritmias cardíacas, 264
Artéria axilar, 196
Artérias, 240
- e veias do coração, 235
Articulação(ões)
- acromioclaviclar, 74
- atlantoaxial, 76, 77
- atlantoccipital, 74, 76, 77
- atlas e dente do áxis, 74
- biaxiais, 72
- - bicondilares, 72
- - elipsóideas, 72
- - selares, 72
- carpometacarpal(is)
- - do 2º ao 5º dedo, 74
- - do polegar, 74
- cartilagíneas, 70
- costovertebral, 74
- da mão direita, 84, 85
- do cotovelo, 74, 82
- do joelho, 72-74
- do ombro, 74, 78-81
- do quadril, 74, 88, 89
- e ligamentos do pé, 91, 93, 94
- e sindesmose da perna, 90
- esternoclavicular, 74
- esternoclaviculares, 77
- fibrosas, 67
- intercarpais, 74
- interfalângicas, 74
- intertarsais, 74
- intervertebral, 74
- metatarsofalângicas, 74
- planas, 74
- radiocarpal, 74
- radiulnar, 69, 83
- - distal, 74
- - proximal, 74, 83
- sacroilíaca, 74
- sinoviais, 70
- subtalar, 92
- talocalcaneonavicular, 74, 92
- talocrural, 74
- tarsometatársica, 92
- temporomandibular, 74, 75
- tibiofibular proximal, 74
- triaxiais, 72
- uniaxiais (monoaxiais), 71
Árvore bronquial, 282
Aspectos embriológicos do sistema nervoso, 167
Assoalho
- da boca, 288
- pélvico, 332
Astrócitos, 168
Aterosclerose, 264
Atlas (C I), 49
Audição, 214
Axônios, 27

B
Baço, 269
Bainha de mielina, 27
Base do coração, 236
Bexiga urinária, 304, 305, 314
Bile, 301
Blastocisto, 15
Blastômeros, 13
Bolsas sinoviais, 71, 81
Braço, 54
Brônquios, 273, 277
- lobares, 274
- principais, 274
Bulbo
- do olho, 216
- do vestíbulo, 318

C
Cálculos renais, 310
Canal do carpo, 85
Câncer
- de colo do útero, 321
- de esôfago, 302
- de mama, 325
- de testículo, 321
Capilares, 255
- linfáticos, 266
Cápsula articular, 71
Cartilagem(ns)
- da laringe, 275
- epifisial, 33
Catarata, 221
Cauda equina, 174, 183
Cavidade(s) do corpo humano, 4, 6
- articular, 71
- da articulação do ombro, 79
- do crânio, 6, 37
- dorsal, 4
- nasal, 271-273
- oral, 285, 287
- orbital, 216, 217
- pélvica, 6
- peritoneal ou abdominal, 6
- pleural, 6
- torácica, 6, 230
- ventral, 4
Célula(s), 20
- brancas, 29
- da glia, 27
- de Schwann, 168

- do sistema nervoso, 168
- ependimárias, 168
- satélites, 168
- vermelhas, 29
Centríolo, 20
Cerebelo, 174, 181, 182
Cérebro, 173, 174
Cíngulo do membro inferior, 60, 86, 87
Circulação
- pulmonar, 233, 237
- sistêmica (grande circulação), 233, 237
Circundução, 7
Citoesqueleto, 20, 22
Citologia, 19
Citoplasma, 19, 20
Classificação morfológica dos ossos, 33
Clavícula, 35, 54
Clitóris, 318
Clivagens, 13
Cóccix, 48
Coluna vertebral, 46, 47
Complexo de Golgi, 20, 21
Coração, 229-232
Corpo
- adiposo da bochecha, 102
- cavernoso do clitóris, 319
- ciliar, 219
- do períneo, 330
Corpúsculos
- de Krause, 214
- para tato e pressão (Ruffini), 214
- receptores de pressão (Pacini), 214
- táteis (Meissner), 214
Costela, 35
Covid-19 e o sistema nervoso, 211
Coxa, 60
Crânio
- corte transversal do, 43
- de um recém-nascido, 39
- face externa do, 42
- vista anterior do, 40
- vista lateral esquerda, 41, 68
- vista medial do, 44
Cromatina, 20

D

Degeneração macular relacionada com a idade, 221
Dendritos, 27
Dente(s), 288
- da maxila e da mandíbula, 288
- incisivo inferior, 68, 288
Dentição definitiva, 288
Dermátomos, 209
Descolamento da retina, 221
Desenvolvimento embrionário, 13, 15
Dextrocardia, 12
Diabetes melito e o rim, 310
Diafragma da pelve, 328
Diencéfalo, 174
Direção das fibras, 101
Discos, 71
- de Merkel, 214
Distal, 5
Divisão
- autônoma do sistema nervoso, 210
- do corpo humano, 4
- do córtex cerebral por brodmann, 176
- funcional do córtex em áreas sensitivas, motoras e associativas, 178

DNA mitocondrial, 21
Doença(s)
- da vaca louca, 211
- de armazenamento lisossomal, 21
- de Paget, 66
- /infecções sexualmente transmissíveis, 321
- por refluxo gastroesofágico, 302
Dor pélvica miofascial, 332
Ducto(s)
- colédoco, 227
- deferente, 313, 314
- linfáticos, 267
- parotídeo, 102
Duodeno, 227, 292
Dura-máter, 172, 173, 183

E

Ectoderma, 15, 16
Eixo(s)
- anatômicos, 5
- longitudinal ou superoinferior, 5
- sagital ou anteroposterior, 5
- transversal ou laterolateral, 5
Elementos sanguíneos e seus precursores, 30
Eletrocardiograma (ECG), 239
Elevação, 7
Embrioblasto, 15
Embriologia, 13
Encéfalo, 170, 173
Endoderma, 15, 16
Envoltório nuclear, 20
Epidídimo, 312, 313
Epitélio, 23
- de transição, 24
- estratificado pavimentoso, 24
- pseudoestratificado colunar, 24
Eritrócitos, 29
Escápula, 36, 55
Escroto, 314, 316
Esôfago, 289
Espaço
- retroperitoneal, 6
- subperitoneal, 6
Espermatozoide, 14
Esplenectomia, 270
Esqueleto
- da mão direita, 59
- do corpo humano, 34
- do pé direito, 63-65
Estágios do desenvolvimento humano, 15
Esterno e articulações, 77
Estômago, 289
Eversão, 7
Extensão, 7

F

Face anterior do coração, 235
Faringe, 273, 289
Fáscia(s)
- cervicais, 107
- muscular, 98, 99
Fascículos, 192
Fêmur, 35, 61, 89
Fertilização, 14
Fibra(s)
- horizontais, 101
- musculares, 26, 97, 100
- oblíquas, 102
- paralelas, 102

Fibroblastos, 25
Fígado, 293
Flexão, 7
Fraturas, 66
- cominutiva, 66
- em espiral, 66
- em galho verde, 66
- oblíqua, 66
- patológica, 66
- por avulsão, 66
- por estresse, 66
- transversa, 66
Funções dos ossos, 38

G

Gameta
- feminino, 13
- masculino, 13
Gânglios, 27
Ginecomastia, 325
Gínglimo, 71
Glândula(s), 24
- bulbouretrais, 315
- do sistema endócrino, 223
- endócrinas, 225
- mamária, 324
- paratireoides, 224
- parótida, 102, 104
- pineal, 225
- pituitária, 223
- salivares maiores, 293
- seminais, 313, 314
- tireoide, 224
- vestibulares maiores, 318
Glaucoma, 221
Gônadas, 225
Gonfoses, 68
Grupos sanguíneos, 31
Gustação, 214

H

Hemácias, 29
Hemisfério cerebral, 174, 175, 177-179
Hemorragia digestiva, 302
- alta, 302
- baixa, 302
Hérnia de hiato, 302
Herpes-zóster, 211
Hiato urogenital, 328
Hioide, 46
Hipertensão arterial sistêmica e o rim, 310
Hipertrofia prostática benigna, 321
Hipófise, 223
Histerectomia, 321
Histologia, 23
História da anatomia, 1

I

Íleo, 292
Implantação do blastocisto, 15
Inervação
- cutânea e segmentar do membro superior direito, 190, 191
- segmentar da cabeça e do pescoço, 186
- segmentar e plexo braquial, 194
Infecção
- por *Helicobacter pylori*, 302
- urinária, 310
Inferior, 5

Índice Alfabético

Instabilidade da patela, 95
Ínsula, 176
Interneurônios, 168
Intestino
- delgado, 292
- grosso, 292
Inversão, 7
Íris, 219
Istmo das fauces, 289

J

Jejuno, 292
Joelho valgo, 95

L

Lábios
- maiores do pudendo, 317
- menores do pudendo, 318
Laqueadura tubária, 321
Laringe, 273, 276
Lateral, 5
Lesões do assoalho pélvico, 332
Leucemia, 32
Leucócitos, 25, 29
Ligamento(s), 71
- da articulação temporomandibular, 46
- palpebral medial, 102
- supra-articulares, 79
Linfócitos
- B, 265
- T, 265
Linfoma, 270
Linfonodos, 265
Língua, 288, 289
Líquido
- intersticial, 266
- sinovial, 71
Lisossomo, 20, 21
Lombociatalgia, 211
Luxação, 95
- de ombro, 95

M

Macrófagos, 25
Mamas, 323, 324
Mandíbula, 36, 45
Mão, 54
Mastite, 325
Mastócitos, 25
Matriz nuclear, 20
Medial, 5
Mediano, 5
Medula
- espinal, 170, 171, 174, 183, 185
- óssea, 29, 265
Membrana
- interóssea
- - da perna, 68
- - do antebraço, 68
- plasmática, 19, 20
Meninges, 173
Mesoderma, 15, 16
Microcefalia, 18
Microgliócitos, 168
Miofibrila, 100
Mitocôndrias, 20
Monstruosidade, 12
Monte do púbis, 317
Morfologia, 3

Mórula, 13
Movimentos do corpo humano, 7, 8
Musculatura
- do assoalho pélvico, 331
- do escalpo e da face, 103
- ventral do tronco, 112, 113
Músculo(s), 97, 99
- abaixador
- - do ângulo da boca, 102, 106
- - do lábio inferior, 102, 106
- - do septo nasal, 106
- - do supercílio, 102 105
- abdutor
- - curto do polegar, 146
- - do dedo mínimo, 145, 163
- - do hálux, 163
- - longo do polegar, 145
- adutor
- - curto, 161
- - do hálux, 163
- - do polegar, 146
- - longo, 161
- - magno, 148, 161
- ancôneo, 145
- anteriores
- - da coxa, 147, 161
- - da perna, 162
- - do ombro, 123
- - superficiais do antebraço, 144
- auricular
- - anterior, 102, 105
- - posterior, 105
- - superior, 102, 105
- bíceps, 99
- - braquial, 143
- - femoral, 161
- braquial, 143
- braquiorradial, 144
- - e dos extensores radiais do carpo, 136
- bucinador, 102, 104, 106
- condroglosso, 290
- corabraquial, 143
- corrugador do supercílio, 102, 105
- da cabeça, 102
- da cavidade oral, 290
- da coxa direita, 147-149, 151
- da língua, 290
- da mão direita
- - vista palmar da camada
- - - profunda dos, 141
- - - superficial dos, 139, 140
- da mastigação, 105
- da mímica facial, 105, 106
- da nuca, 110
- da parede
- - abdominal, 122
- - torácica, 122
- da perna
- - camada profunda dos, 156
- - camada superficial dos, 155
- - direita, 157
- - e dorso do pé direito, 153, 154
- - da planta do pé direito, 159, 160
- - da porção plantar, 163
- da região
- - glútea, 126
- - palmar (hipotenar), 145
- da úvula, 290
- deltoide, 143

- digástricos, 98, 111
- do abdome, 119
- do antebraço, 137, 138
- - camada profunda dos, 135
- - camada superficial dos, 133
- do cíngulo do membro superior e dorso, 124
- do corpo humano, 98
- do diafragma, 121
- do dorso, 114, 115
- do pé, 158, 163
- do escalpo e da face, 102
- do ombro e do braço direito
- - vista anterior dos, 127, 130
- - vista anteromedial dos, 128
- - vista dorsolateral dos, 131, 132
- - vista posterior dos, 129
- do palato, 290
- do pescoço, 106-109, 111
- do quadril
- - camada profunda dos, 150
- - camada superficial dos, 149
- do tórax, 118, 123
- - e abdome, 120
- do tronco, 106, 122
- dos membros
- - inferiores, 146
- - superiores, 106, 143
- em leque, 102
- epicrânio, 102, 105
- escaleno, 111
- - anterior, 111
- - médio, 111
- - posterior, 111
- esplênio
- - da cabeça, 125
- - do pescoço, 125
- esquelético, 100
- esternal, 122
- esterno-hióideo 111
- esternocleidomastóideo, 108, 111
- esternotireóideo, 111
- estilo-hióideo, 111
- estiloglosso, 290
- estriados esqueléticos, 98, 101
- extensor
- - curto
- - - do hálux, 163
- - - do polegar, 145
- - - dos dedos, 163
- - do dedo mínimo, 145
- - do indicador, 145
- - dos dedos, 145
- - longo
- - - do hálux, 162
- - - do polegar, 145
- - - dos dedos, 162
- - radial
- - - curto do carpo, 144
- - - longo do carpo, 144
- - ulnar do carpo, 145
- extrínsecos do bulbo do olho, 217, 218
- faciais superficiais, 104
- fibular
- - curto, 162
- - longo, 162
- - terceiro, 162
- flexor(es)
- - acessório, 163
- - curto

- - - do dedo mínimo, 146, 163
- - - do hálux, 163
- - - do polegar, 146
- - - dos dedos, 163
- - dos dedos, 134
- - longo
- - - do hálux, 163
- - - do polegar, 144
- - - dos dedos, 163
- - profundo dos dedos, 144
- - radial do carpo, 144
- - superficial dos dedos, 144
- - ulnar do carpo, 144
- fusiformes, 102
- gêmeo
- - inferior, 126
- - superior, 126
- gênio-hióideo, 111
- genioglosso, 290
- glúteo
- - máximo, 126, 150
- - médio, 126
- - mínimo, 126
- grácil, 161
- hioglosso, 290
- iliocostal
- - do lombo
- - - parte lombar, 125
- - - parte torácica, 125
- - do pescoço, 125
- infra-hióideos, 111
- infraespinal, 143
- intercostais
- - externos, 122
- - internos, 122
- interósseos
- - da mão direita, 142
- - dorsais, 142
- - - I-IV, 146, 164
- - palmares, 142
- - - I-III, 146, 164
- intertransversários
- - anteriores do pescoço, 125
- - do tórax, 125
- - laterais do lombo, 125
- - posteriores do pescoço, 125
- largo, 101, 102
- laterais
- - da coxa, 161
- - da perna, 162
- - do antebraço, 144
- latíssimo do dorso, 124, 143
- levantador(es)
- - da escápula, 124
- - das costelas, 126
- - do ângulo da boca, 102, 106
- - do lábio superior, 102, 106
- - do lábio superior e da asa do nariz, 102, 106
- - do véu palatino, 290
- longitudinal
- - inferior, 290
- - superior, 290
- longo(s), 102
- - da cabeça, 112
- - do pescoço, 112
- longuíssimo
- - da cabeça, 125
- - do pescoço, 125
- - do tórax, 125

- lumbricais I-IV, 146, 163
- masseter, 102, 104, 105
- mediais (adutores) da coxa, 148, 161
- mentual, 102, 106
- milo-hióideo, 111
- multipeniformes, 102
- nasal, 105
- - parte transversa, 102
- oblíquo
- - externo do abdome, 122
- - interno do abdome, 122
- obturador
- - externo, 126
- - interno, 126
- occipitofrontal, 102, 105
- omo-hióideo, 111
- oponente
- - do dedo mínimo, 146, 163
- - do polegar, 146
- orbicular
- - da boca, 102, 106
- - do olho, 102, 105
- palatofaríngeo, 290
- palatoglosso, 290
- palmar
- - curto, 145
- - longo, 144
- pectíneo, 161
- peitoral
- - maior, 123
- - menor, 123
- peniformes, 102
- piramidal, 122
- piriforme, 126
- plantar, 162
- poligástricos, 98, 101
- poplíteo, 162
- posteriores
- - da coxa, 152, 161
- - do braço, 143
- - profundos
- - - da perna, 162
- - - do antebraço, 145
- - superficiais
- - - da perna, 162
- - - do antebraço, 145
- pré-vertebrais, 112
- prócero, 102, 105
- profundos
- - da face, 104
- - da palma da mão, 146
- pronador
- - quadrado, 144
- - redondo, 134, 144
- próprios do dorso, 116, 117
- pterigóideo
- - lateral, 105
- - medial, 105
- quadrado
- - do lombo, 122
- - femoral, 126
- - plantar, 163
- quadríceps, 99
- - femoral, 148, 161
- redondo
- - maior, 143
- - menor, 143
- reto

- - anterior da cabeça, 112
- - do abdome, 122
- risório, 102, 106
- romboide
- - maior, 124
- - menor, 124
- sartório, 147, 161
- semimembranáceo, 162
- semipeniformes, 102
- semitendíneo, 161
- serrátil
- - anterior, 124
- - posterior inferior, 125
- - posterior superior, 124
- subclávio, 123, 123
- subcostais, 122
- subescapular, 123
- supinador, 145
- supra-hióideos, 111
- supraespinal, 143
- temporal, 104, 105
- temporoparietal, 102, 105
- tensor
- - da fáscia lata, 147, 161
- - do véu palatino, 290
- tibial
- - anterior, 162
- - posterior, 162
- tireo-hióideo, 111
- transverso
- - da língua, 290
- - do abdome, 122
- - do tórax, 122
- trapézio, 124
- tríceps, 99
- - braquial, 143
- - sural, 162
- ventrais
- - do braço, 143
- - profundos do antebraço, 144
- - verticais da língua, 290
- zigomático
- - maior, 102, 106
- - menor, 102, 106

N

Narinas, 273
Nariz, 271
Nefrolitíase, 310
Nervo(s)
- acessório, 124
- axilar, 143
- cervicais, 209
- coccígeos, 210
- cranianos, 183, 184
- cutâneos e inervação segmentar
- - da cabeça e do pescoço, 187
- - da face ventral do tronco, 189
- - na face dorsal do tronco, 188
- do membro superior direito, 195
- do músculo
- - obturador interno, 126
- - piriforme, 126
- - quadrado da coxa, 126
- - tensor do véu palatino do N. mandibular, 290
- dorsal da escápula, 124
- espinal, 171, 184-186
- facial, 105
- femoral, 161

Índice Alfabético

- fibular
- - comum, 163
- - profundo, 162
- genitofemoral, 122
- glúteo
- - inferior, 126
- - superior, 161
- hipoglosso, 111, 290
- intercostais, 122
- - caudais, 122
- - - e plexo lombar, 122
- interósseo anterior, 144
- isquiático, 126, 161, 162
- lombares, 210
- - superiores, 122
- mandibular, 105
- massetérico, 105
- mediano, 144, 146
- milo-hióideo, 111
- musculocutâneo, 143
- obturatório, 126, 161
- peitorais medial e lateral, 123
- plantar
- - medial, 163
- - profundo, 163
- pterigóideo
- - lateral, 105
- - medial, 105
- radial, 143-145
- sacrais, 210
- subclávio, 123
- subescapular, 123, 143
- supraescapular, 143
- temporais profundos, 105
- tibial, 162, 163
- torácico, 186, 209
- - longo, 124
- toracodorsal, 124, 143
- ulnar, 144-146
Neurônios, 27, 169
- aferentes ou sensitivos, 168
- de associação, 168
- eferentes ou motores, 168
Nó sinoatrial, 234
Nomenclatura anatômica, 3
Normalidade, 12
Núcleo, 20
Nucléolo, 20

O

Oitava costela esquerda, 53
Olfato, 214
Oligodendrócitos, 168
Oposição, 7
Orelhas, 220
Órgãos
- anexos, 293
- do sistema genital masculino, 312
- dos sistemas imunológico e linfático, 266
- genitais
- - externos, 317
- - internos, 316
- que compõem o sistema respiratório, 272
- urinários, 304
Osso(s)
- alongados, 34
- carpais, 36
- curtos, 34
- da coluna vertebral, 46
- da pelve
- - feminina, 328
- - masculina, 60, 328
- da perna direita, 62
- do antebraço na posição de supinação, 69, 83
- do crânio, 39
- do quadril, 60
- do tórax, 52
- dos membros
- - inferiores, 60
- - superiores, 54
- hioide, 46
- irregulares, 34
- longos, 33
- planos (laminares), 34
- pneumáticos, 37
- sesamoides, 37
Osteogênese imperfeita, 66
Osteoporose, 66
Óstio da vagina, 319
Ovários, 316
Ovócito, 14
Ovulação, 14

P

Palato
- duro, 288
- mole, 288
Pálpebra, 105
Pâncreas, 225, 227, 301
Paratireoides, 223
Patela, 37, 60, 62
Pé, 60
Pelve, 327
- feminina, 307, 309, 327
- masculina, 306, 327
Pênis, 315
Pericárdio, 234
- fibroso, 234
- seroso
- - lâmina parietal, 234
- - lâmina visceral, 234
Períneo, 327, 329, 330
Período
- embrionário, 15, 17
- fetal, 15
Periósteo, 38
Peritônio, 293
Perna, 60
Peroxissomos, 20, 22
Pescoço, 106
Pia-máter, 173
Plano(s)
- coronal ou frontal, 5
- de delimitação, 5
- de secção, 5
- e eixos anatômicos, 5, 7
- horizontal ou transverso, 5
- sagital
- - mediano, 5
- - paramediano, 5
Plaquetas, 29
Plasmócito, 25
Platisma, 102, 106, 107
Plexo
- braquial, 192, 193, 196, 197
- faríngeo do N. vago, 290
- lombossacral, 201, 202
Pneumonia, 283
- adquirida na comunidade, 283
Ponto
- fixo, 99, 101
- móvel, 99
Posição anatômica, 3
Posterior, 5
Primeira vértebra cervical, 49
Pronação, 7
Próstata, 313, 314
Protrusão, 7
Proximal, 5
Pulmões, 274, 277

R

Rádio, 57
Ramo estilo-hióideo, 111
Receptores
- de sabor na língua humana, 215
- externos, 213
- internos, 213
Reflexos, 211
Região(ões) do corpo humano, 4
- abdominal, 4
- cefálica, 4
- cervical, 4
- - da medula espinal, 172
- dorsal, 4
- pélvica, 4
- tenar, 146
- torácica, 4
Relação e comparação das estruturas do corpo humano, 5
Retículo endoplasmático, 21
- liso, 20
- rugoso, 20
Retinopatia diabética, 221
Retrusão, 7
Revestimento dos ossos, 38
Ribossomos, 20, 21
Rima da boca, 287
Rinossinusite, 283
- aguda, 283
- - bacteriana, 283
- - pós-viral, 283
- - viral ou resfriado comum, 283
Rins, 303
Rotação, 7

S

Saco pericárdico, 238
Sacro, 48
Sarcômeros, 26
Segmentos broncopulmonares, 281
Seios paranasais, 272, 273
Sequenciamento de nova geração, 21
Sexta vértebra torácica, 50
Sincondroses, 70, 71
Sindesmoses, 68
Síndrome
- de Kearns-Sayre, 21
- do túnel do carpo, 211
Sínfise(s), 70
- intervertebral, 70
- púbica, 70
Sistema(s)
- ABO, 31
- articular, 67
- circulatório, 229
- de condução, 234, 239

- digestório, 285, 286
- endócrino, 223, 226
- esquelético, 33
- genital, 311
- - feminino, 316
- - masculino, 311
- hematológico, 29
- imunológico, 265
- linfático, 265
- muscular, 97
- nervoso, 167
- - autônomo, 168
- - parte central do, 168
- - parte parassimpática, 210
- - parte periférica do, 182
- - parte simpática, 210
- respiratório, 271
- Rh, 31
- sensorial, 213
- urinário, 303
Substância intercelular, 24
Superior, 5
Supinação, 7
Suprarrenais, 225
Sutura, 67

T

Tato, 213
Tecido
- adiposo, 25
- - marrom, 25
- conjuntivo, 24, 25
- - denso, 26
- - frouxo, 25
- epitelial, 23, 24
- muscular, 26
- - estriado cardíaco, 26
- - liso, 26
- nervoso, 27
Tendão, 98, 99
Terminações nervosas, 210
Testículos, 311, 312
Teto da cavidade orbital, 217
Timo, 225
Tipos
- de anatomia, 3
- de circulação, 233
- de músculos, 98
- de substância dos ossos, 38
Tireoide, 223
Tonsilas, 265
- faríngeas, 265
- linguais, 265
- palatinas, 265
Tórax
- vista anterior, 52
- vista posterior, 53
Trajeto da linfa, 266
Transmissores, 213
Traqueia, 273, 277
Trocóidea, 71
Trofoblasto, 15
Trombose venosa profunda, 264
Tronco(s)
- broncomediastinais, 267
- encefálico, 172, 174, 180
- intestinal, 267
- jugulares, 267
- linfáticos, 267
- pulmonar, 232
- subclávios, 267
Tubas uterinas, 316
Tuberculose, 283

U

Úlcera péptica, 302
Ulna, 58
Úmero, 35, 56
Ureteres, 304
Uretra, 305, 313, 315
Útero, 317, 319

V

Vagina, 317
Valva atrioventricular
- direita, 232
- esquerda, 232
Variação, 12
Vasectomia, 321
Vasos
- linfáticos, 266
- - e linfonodos do braço, 324
- relacionados com o coração, 232
- sanguíneos, 240
Veia(s), 241
- axilar, 196
Ventre muscular, 98
Ventrículos do coração, 231
Vértebra(s), 46
- cervical média, 49
- lombar, 70
- - média, 51
- torácica, 36
Vestíbulo da vagina, 317
Visão, 214

Z

Zigoto, 13